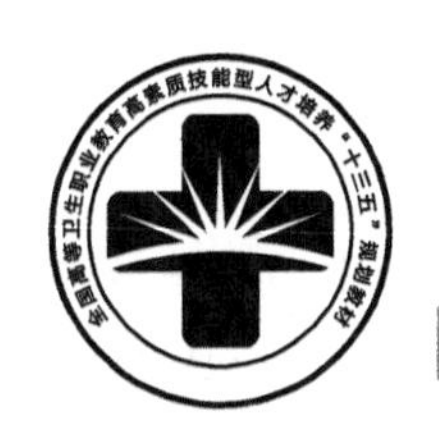

全国高等卫生职业教育高素质技能型
人才培养“十三五”规划教材

供药学、药物制剂技术、化学制药、生物制药技术、中药学等专业使用

生药鉴定技术

主　编　沈　力　骆　航

副主编　刘灿仿　杨卫丽　马　羚
　　　　　刘歆韵　赵　华

编　者　（以姓氏笔画为序）

马　羚　重庆三峡医药高等专科学校
王梦禅　重庆三峡医药高等专科学校
邓益媛　岳阳职业技术学院
史国玉　山东医学高等专科学校
刘灿仿　邢台医学高等专科学校
刘　芳　长治医学院
刘歆韵　铁岭卫生职业学院
杨卫丽　海南医学院
沈　力　重庆三峡医药高等专科学校
郑　丽　邢台医学高等专科学校
赵　华　辽宁医药职业学院
骆　航　永州职业技术学院
贾　晗　重庆三峡医药高等专科学校
蒋　媛　永州职业技术学院
翟苑萍　皖北卫生职业学院

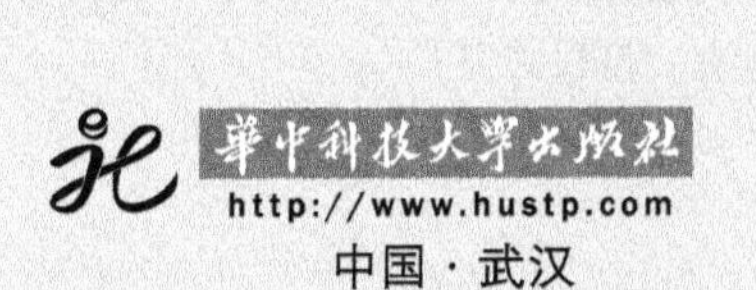

中国·武汉

内容提要

本书是全国高等卫生职业教育高素质技能型人才培养“十三五”规划教材。

本书采用“项目导向、任务驱动”模式编写，分为生药鉴定的认知与取样、常用生药性状鉴定、生药显微鉴定、生药理化鉴定、易混生药综合鉴定5个项目，含26个典型工作任务。本书理论与实践融为一体，突出实用性，具有鲜明的医药高等职业教育教材特色。

本书可供药学、药物制剂技术、化学制药、生物制药技术、中药学等专业使用。

图书在版编目(CIP)数据

生药鉴定技术/沈力，骆航主编. —武汉：华中科技大学出版社，2016.9(2023.7重印)
全国高等卫生职业教育高素质技能型人才培养“十三五”规划教材. 药学及医学检验专业
ISBN 978-7-5680-2032-9

Ⅰ.①生…　Ⅱ.①沈…　②骆…　Ⅲ.①生药学-高等职业教育-教材　Ⅳ.①R93

中国版本图书馆CIP数据核字(2016)第155607号

生药鉴定技术　　沈　力　骆　航　主编
Shengyao Jianding Jishu

策划编辑：居　颖
责任编辑：孙基寿
封面设计：原色设计
责任校对：曾　婷
责任监印：周治超
出版发行：华中科技大学出版社(中国·武汉)　电话：(027)81321913
　　　　　武汉市东湖新技术开发区华工科技园　邮编：430223
录　　排：华中科技大学惠友文印中心
印　　刷：武汉邮科印务有限公司
开　　本：880mm×1230mm　1/16
印　　张：10.25
字　　数：332千字
版　　次：2023年7月第1版第6次印刷
定　　价：48.00元

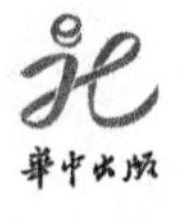

全国高等卫生职业教育高素质技能型人才培养“十三五”规划教材（药学及医学检验专业）

编委会

前言

QIANYAN

本书是全国高等卫生职业教育高素质技能型人才培养“十三五”规划教材。本书依据习近平总书记“关于加快发展现代职业教育”的重要指示和《国家中长期教育改革和发展规划纲要(2010—2020年)》精神，由华中科技大学出版社组织编写出版，主要用于高职药学及相关专业教学，也可供中药流通领域的中药质量管理从业人员参考。

本书编写强化质量意识、精品意识，以学生为中心，注重体现教指委的专业规范要求，体现教学研究的最新成果，符合高等卫生职业教育最新教学要求与特点。

本书根据高职学生特点和生药鉴定工作的实际需要，打破了传统上以知识为主线的课程结构和按中药自然属性分类的模式，改课堂教学为工作情境教学，以职业活动为主线，优化教材内容体系。本书采取“项目导向、任务驱动”模式编写，共分生药鉴定的认知与取样、常用生药性状鉴定、生药显微鉴定、生药理化鉴定、易混生药综合鉴定5个项目，含26个典型工作任务，理论与实践融为一体，突出实用性，具有鲜明的医药高等职业教育教材特色。在设计任务时，既贯彻先进的高职教育理念，又注重教材的理论性和完整性，以使学生在生药鉴定业务方面具备可持续发展的能力。在学习任务编排上，遵循学生能力发展规律，将工作任务按市场需求分为初级(常用生药性状鉴定)、中级(生药显微鉴定、理化鉴定)、高级(易混生药综合鉴定)三个层次，生药的鉴定由简单到复杂，由“单项鉴别能力训练”到“综合鉴别能力训练”。

本书参编院校有重庆三峡医药高等专科学校、永州职业技术学院、邢台医学高等专科学校、铁岭卫生职业学院、辽宁医药职业学院、海南医学院、长治医学院、山东医学高等专科学校、岳阳职业技术学院、皖北卫生职业学院。编写人员分工如下：项目1由沈力编写，任务2-1由沈力、骆航、刘灿仿、刘歆韵编写，任务2-2由蒋媛编写，任务2-3由赵华编写，任务2-4由杨卫丽、史国玉编写，任务2-5由郑丽编写，任务2-6由王梦禅、翟苑萍编写，任务2-7由邓益媛编写，任务2-8由马羚编写，项目3、项目4由刘芳编写，项目5由马羚编写。贾晗负责药材与饮片图片的制作。

本书的编写得到了华中科技大学出版社、各参编院校的大力帮助，参考了中药鉴定最新研究文献，在此一并表示感谢。由于时间仓促，水平有限，不足之处在所难免，恳望广大师生提出宝贵意见，以便修订和完善。

《生药鉴定技术》编委会

目录

MULU

项目 1　生药鉴定的认知与取样

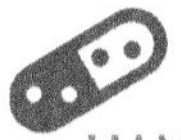

任务 1-1　生药鉴定的认知

【任务背景】 生药种类繁多，名称复杂，容易混淆，各地生药品种使用习惯不尽相同，同名异药、同药异名的混乱现象较为常见。由于利益驱使，管理环节上的缺陷，生药市场上以假乱真，以次充好，导致生药中经常出现伪品、误用品和代用品。

【任务介绍】 明确学习本门课程的必要性和重要性，理解影响生药质量的因素和生药鉴定的内容，认知生药的采收加工、来源鉴定、显微鉴定、理化鉴定，把握生药鉴定的主要任务、依据和性状鉴定方法。

【任务解析】《国家职业分类大典》中与生药相关的职业有 12 类，涉及 20 多个工种，这些工种在《国家职业标准》中均有对生药鉴别能力的要求。因此，培养学生树立正确的生药质量观、"依法鉴定"意识和团队协作精神，对养成严谨负责、实事求是的工作态度等职业素养起着重要的促进作用。

一、生药鉴定的任务

生药一般是指取自生物的药物，兼有生货原药之意。生药包括纯天然未经过加工或者经简单加工后的植物类、动物类和矿物类药物。

生药品种的真伪和质量的优劣直接关系到人民健康与生命安危，关系到生药临床的有效性、安全性、稳定性和生药的标准化、国际化等重大问题。生药鉴定主要任务是鉴定生药的真伪优劣，确保生药质量。"真"，即正品，凡是国家药品标准所收载的生药均为正品；"伪"，即伪品，凡是不符合国家药品标准规定的品种以及以非生药冒充生药或以他种生药冒充正品的均为伪品；"优"，即质量优良，是指符合国家药品标准各项指标要求的生药；"劣"，即劣药，是指虽品种正确，但质量不符合国家药品标准规定的生药。

当前生药假冒表现形式有如下几种：①以相对价廉的他种生药伪充此种生药；②有意造假，以假充真；③掺伪；④生药提取部分成分后再流入市场；⑤染色；⑥一些名称相近或外形相似或基源相近的品种之间产生混乱；⑦误种、误采、误收、误售、误用。

生药质量的优劣主要表现为有效成分或有效物质群的含量的高低、有效成分之间的比例关系，有害物质存在情况以及生药的纯净度等。对生药质量的科学评价，除临床疗效、性状鉴别外，目前常以其有效成分的含量、有害物质的限量指标和涉及生药纯净度检查的各项指标等作为主要评价指标体系评价其有效性和安全性。

二、影响生药质量的因素

影响生药质量的因素很多，包括品种、种质、产地、生态环境（经度、纬度、海拔、土壤、水质、空气、气候等）、栽培技术、生长年龄、药用部位、采收、产地加工、包装、运输与储藏等。这些因素的变化可以引起生药外观性状的变化以及药效成分的生成、变化，使生药质量受到影响。

（一）生药的品种

品种是影响生药质量的重要因素之一。由于历史原因，许多生药存在"一药多源"现象，使生药质量产生较大差异。《中国药典》收载的生药中，一药多基源情况也普遍存在。同一生药，即便是同属植(动)物，品种不同其质量也有差异，甚至有很大差异，如厚朴与凹叶厚朴，其厚朴酚的含量可相差5倍以上。属(如水蛭)甚至科(如小通草)不同，其有效成分的类别、含量差异更大。

（二）生药的种质

种质(germplasm)是指决定生物遗传性状，并将丰富的遗传信息从亲代传递给后代的遗传物质总体。遗传物质是决定生物能否产生活性物质的前提，是决定生药品质的内在因素，种质的优劣对生药的产量和质量有决定性的影响。在遗传育种领域，把一切具有一定种质或基因，可以用于育种、栽培及其他生物学研究的各种生物类型总称为种质资源(germplasm resources)。

生药生产是生药药品研制、开发、生产和应用整个产业链的源头，只有首先抓住源头，逐步改变分散、落后的种植模式，形成规范化、规模化、集约化生产，才能得到质量优良、稳定、均一、有害物质不超标的生药，为形成生药安全、有效、稳定、可控的质量体系打下基础，从根本上解决生药的质量问题和使生药走向标准化、现代化、国际化。当前生药的生产主要有两种途径，即野生和栽培(养殖)。我国有近200种常用大宗生药为栽培品。国家大力提倡规范化种植生药，于2002年6月1日起正式施行《中药材生产质量管理规范(试行)》(中药材GAP)，对生药生产从种质、栽培、采收、加工、贮藏、运输等全过程实施全面质量管理，这有助于提升生药的质量。

（三）生药的产地

1. 产地与生药质量的关系

生药质量的优劣除与生药的品种、种质、栽培密切相关外，其有效成分在药用动、植物体内的形成和积累与其产地关系亦很密切，生药的产地对生药质量优劣影响很大。

2. 道地药材

道地药材(又称“地道药材”)是指那些历史悠久，品种优良，产量大，疗效显著，具有明显地域特色的药材。道地药材具有明显的地域性和品种、质量的优良性。我国现在比较公认的道地药材有200多种。道地药材的区划，根据不同的研究目的有不同的划分方法。按照我国地形地貌的自然特点和民族医药体系的中心来划分道地药材产区的方法，将我国划分为15个药材区。

(1) 川药　主要起源于巴、蜀古国，现指产于四川、重庆的道地药材。如川贝母、川芎、黄连、附子、川乌、川牛膝、麦冬、丹参、干姜、姜黄、郁金、白芷、半夏、天麻、黄柏、厚朴、川楝皮、川楝子、花椒、乌梅、金钱草、青蒿、五倍子、冬虫夏草、银耳、麝香等。

(2) 广药　又称“南药”，指广东、广西和海南所产的道地药材。如广藿香、广金钱草、穿心莲、粉防己、肉桂、苏木、巴戟天、高良姜、砂仁、槟榔、益智仁、八角茴、胡椒、荜茇、胖大海、马钱子、罗汉果、陈皮、石斛、钩藤、蛤蚧、金钱白花蛇、穿山甲、海龙、海马、地龙等。

(3) 云药　主要指产于云南的道地药材。如三七、木香、重楼、茯苓、萝芙木、诃子、草果、儿茶等。

(4) 贵药　主要指产于贵州的道地药材。如天冬、天麻、黄精、白及、杜仲、吴茱萸、五倍子、朱砂等。

(5) 怀药　取义源自“四大怀药”，现引申为河南省所产的道地药材。如怀地黄、怀牛膝、怀山药、怀菊花、天花粉、瓜蒌、白芷、辛夷、红花、金银花、山茱萸、全蝎等。

(6) 浙药　取义源自“浙八味”，现引申为浙江省所产的道地药材。如浙贝母、白术、延胡索、山茱萸、玄参、杭白芍、杭菊花、麦冬、温郁金、莪术、栀子、乌梅、乌梢蛇、蜈蚣等。

(7) 关药　山海关以北、东北三省以及内蒙古自治区东北部地区所产的道地药材。如人参、细辛、防风、龙胆、五味子、平贝母、升麻、灵芝、鹿茸、鹿角、蛤蟆油等。

(8) 秦药　取义源自古秦国，现指陕西及其周围地区所产的道地药材。地理范围为秦岭以北、西安以西至“丝绸之路”中段毗邻地区，以及黄河上游的部分地区。如大黄、当归、党参、秦艽、羌活、银柴胡、枸杞子、南五味子、槐米、槐角、茵陈、秦皮、猪苓等。

(9) 淮药　淮河流域以及长江中下游地区(鄂、皖、苏三省)所产的道地药材，如半夏、葛根、南沙参、太子参、明党参、苍术、射干、续断、天南星、牡丹皮、木瓜、银杏、艾叶、薄荷、龟板、鳖甲、蜈蚣、蕲蛇、蟾酥、斑蝥、石膏等。

(10) 北药　河北、山东、山西以及陕西北部所产的道地药材。如党参、柴胡、白芷、黄芩、香附、知母、香加皮、北沙参、板蓝根、大青叶、青黛、山楂、连翘、酸枣仁、桃仁、薏苡仁、小茴香、大枣、阿胶、全蝎、土鳖虫、滑石、赭石等。

(11) 南药　长江以南,南岭以北地区(湘、赣、闽、台的全部或大部分地区)所产的道地药材。如百部、白前、徐长卿、泽泻、蛇床子、枳实、枳壳、莲子、紫苏、车前草、香薷、僵蚕、雄黄等。

(12) 蒙药　内蒙古自治区中西部地区所产的道地药材,也包括蒙古族聚居地区蒙医所使用的药物。如黄芪、甘草、锁阳、麻黄、赤芍、肉苁蓉、淫羊藿、金莲花、郁李仁、苦杏仁、刺蒺藜等。

(13) 藏药　青藏高原所产的生药,也包括藏族聚居区藏医使用的生药。如甘松、胡黄连、藏木香、藏菖蒲、藏茴香、雪莲花、余甘子、广枣、波棱瓜子、毛诃子、木棉花、冬虫夏草、麝香、熊胆、硼砂等。

(14) 维药　新疆维吾尔自治区所产的道地药材,也包括维吾尔族聚居地区维医所使用的生药。如雪莲花、伊贝母、紫草、甘草、锁阳、肉苁蓉、阿魏、孜然、罗布麻等。

(15) 海药　主要指沿海大陆架、中国海岛及河湖水网所产的道地药材。如珍珠、珍珠母、石决明、海螵蛸、牡蛎、海龙、海马等。

(四) 生药的采收

1. 采收与生药质量、产量的关系

生药质量的好坏与其所含有效成分的多少密切相关。有效物质含量的高低除取决于药用植物种类、种质、药用部位、产地、栽培外,生药的采收年限、季节、时间、方法等直接影响生药的质量、产量和收获率。生药的适时采收是生产优质生药的重要环节。

2. 生药的适宜采收期

确定生药的适宜采收期应建立在对该生药充分研究的基础上,需要考虑多种因素,其中主要是要把有效成分的积累动态与药用部分的单位面积产量变化结合起来考虑,以生药质量的最优化和产量的最大化为原则,确定其最适宜的采收期。适宜采收期的确定,一般有下列情况。

(1) 有效成分含量高峰期与产量高峰期基本一致时,是其最适宜采收期。

(2) 有效成分含量高峰期与产量高峰期不一致时,单位面积有效成分总含量最高时期即为适宜采收期。

(3) 有效成分含量有显著高峰期,而此高峰期前后药用部分产量变化不显著者,有效成分含量高峰期是其最适宜采收期。

(4) 有效成分含量无显著变化,生药产量的高峰期是其最适宜采收期。

(5) 有多种因素影响质量的生药,其适宜采收期的确定是一项比较复杂的研究工作,计算机技术的应用使之有可能得到更确切的判定。

(6) 含有毒成分的生药,应以药效成分总含量最高,毒性成分含量最低时采集为宜。

3. 各类生药的一般采收原则

药用植物的根、茎、叶、花、果实和种子等不同部位在不同生长期所含有效成分的种类和含量是不同的,故采收时间应根据生药的品种和入药部位不同而有所不同。

(1) 植物药类　植物药类生药依类别不同采收时间各不相同。①根及根茎类:一般在秋、冬季节植物地上部分将枯萎时及春初发芽前或刚露苗时采收,此时根或根茎中贮藏的营养物质最为丰富,通常含有效成分和产量均比较高。有些药用植物枯萎期较早,如半夏、太子参、延胡索等,则应提前在其植株枯萎前采收。②茎木类:一般在秋、冬两季采收,此时通常有效物质积累较多。③皮类:一般在春末夏初采收,此时树皮养分及液汁增多,形成层细胞分裂较快,皮部和木部容易剥离,伤口较易愈合。少数皮类生药在秋冬两季采收,如苦楝皮此时有效成分含量较高。肉桂则在春季和秋季各采一次。④叶类:多在植物光合作用旺盛期、叶片繁茂、颜色青绿、开花前或果实未成熟前采收,此时往往有效成分含量和产量均高。⑤花类:多在含苞待放时采收,如金银花、辛夷、丁香、槐米等;在花初开时采收的如红花、洋金花等;在花盛开时采收的如菊花、番红花等。对花期较长、花朵陆续开放的植物,应分批采摘,以保证质量。一般不宜在花完全盛开后采收,开放过久几近衰败的花朵,不仅影响生药的颜色、气味,而且有效成分的含量也

会显著减少。⑥果实种子类:多在自然成熟或将近成熟时采收。少数采收幼果,如枳实、青皮等。种子类生药需在果实成熟时采收。⑦全草类:多在植株充分生长、茎叶茂盛时采割,如穿心莲、淡竹叶等;有的在花盛开时采收,如青蒿、荆芥、香薷等。而茵陈有两个采收期,春季采收的生药习称“绵茵陈”,秋季采收的生药习称“花茵陈”。⑧藻、菌、地衣类:药用部位不同,采收时间不一。

(2) 动物药类　应根据药用动物的种类、生长习性、活动规律和药用部位的不同,选择适宜的采收季节和方法。①贝壳类生药:多在夏、秋二季采集,这时是动物发育最旺盛的时节,贝壳钙质足,品质好,如石决明等。②蜕化皮壳类生药:多在春末夏初动物蜕化皮壳时拾取,过期则遭风袭雨淋,降低或丧失疗效,如蝉蜕等。③昆虫类生药:入药部分含虫卵的,应在虫卵孵化前采收,如桑螵蛸应在深秋至次年 3 月中旬前采收,过时卵已孵化,质量降低。以成虫入药的,均应在活动期捕捉,如土鳖虫等。有翅昆虫,宜在清晨露水未干时捕捉,因此时不易起飞,如斑蝥等。④生理产物和病理产物类生药:在捕捉后或在屠宰厂采收,如麝香、牛黄、马宝等。有的可在合适的时间内采集并进行精制加工,如虫白蜡、蜂蜜等。⑤哺乳类、两栖类生药:常因品种及药用部位不同而异。如鹿茸宜在每年的 5 月下旬至 7 月下旬分 1～2 次锯取,过时则骨化为角;蛤蟆油应在白露至霜降间捕捉,此时林蛙体壮肉肥,雌性输卵管油性足,品质好。

(3) 矿物药类　全年均可采收,大多结合开矿采掘。

4. 采收中的注意事项

为了保证生药资源的可持续利用,保护野生药资源,要坚持如下两点。①按需采药:防止过量采挖造成资源的浪费和生态的破坏。采收时采大留小,采密留稀,分期采集,合理轮采,只用地上部分的要注意留根,以利于资源的再生。②轮采、野生抚育和封育:为保护生药的生物多样性,保持生态平衡,在生药资源的天然生长地,因地制宜地实行野生抚育、轮采、采育结合,封山育药,以利生物的繁衍,保持物种种源与资源更新。

(五) 生药的产地加工

1. 产地加工的目的

生药采收后,除少数要求鲜用外,如鲜石斛、鲜地黄、生姜等,绝大多数要经过产地加工。生药产地加工的目的如下。

(1) 除去杂质及非药用部位,保证生药的纯净度。

(2) 按药典规定进行加工或修制,使生药尽快灭活,干燥,保证生药质量。对需要鲜用的生药进行保鲜处理,防止霉烂、变质。

(3) 降低或消除生药的毒性或刺激性,保证用药安全。有的生药毒性很大,通过浸、漂、蒸、煮等加工方法可以降低毒性,如附子等。有的生药表面有大量的毛状物,如不清除,服用时可能刺激口腔和咽喉黏膜,引起发炎或咳嗽,如狗脊、枇杷叶等。

(4) 有利于生药商品规格标准化。

(5) 有利于包装、运输与贮藏。

2. 常用的产地加工方法

(1) 拣、洗　将采收的新鲜生药除去泥沙杂质和非药用部分,但含多量黏液质或具芳香气味的生药一般不用水洗,如车前子、葶苈子、薄荷、细辛、木香等。

(2) 切片　较大的根及根茎类、坚硬的藤木类和肉质的果实类生药有的趁鲜切成块、片,以利于干燥。但具挥发性成分和有效成分易氧化的则不宜切成薄片干燥,如川芎等。

(3) 蒸、煮、烫　含浆汁、淀粉或糖分多的生药,用一般方法不易干燥,须进行蒸、煮或烫,使其易干燥,同时使一些酶失去活力,以保护有效成分。加热时间的长短不等,视生药的性质而定,如白芍煮至透心,天麻、红参蒸至透心,太子参置沸水中略烫,桑螵蛸、五倍子蒸至杀死虫卵或蚜虫。

(4) 发汗　有些生药在加工过程中为了促使其变色,增强气味或减小刺激性,有利于干燥,常将生药堆积放置,使其发热、“回潮”,内部水分向外挥散,这种方法称为“发汗”,如玄参、续断、厚朴、杜仲、茯苓等。

(5) 揉搓　有些生药在干燥过程中皮、肉易分离而使生药质地松泡,在干燥过程中要时时揉搓,使皮、肉紧贴，达到油润、饱满、柔软或半透明等目的。如党参、玉竹等。

(6) 干燥　干燥的目的是除去新鲜生药中大量水分，避免发霉、变色、虫蛀以及有效成分的分解和破坏，保证生药质量，利于贮藏。传统的干燥方法有晒干、阴干或晾干、烘干等。①晒干：最常用、最简便和经济的一种干燥方法。多数生药可用此法，但下列生药不宜：含挥发油的生药，如当归、薄荷、金银花等；日光直晒后易变色、变质的生药，如某些花类、叶类及全草类生药等；在烈日下晒后易爆裂的生药，如郁金、白芍、厚朴等。②阴干或晾干：本法适用于上述几类不宜久晒或曝晒的生药。③烘干：用加温的方法使生药及时干燥。由于温度可控，加工的生药洁净，加工效率高，适用于大多数生药的干燥。一般温度控制在 50～60 ℃为好。

《中国药典》2015 年版对生药干燥的表述方法如下。①烘干、晒干、阴干均可的，用"干燥"表示。②不宜用较高温度烘干的，则用"晒干"或"低温干燥"(一般不超过 60 ℃)表示。③烘干、晒干均不适宜的，用"阴干"或"晾干"表示。④少数生药需要短时间干燥，则用"曝晒"或"及时干燥"表示。

三、生药鉴定的依据

生药鉴定的依据是中药质量标准。中药质量标准包括生药、饮片和中成药的质量标准，具体包括《中华人民共和国药典》(下简称《中国药典》)及增补本、经 CFDA 批准的注册标准和颁布的药品标准，以及与药品质量指标、生产工艺和检验方法相关的技术指导原则和规范，是国家对中药质量及其检验方法所做的技术规定，是药品监督管理的技术依据，是生药生产、经营、使用、检验和监督管理部门共同遵循的法定依据。凡正式批准生产的生药(包括生药、饮片)都要制定质量标准。制定生药规范化的质量标准对保证临床用药安全、有效、稳定、均一、可控，促进生药标准化、现代化和国际化具有重要意义。制定生药质量标准应以"安全有效、技术先进、经济合理"为原则。

《中国药典》和局颁药品标准是我国法定的药品标准。新中国成立至今，《中国药典》共颁布发行 10 版，即 1953 年版、1963 年版、1977 年版、1985 年版、1990 年版、1995 年版、2000 年版、2005 年版、2010 年版、2015 年版。《中国药典》2015 年版由一部、二部、三部、四部及其增补本组成。一部收载中药，二部收载化学药品，三部收载生物制品，四部收载通则和药用辅料。《中国药典》2015 年版一部中，生药质量标准规定的项目有品名、来源、性状、鉴别、检查、浸出物、特征图谱或指纹图谱、含量测定等。

1. 性状　生药和饮片的形状、大小、表面(色泽与特征)、质地、断面(折断面或切断面)及气味等特征。性状的观察方法主要用感官来进行，如眼看(较细小的可借助于放大镜)、手摸、鼻闻、口尝等方法。具体方法见"生药鉴定的方法"之"性状鉴定"。

2. 鉴别　检验生药和饮片真实性的方法，包括经验鉴别、显微鉴别、理化鉴别。显微鉴别中的横切面、表面观及粉末鉴别，均指经过一定方法制备后在显微镜下观察的特征。理化鉴别包括物理、化学、光谱、色谱等鉴别方法。

3. 检查　检查项下规定的项目要求是指药品或在加工、生产和贮藏过程中可能含有并需要控制的物质或其各类限度指标，包括安全性、有效性、均匀性与纯度等方面要求。如水分、灰分、杂质、毒性成分、重金属及有害元素、二氧化硫残留、农药残留、黄曲霉毒素等。除另有规定外，饮片水分不得过 13%；饮片的药屑和杂质不得过 3%；生药及饮片(矿物类除外)的二氧化硫残留量不得过 150 mg/kg。

4. 浸出物测定　用水或其他适宜的溶剂对生药和饮片中可溶性物质进行的测定。

5. 含量测定　用化学、物理或生物的方法，对生药和饮片中含有的有关成分进行检测。测定包括水溶性、醇溶性及醚溶性浸出物测定。

四、生药鉴定的方法

生药鉴定常用的鉴定方法有来源(原植物、动物和矿物)鉴定、性状鉴定、显微鉴定、理化鉴定以及近年发展起来的生物鉴定和指纹图谱鉴定等。

(一) 来源鉴定

来源鉴定法又称基源鉴定法，是应用植(动、矿)物的分类学知识，对生药的来源进行鉴定，确定其正确的学名，以保证生药的品种准确无误。来源鉴定的内容包括：植（动）物药的原植（动）物科名、植（动）物名、拉丁学名、药用部位，矿物药的类、族、矿石名或岩石名。

（二）性状鉴定

性状鉴定法就是用眼观、手摸、鼻闻、口尝、水试、火试等十分简便的方法来鉴别生药的外观性状，这些方法在我国医药学宝库中积累了丰富的传统鉴别经验，它具有简单、易行、迅速的特点。性状鉴定与来源鉴定一样，除仔细观察样品外，有时亦需与标本和文献核对，有的生药还要注意栽培品与野生品的差异。性状鉴定的内容包括形状、大小、色泽、表面特征、质地、断面特征、气、味、水试、火试等。

1. 生药

(1) 形状　生药和饮片的外形。观察时一般不需预处理，如观察很皱缩的全草、叶或花类，可先浸湿使软化后，展平，观察。观察某些果实、种子类时，如有必要可浸软后，取下果皮或种皮，以观察内部特征。生药的形状与药用部位有关。每种生药的形状一般比较固定。有的经验鉴别术语形象生动，好懂易记，如党参根头部分称为“狮子盘头”，款冬花形如“火炬头”，海马外形为“马头蛇尾瓦楞身”等。

(2) 大小　生药和饮片的长短、粗细（直径）和厚薄。一般应测量较多的供试品，可允许有少量高于或低于规定的数值。测量时可用毫米刻度尺。对细小的种子或果实类，可将每 10 粒种子紧密排成一行，以毫米刻度尺测量后求其平均值。

(3) 表面　日光下观察生药和饮片的表面色泽（颜色及光泽），以及观察生药和饮片表面的光滑、粗糙、皮孔、皱纹、附属物等外观特征。观察时供试品一般不作预处理。①生药的颜色与其成分有关，每种生药常有自己特定的颜色，如丹参色红、黄连色黄、紫草色紫、熟地黄色黑等。颜色是否符合要求，是衡量生药质量好坏的重要标准之一。通常大部分生药的颜色不是单一而是复合的，如用两种色调复合描述色泽时，以后一种色调为主色，例如黄棕色，即以棕色为主色，而棕黄色，则以黄色为主色。②表面特征常为生药的鉴别特征之一，如白芥子表面光滑，紫苏子表面有网状纹理，海桐皮表面有钉刺，合欢皮的皮孔棕红色、椭圆形，辛夷（望春花）苞片外表面密被灰白色或灰绿色有光泽的长茸毛等。叶类生药包括上表面和下表面，皮类生药的表面特征包括外表面和内表面特征。生药和饮片外观不得有虫蛀、发霉及其他物质污染等异常现象。

(4) 质地　指生药的轻重、软硬、坚韧、疏松（或松泡）、致密、黏性、粉性、油润、角质、绵性、柴性等特征。有的生药因加工方法不同，质地也不一样，经蒸、煮加工的生药，常质地坚实，半透明，呈角质样；富含淀粉者，晒干后质地常显粉性。

(5) 断面特征　包括自然折断面和横切面。折断面特征是指生药折断时的现象，如是否容易折断，有无声响，有无粉尘散落及折断时断面上的特征；断面是否平坦，或显纤维性、颗粒性、裂片状，有无胶丝，是否可以层层剥离，有无放射状纹理等。对不易折断或折断面不平坦的生药，可削平后观察维管束排列情况、射线的分布等。横切面的经验鉴别术语很多，如“菊花心”，是指生药横切面上维管束与不甚直的射线排列成细密的放射状纹理，且在皮部沿射线常有裂隙，形如开放的菊花，如黄芪、甘草等；“车轮纹”是指生药横切面上维管束与较宽而直的射线排列成稀疏整齐的放射状纹理，形如木质车辐，如防己等；茅苍术有“朱砂点”等；还有一些属于异常构造的，如大黄的“星点”，何首乌的“云锦状花纹”，商陆的“罗盘纹”等。横切面的特征在鉴别生药及饮片时特别有意义。

(6) 气　有些生药有特殊的香气或臭气，如阿魏具强烈的蒜样臭气，檀香、麝香有特异芳香气，白鲜皮有羊膻气等，这是由于这些生药含有挥发性物质的缘故，也是生药的重要鉴别特征之一。生药的气不强烈时，可将其破碎、折断或揉搓后再闻，或置于有盖的杯子用热水润湿或浸泡后再闻。

(7) 味　生药的味感是由其所含的化学成分决定的，每种生药的味感是比较固定的，对鉴别某些生药的真伪甚至质量的鉴别特别有价值。如：乌梅、木瓜均以味酸为好；黄连、黄柏以味越苦越好；甘草、党参以味甜为好等。检查味感时，可取少量有代表性的生药在口里咀嚼约 1 分钟，使舌面的各部位都接触到药液，或用开水浸泡后尝浸出液。有毒的生药如川乌、草乌、半夏、白附子等需尝味时，取样要少，尝后应立即吐出漱口，洗手，以免中毒。

(8) 水试　利用某些生药在水中产生的各种特殊的变化来鉴别生药，如沉浮、溶解情况、颜色、透明度、有无黏性、膨胀度、旋转与否及有无荧光等。如：红花加水浸泡后，水液染成金黄色，生药不变色；秦皮水浸，浸出液在日光下显碧蓝色荧光；苏木投热水中，水显鲜艳的桃红色；来源于旌节花属植物的小通草遇水表面显黏性；熊胆粉末投入清水杯中，即在水面旋转并呈黄色线状下沉而短时间内不扩散；蛤蟆油用温水浸泡，膨胀系数不低于 55 等，这些现象常与生药中所含有的化学成分或组织构造密切相关。

(9) 火试　有的生药用火烧，能产生特殊的香气或臭气，会有颜色、烟雾、闪光或响声等现象出现，可据此鉴别其真伪甚至优劣。如：麝香少许用火烧时有轻微的爆鸣声，起油点似珠，浓香四溢，灰烬白色；海金沙易点燃并产生爆鸣声及闪光，而松花粉及蒲黄无此现象，可资鉴别。

2. 饮片　饮片是指生药经炮制后，可直接用于中医临床或制剂生产使用的处方药品，又称“咀片”。生药饮片的性状鉴定内容与生药性状鉴定内容一致，但生药饮片与完整生药相比，改变了形状、大小、颜色甚至气味。表面、断面、气味是饮片最具鉴别特征的地方。①切片的饮片可分为外表面和切面。②折断面常有平坦、纤维性、颗粒性、分层、刺状、粉尘飞扬、海绵状、胶丝等，同样与细胞组织的结构、细胞中的后含物有着密切的关系。以薄壁组织、淀粉为主的饮片折断面一般较平坦，如牡丹皮饮片；含纤维多的饮片具纤维性，如厚朴饮片；含石细胞多的饮片呈颗粒性，如木瓜饮片；纤维束或石细胞群与薄壁组织相间排列，即有硬韧部与软韧部之分，饮片常现层状裂隙，可层层剥离，如苦楝皮、黄柏的饮片；木类生药主要由木纤维组成，质硬，饮片折断面常呈刺状，如沉香、苏木的饮片；含淀粉多的饮片折断时粉尘飞扬，如山药、川贝母的饮片；含硬橡胶的饮片折断时有白色胶丝，如杜仲饮片。③饮片的气常因其含不同的化学成分而有所不同。木兰科、伞形科、唇形科、姜科等的生药饮片常因含挥发油，有明显而特殊的香气，如辛夷、厚朴、白芷、川芎、当归、薄荷、广藿香、紫苏、干姜的饮片等。五加科植物组织中具树脂道，如五加皮、人参的饮片。花类生药常具蜜腺和含挥发油，香气宜人，如月季花、玫瑰花、金银花、菊花的饮片等。木类饮片大多有树脂及挥发油而有特殊香气，如沉香、檀香、降香的饮片等。有的饮片中含有的成分具有香气，如牡丹皮、徐长卿的饮片所含的牡丹酚有特殊香气，香加皮饮片中的甲氧基水杨醛等成分也具有特殊香气。气还与饮片的炮制方法、辅料有关，如酒制的饮片有酒气，炒炭的饮片有焦香气等。④饮片的味常因其含不同的化学成分而有所不同。木瓜、乌梅饮片含有机酸而味极酸；枸杞子含糖、甘草含甘草甜素而味甜；穿心莲含穿心莲内酯而味极苦；干姜含姜辣素而味辣；海藻饮片含钾盐而味咸；地榆、五倍子、槟榔的饮片含鞣质而味涩；五味子果肉味酸，种子破碎后味辛而微苦。味与饮片的炮制方法有关，如盐制法的饮片，常有咸味；蜜制法的饮片常有甜味；醋制法的饮片常有醋酸味等。

（三）显微鉴定

显微鉴定法是利用显微技术对生药进行显微分析，以确定其品种和质量的一种鉴定方法。显微鉴定主要包括组织鉴定和粉末鉴定，通过显微镜观察生药的组织构造、细胞形状及内含物的特征、矿物的光学特性和用显微化学方法确定细胞壁及细胞内含物的性质或某些品种有效成分在组织中的分布等，用以鉴别生药的真伪与纯度甚至品质，甚至可对中成药是否按处方规定投料进行鉴定。

1. 显微制片方法　显微制片方法包括横切面或纵切面制片、表面制片、粉末制片、解离组织片、花粉粒与孢子制片、磨片制片、含饮片粉末的中成药显微制片。

对一些富含纤维、石细胞、导管、管胞，细胞彼此不易分离的组织，常需使用化学试剂溶解细胞之间的胞间层，使细胞离散，以便观察细胞的完整形态。如供试品中薄壁组织占大部分，木化组织少或分散存在，可用氢氧化钾法；如果供试品质地坚硬，木化组织较多或集成较大群束，可用硝铬酸法或氯酸钾法。坚硬的矿物药、动物药，可采用磨片法制片，如珍珠。

2. 植物细胞壁和细胞后含物性质的鉴别

1) 细胞壁性质的鉴别

(1) 木质化细胞壁　加间苯三酚试液 1～2 滴，稍放置，加盐酸 1 滴，因木质化程度不同，显红色或紫红色。

(2) 木栓化或角质化细胞壁　加苏丹Ⅲ试液，稍放置或微热，显橘红色至红色。

(3) 纤维素细胞壁　加氯化锌碘试液，或先加碘试液湿润后，稍放置，再加硫酸溶液 33～50 滴，显蓝色或紫色。

(4) 硅质化细胞壁　加硫酸无变化。

2) 细胞后含物性质的鉴别

(1) 淀粉粒　①加碘试液,显蓝色或紫色。②用甘油醋酸试液装片,置偏光显微镜下观察,未糊化的淀粉粒显偏光现象,已糊化的无偏光现象。

(2) 糊粉粒　①加碘试液,显棕色或黄棕色。②加硝酸汞试液,显砖红色。材料中如含有多量脂肪油,宜先用乙醚或石油醚脱脂后进行试验。

(3) 脂肪油、挥发油或树脂　①加苏丹Ⅲ试液,显橘红色、红色或紫红色。②加90%乙醇,脂肪油和树脂不溶解(蓖麻油及巴豆油例外),挥发油则溶解。

(4) 菊糖 加10%α-萘酚乙醇溶液,再加硫酸,显紫红色并很快溶解。

(5) 黏液　加钌红试液,显红色。

(6) 草酸钙结晶　①加稀醋酸不溶解,加稀盐酸溶解而无气泡发生。②加硫酸溶液1～2滴,逐渐溶解,片刻后析出针状硫酸钙结晶。

(7) 碳酸钙结晶(钟乳体)　加稀盐酸溶解,同时有气泡发生。

(8) 硅质　加硫酸不溶解。

3. 显微测量　测量时,以目镜测微尺测量目的物的小格数,乘以每小格代表的长度(μm)即得。

4. 显微临时制片常用封藏试液

(1) 蒸馏水、稀甘油　适用于观察淀粉粒、油滴、树脂等细胞后含物及细胞壁的颜色。经水合氯醛透化的切片或粉末,加稀甘油1滴,可防止水合氯醛析出结晶,并使切片透明。

(2) 甘油醋酸试液　常用封藏剂,使淀粉粒不膨胀变性,特别适宜淀粉粒的观察与显微测量。

(3) 水合氯醛试液　最常用的透化剂。切片或生药粉末加水合氯醛试液并适当加热处理,可使皱缩的细胞膨胀,并可溶解多种色素,如叶绿素等以及树脂、淀粉粒、蛋白质、菊糖、挥发油,而各种晶体不溶解。有清洁、透明作用,使细胞、组织透明、清晰,便于观察细胞形状和组织构造及细胞内含的各种结晶体。

5. 扫描电子显微镜和偏光显微镜的应用

(1) 扫描电子显微镜　已广泛应用于生物样品表面及其断面立体形貌的观察。

(2) 偏光显微镜　主要用于观察和分析矿物类生药的光学性质,用于鉴定矿物类生药。

(四) 理化鉴定

理化鉴定法就是利用某些物理、化学分析方法,鉴定生药的真实性、安全性和品质优劣程度的方法,统称为理化鉴定法。常用的理化鉴定方法如下。

1. 物理常数的测定　包括相对密度、旋光度、折光率、硬度、黏稠度、沸点、凝固点、熔点等的测定。这对挥发油类、油脂类、树脂类、液体类药(如蜂蜜等)和加工品类(如阿胶等)生药的真实性和纯度的鉴定具有特别重要的意义。生药中如掺有其他物质时,物理常数就会随之改变,如《中国药典》2015年版规定蜂蜜的相对密度在1.349以上,蜂蜜中掺水就会影响其黏稠度,使相对密度降低。

2. 一般理化鉴别

(1) 化学定性分析　利用生药中所含化学成分能与某些特定试剂作用产生不同颜色或沉淀等反应,对生药实施鉴别。

(2) 生药的膨胀度　膨胀度是生药膨胀性质的指标,是指按干燥品计算,每1 g生药在水或者其他规定的溶剂中,在一定时间与温度条件下膨胀所占有的体积(mL)。主要用于含黏液质、胶质和半纤维素类生药的真伪和质量控制。南葶苈子和北葶苈子外形不易区分,北葶苈子膨胀度不低于12,南葶苈子膨胀度不低于3,两者的膨胀度差别较大,通过测定比较可以区别。又如蛤蟆油膨胀度不得低于55,伪品的膨胀度远低于此,可资区别。膨胀度同时也是对生药质量优良度的一种评判方法,如蛤蟆油和车前子正品一般膨胀度越大,其质量越好。

(3) 微量升华　利用生药中所含的某些化学成分,在一定温度下能升华的性质,获得升华物,在显微镜下观察其结晶形状、色泽,或取升华物加某种试液观察其反应来进行鉴别。如大黄粉末升华物为黄色针状、片状或羽毛状结晶，在结晶上加碱试液显红色，确证其为蒽醌类化合物；斑蝥升华物（在30～140 ℃）为白色柱状或小片状结晶（斑蝥素），加碱液溶解，再加酸液又析出结晶等。取金属片或载玻片，置石棉网上，金属片或载玻片上放一高约8 mm的金属圈，圈里放置适量供试品粉末，圈上覆盖载玻片，在石棉网下用酒精灯缓缓加热，至粉末开始变焦，去火待冷，载玻片上有升华物凝集。将载玻片反转后，置显微镜下观察结晶形状、色泽，或取升华物加试液观察反应。

（4）荧光分析　利用生药中所含的某些化学成分，在紫外光或常光下能产生一定颜色的荧光的性质进行鉴别。如黄连折断面在紫外光灯下显金黄色荧光，木质部尤为明显；秦皮的水浸出液在自然光下显碧蓝色荧光。有些生药本身不产生荧光，但用酸、碱或其他化学方法处理后，可使某些成分在紫外光灯下产生可见荧光，例如芦荟水溶液与硼砂共热，即起反应显黄绿色荧光。将供试品（包括断面、浸出物等）或经酸、碱处理后，置紫外光灯下约10 cm处观察所产生的荧光。除另有规定外，紫外光灯的波长为365 nm。如用短波（254～265 nm）时，应加以说明。

（5）显微化学分析　利用显微和化学方法，确定生药有效成分在生药组织构造中的部位，称显微化学定位试验。

（6）泡沫指数和溶血指数的测定　利用皂苷的水溶液振摇后能产生持久性的泡沫和溶解红细胞的性质，可测定含皂苷类成分生药的泡沫指数或溶血指数作为质量指标。如《中国药典》2015年版一部用泡沫反应鉴别猪牙皂。

3. 色谱法　根据分离方法色谱法分为纸色谱法、薄层色谱法、柱色谱法、气相色谱法、高效液相色谱法、电泳色谱法等。

（1）薄层色谱法　《中国药典》2015年版规定除设化学对照品外，同时还设对照生药作对照，如黄连、黄柏、人参等。薄层色谱法因其快速、简便和灵敏，是目前生药鉴定中用于定性鉴别使用最多的色谱法之一。

（2）高效液相色谱法　高效液相色谱法具有分离效能高、分离速度快、灵敏度和准确度高、重现性好、专属性强等特点，因该法不受样品挥发性的约束，对低挥发性、热稳定性差、高分子化合物和离子型化合物均较适合，高效液相色谱既可用于定性鉴别又可用于定量分析，现已成为生药含量测定方法的首选和主流。

（3）气相色谱法　气相色谱法最适用于含挥发油及其他挥发性成分的生药及中成药的分析，用于药品的鉴别、杂质检查、水分测定、农药残留量测定和含量测定。

（4）电泳色谱法　适用于动物类、果实种子类及根茎类等含蛋白质及氨基酸类成分的生药，已用该法成功地进行真伪鉴别。

4. 分光光度法　分光光度法包括紫外-可见分光光度法、红外分光光度法和原子吸收分光光度法。

（1）紫外-可见分光光度法　具有灵敏、简便、准确，既可作定性分析又可作含量测定等优点，适用于总黄酮、总生物碱、总蒽醌等大类成分的含量测定。

（2）红外分光光度法　特征性强，气体、固体、液体样品均可测定，并具有用量少、分析速度快、不破坏样品的特点。因此，该法不仅能进行定性和定量分析，而且是鉴定化合物和测定分子结构最有用的方法之一。

（3）原子吸收分光光度法　本法的特点为专属性强，检测灵敏度和精度均高，测定速度快，是目前用于测定生药中重金属及有害元素、微量元素最常用的方法。《中国药典》2015年版用本法进行重金属及有害元素限量检查。

（五）其他鉴定方法简介

1. 聚合酶链式反应法　聚合酶链式反应法是指通过比较生药及饮片间DNA分子遗传多样性差异来鉴别生药的方法。

2. 生药指纹图谱鉴定　建立生药指纹图谱的目的是为了全面反映生药所含内在化学成分的种类和相对含量，进而反映生药的整体质量。生药指纹图谱能客观地揭示和反映生药内在质量的整体性和特征性，可用以评价生药的真实性、有效性、稳定性和一致性。狭义的生药指纹图谱是指生药化学（成分）指纹图谱，广义的生药指纹图谱则可按应用对象、测定手段不同进行分类。

(1) 按应用对象分类　可分为生药指纹图谱、生药原料药（包括饮片、配方颗粒）指纹图谱、生药制剂工艺生产过程中的中间产物指纹图谱及生药制剂指纹图谱等。

(2) 按测定手段分类　可分为生药化学成分指纹图谱和生药生物指纹图谱。目前在生药质量控制方面以生药化学成分指纹图谱中的色谱指纹图谱为首选方法，如高效液相色谱指纹图谱、气相色谱指纹图谱、薄层扫描指纹图谱和高效毛细管电泳指纹图谱等。

3. 生物活性测定法　生物活性测定法是以药物的生物效应为基础，以生物统计为工具，运用特定的实验设计，测定药物有效性的一种方法，从而达到控制药物质量的作用。其测定方法包括生物效价测定法和生物活性限制测定法等。

五、生药鉴定的内容

生药的鉴定就是根据被鉴定生药的不同情况和检验目的，选用适宜的鉴定依据和鉴定方法，对其进行真实性鉴定、安全性检测和质量评价（检验）。

（一）生药的真实性鉴定

生药的真实性鉴定是指根据生药原植物（动物、矿物）的形态、生药性状、显微和理化等特征，鉴定其正确的学名和药用部位，研究其是否符合药品标准的相关规定。品种和药用部位的正确是保证生药安全和质量的前提，这是生药鉴定的根本，它直接关系到生药临床疗效的好坏和患者的生命安全。同时也是生药生产、资源保护、利用研究工作的基础，是生药鉴定中需要解决的首要问题。生药真实性鉴定的方法主要有来源鉴定法、性状鉴定法、显微鉴定法和理化鉴定法等。

（二）生药的安全性检测

生药的安全性检测常采用毒理学、化学分析或仪器分析等方法对生药有害物质进行检测，并对其制定限量标准，以确保临床用药的安全。生药的有害物质包括内源性有害物质和外源性有害物质两大类。

1. 生药中主要的内源性有毒、有害物质及检测

(1) 生药中主要的内源性有毒、有害物质　生药中主要的内源性有毒、有害物质是指生药本身所含的具有毒副作用的化学成分。这些化学成分大多为生物的次生代谢产物，如生物碱、苷类等中的某些成分或矿物类生药的某些成分，如汞类、砷类、铅类、铜类等化合物。

目前，公认的肝肾毒性和胚胎毒性成分吡咯里西啶生物碱，如千里光碱、野百合碱，在体内的代谢产物吡咯具有很强的肝毒性作用。除此之外，近年来在国际上引起强烈反响的肾毒性成分马兜铃酸，主要存在于马兜铃属植物。在我国已取消了含马兜铃酸成分的关木通、广防己、青木香的药品标准，而细辛也由以全草入药，恢复到以根及根茎入药，以保障临床用药的安全。

国务院1988年公布了28种毒性生药：植物药类有生马钱子、生川乌、生草乌、生白附子、生附子、生半夏、生南星、生甘遂、生狼毒、生藤黄、雪上一枝蒿、生巴豆、生千金子、生天仙子、闹羊花、洋金花；动物药类有斑蝥、蟾酥、青娘虫、红娘虫；矿物药类有砒石（红砒、白砒）、砒霜、雄黄、水银、红粉、轻粉、红升丹、白降丹等。

(2) 生药中主要的内源性有毒、有害物质的检测　目前对生药中肝毒性成分吡咯里西啶生物碱、肾毒性成分马兜铃酸等，常用的检测方法是高效液相色谱法、高效毛细管电泳及其与质谱联用的技术。

2. 生药中的外源性有害物质及检测　生药中的外源性有害物质主要包括重金属及有害元素、残留的农药、黄曲霉毒素、二氧化硫等。生药中的外源性有害物质的检测方法如下。

(1) 生药中重金属和有害元素的检测　《中国药典》2015年版四部规定，重金属总量用供试品溶液或供试品炽灼后残渣制成的溶液进行硫代乙酰胺或硫化钠显色反应比色法测定，砷盐的检测用古蔡氏法或二乙基二硫代氨基甲酸银法两种方法。规定对单个铅、镉、汞、铜、砷元素的测定则使用原子吸收分光光度法、电感耦合等离子体质谱法进行测定，并规定甘草、黄芪、丹参、白芍、西洋参、金银花、阿胶等含铅不得过百万分之五，镉不得过千万分之三；汞不得过千万分之二，铜不得过百万分之二十，砷不得过百万分之二。

（2）生药中残留农药的检测　生药中残留农药分有机氯类、有机磷类、拟除虫菊酯和氨基甲酸酯类四大类。《中国药典》2015 年版四部收载“农药残留量测定法”规定，用气相色谱法（通则 0521）和质谱法（通则 0431）测定生药中部分农药残留量。

①有机氯类农药残留量的测定　有机氯农药的种类很多，其中滴滴涕（DDT）和六六六（BHC）是使用最久、数量最多的农药。《中国药典》2015 年版四部规定使用气相色谱法测定生药中有机氯类农药残留量。除另有规定外，每 1 kg 生药中含总六六六（总 BHC）不得过 0.2 mg，总滴滴涕（总 DDT）不得过 0.2 mg，五氯硝基苯（PCNB）不得过 0.1 mg，六氯苯不得过 0.1 mg，七氯、顺式环氧七氯和反式环氧七氯之和不得过 0.05 mg，艾氏剂和狄氏剂之和不得过 0.05 mg，异狄氏剂不得过 0.05 mg，顺式氯丹、反式氯丹和氧化氯丹之和不得过 0.05 mg。《中国药典》2015 年版一部对甘草和黄芪明确规定：有机氯类农药残留六六六（总 BHC）不得过千万分之二、滴滴涕（总 DDT）不得过千万分之二，五氯硝基苯（PCNB）不得过千万分之一。

②有机磷类农药残留量的测定　《中国药典》2015 年版四部规定，使用气相色谱法测定生药中有机磷类农药，如敌敌畏、对硫磷、乐果、二嗪农、久效磷等 12 种的残留量。

③除虫菊酯类农药残留量的测定　《中国药典》2015 年版四部规定，使用气相色谱法检测氯氰菊酯、氰戊菊酯及溴氰菊酯等三种物质在生药中的残留量。

④农药残留量的测定　《中国药典》2015 年版四部规定，农药残留量采用质谱法检测，包括气相色谱-串联质谱法、液相色谱-串联质谱法，如用气相色谱-串联质谱法检测敌敌畏、二苯胺等 76 种物质在生药中的残留，用液相色谱-串联质谱法检测甲草胺、乙酰甲胺磷等 155 种物质在生药中的残留。

（3）黄曲霉毒素的检测　《中国药典》2015 年版四部“黄曲霉毒素测定法”（通则 0512）规定用高效液相色谱法或高效液相色谱-串联质谱法测定生药、饮片及制剂中的黄曲霉毒素（以黄曲霉毒素 B_1、黄曲霉毒素 B_2、黄曲霉毒素 G_1 和黄曲霉毒素 G_2 总量计）。

（三）生药的质量评价

目前对生药质量优劣的评价，除临床疗效的评价外，常可通过对生药传统的经验鉴别，生药纯度检查，与药效学相关的化学成分的定性、定量分析来评价。此外，生药生物活性测定法是以药物的生物效应为基础，以生物统计为工具，运用特定的实验设计，测定药物有效性的一种方法，从而达到控制药物质量的作用。该方法近年来在生药质量控制和评价中已得到逐步应用，如《中国药典》2015 年版中水蛭质量控制采用了生物活性测定法。

1. 传统经验鉴别　自古认为东北的“关防风”以其“蚯蚓头，质松泡”为道地，茅苍术以“断面朱砂点多，香气浓者为佳”。

2. 生药的纯度检查　与生药纯度相关的检查主要包括杂质检查、水分测定、干燥失重、灰分测定、色度检查、酸败度测定及铅、镉、砷、汞、铜测定，汞和砷元素形态及其价态测定，二氧化硫残留量测定，农药残留量测定，以上检查已成为生药质量评价中的常规检查项。

油脂类或含油脂的种子类生药和饮片，在贮藏过程中容易发生复杂的化学变化，产生游离脂肪酸、过氧化物和低分子醛类、酮类等分解产物，因而出现特异臭味，这种现象称酸败。如《中国药典》2015 年版一部规定，苦杏仁的过氧化值不得超过 0.11，郁李仁的酸值不得过 10.0、羰基值不得过 3.0、过氧化值不得过 0.050。

含挥发油类成分的生药，在贮藏过程中常发生易氧化、聚合、缩合而致变色或“走油”。许多生药目前仅靠感官评判变色与“走油”程度，缺乏量化指标。

3. 与药效相关的定量分析

（1）含叶量的检查　《中国药典》2015 年版一部规定广藿香生药叶不得少于 20%，穿心莲、薄荷生药叶不得少于 30%等，从而保证这些生药和饮片的总体质量。

（2）浸出物测定　浸出物测定法：《中国药典》2015 年版四部规定，浸出物测定法有三种。①水溶性浸出物测定法，分为冷浸法和热浸法。②醇溶性浸出物测定法，亦分为冷浸法和热浸法。③挥发性醚浸出物测定法。

(3) 含量测定　含量测定常用方法包括挥发油含量测定法和有效成分或指标性成分含量测定方法。

任务 1-2　生药鉴定取样

【任务介绍】 有若干批若干数量的不同类型的生药、饮片、中成药入库,作为质检人员对各类生药进行质量检验前取样,要求能正确规范地开展生药取样工作。

【任务解析】 取样是生药检验工作的重要环节,正确取样是开展生药质量检验的前提。生药取样应按《中国药典》2015 年版的规定选取供检验用生药,所取样品应具有代表性、均匀性,因它直接影响到检验的正确性,所以对取样的各个环节应加以重视。取样时首先检查包件,发现异常应单独检验。包件无异常时注意抽取包件(数)、抽取部位、每一包件的取样量、抽取样品处理等应符合《中国药典》2015 年版的规定。

【任务准备】

1. 课前准备　课前教师将液体生药、粉末生药、贵重生药、饮片、中成药取样任务下达给学生,要求学生以小组为单位,利用本书及有关标准、工具书拟定该批生药质量验收实施方案。学生根据课前教师布置作业要求以小组为单位共同完成该批生药质量验收实施方案的拟定。

2. 现场准备　①生药(包括蜂蜜等液体生药、海金沙等粉末生药、天麻等贵重生药)。②饮片(炒王不留行、焦山楂等)。③中成药(藿香正气水、健胃消食片、六味地黄丸等)。④取样用具:固体取样器具(不锈钢探子、不锈钢勺、不锈钢铲、不锈钢镊子或铗子)、液体采样器(玻璃采样管)。⑤样品盛装容器和辅助工具(手套、样品盒、剪刀、刀子、纸、笔等)。⑥药品封签、药品抽样记录及凭证等。

【任务实施】 学生扮演生药质检人员完成蜂蜜等液体生药、海金沙等粉末生药、天麻等贵重生药、饮片(炒王不留行、焦山楂等)、中成药(藿香正气水、健胃消食片、六味地黄丸等)取样。

【操作提示】 取样应具有代表性、科学性和真实性,原则是"随机、均匀",应严格按照 CFDA《药品质量抽查检验管理规定》及《药品抽样指导原则》的有关规定进行。

一、取样前检查

抽取样品前,应核对品名、产地、规格等级及包件式样,检查包装的完整性、清洁程度以及有无水迹、霉变或其他物质污染等情况,详细记录。凡有异常情况的包件,应单独检验并拍照。凡从外观上看出长螨、发霉、虫蛀及变质的生药可直接判为不合格,无需抽样检验。

二、取样

取样操作应规范、迅速、注意安全,取样过程应不影响所抽样品和拆包药品的质量。直接接触药品的取样工具和容器,应不与药品发生化学作用,使用前应洗净并干燥。直接接触药品的取样工具使用后,应及时洗净,不残留被取样物质,并贮于洁净场所备用。粉末状固体和半固体生药一般使用一侧开槽、前端尖锐的不锈钢抽样棒取样,也可使用瓷质或者不锈钢质药匙取样。低黏度液体生药使用吸管、烧杯、勺子、漏斗等取样;腐蚀性或毒性液体生药取样时需配用吸管辅助器;高黏度液体生药可用玻璃棒蘸取。制剂使用纸袋(盒、箱)等适宜器具盛样。

1. 抽取包件(数)

(1) 从同批生药和饮片包件中抽取包件(数):①生药总包件数 1～4 件的,逐件取样;5～99 件的,随机抽 5 件取样;100～1000 件的,按 5%比例取样;超过 1000 件的,超过部分按 1%比例取样;贵重生药,不论包件多少均逐件取样。②对破碎的,粉末状的或体积大小在 1 cm 以下的生药,可用采样器(探子)抽取样品。每一包件在 2～3 个不同部位各取样 1 份。包件大的应从 10 cm 以下的深处在不同部位分别抽取。③液体生药(如蜂蜜)用玻璃管从混匀后的液体上、中、下分别抽取,放在玻璃瓶内,封口,做好标记。

(2) 从到货的同一批号的整件中抽取包件(数):整件数量在 2 件及以下的,要全部抽样检查;整件数量在2件以上至50件以下的，至少抽样检查3件；整件数量在50件以上的，每增加50件，至少增加抽样检查1件，不足50件的，按50件计。

2. 每一包件抽取部位及取样量

（1）抽取部位：生药每一包件在2～3个不同部位各取样品1份。①包件大的应从10 cm以下的深处在不同部位分别抽取；②对破碎的、粉末状的或大小在1 cm以下的生药和饮片，可用采样器（探子）抽取样品；③对包件较大或个体较大的生药，可根据实际情况抽取有代表性的样品。

（2）每一包件的取样量　一般生药和饮片抽取100～500 g；粉末状生药和饮片抽取25～50 g；贵重生药和饮片抽取5～10 g。

各类生药制剂的取样量至少为检测用量的3倍，贵重药可酌情取样。①粉状生药制剂（散剂或颗粒剂）一般取样100 g，将取出的供试品混匀，然后按四分法从中取出所需供试量。②液体生药制剂（口服液、酊剂、酒剂、糖浆）一般取样数量为200 mL，同时须注意容器底是否有沉渣，应彻底摇匀，均匀取样。③固体中成药（丸剂、片剂、胶囊）一般片剂取量200片，未成片前已制成颗粒者可取100 g，丸剂一般取10丸。胶囊按《中国药典》2015年版规定取样不得少于20个胶囊。④注射剂取样要分为2次，配制后在灌注、熔封、灭菌前进行一次取样，经灭菌后的注射剂按原方法进行，分析检验合格后方可供药用。已封好的安瓿取样量一般为200支。⑤其他剂型的生药制剂可根据具体情况随意抽取一定数量作为随机抽样。

三、抽取样品的处理

将每一包件所取样品混匀，称为“袋样”。将全部“袋样”混匀，称为总样品，又称“混合袋样”或“初样”。平均样品是指不少于全检用量3倍量的样品，其中1/3供实验室分析用，另1/3供复核用，其余1/3留样保存。若抽取总样品超过检验用量数倍时，可按“圆锥四分法”获得平均样品，方法是：用适当的方法将总样品堆积成正圆锥形，再将正圆锥的上部压平，然后从圆锥上部被压平的平面十字状垂直向下切开，分成四等份，取用对角2份，混匀，再如此反复操作，直至剩余量达到平均样品量为止。

取样结束后，取样人员应使用“药品封签”将样品签封，据实填写“药品抽样记录及凭证”。“药品封签”和“药品抽样记录及凭证”应由抽样人员和被抽样单位有关人员签字，并加盖抽样单位和被抽样单位公章；被抽样对象为个人的，由该个人签字、盖章。

进行测定时，需要粉碎的生药和饮片，应按标准项下规定的要求粉碎过筛，并注意均匀。粉碎样品时，应避免样品污染、防止粉尘飞散及挥发性成分的损失。过筛时，未通过筛孔的颗粒不得丢弃，应反复粉碎或研磨，让其全部通过筛孔，以保证样品的代表性。提取生药成分时，应注意避免生药的粉碎度、提取时间、提取温度、设备条件等因素的影响。

（沈　力）

项目2　常用生药性状鉴定

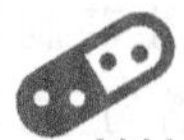 任务2-1　常用根及根茎类生药的性状鉴定

【任务介绍】　有若干批若干数量的根及根茎类生药入库，你作为质检人员将利用性状鉴定方法对这些生药进行入库前质量检查验收，出具质量检验报告。对符合质量要求的下达质量检验合格通知书，同意入库。对存在质量问题者应根据具体情况分别提出加工、挑选、退货等处理意见。

【任务解析】　该项任务应在正确完成取样工作基础上，利用性状鉴定方法准确鉴别根及根茎类生药的真伪优劣，把好该类生药入库质量验收关。要求学生能正确取样，能准确把握该类常用生药的来源、药用部位和性状鉴别要点，并能在质量验收中熟练运用。同时，要求学生具备从事相关职业活动所需要的工作方法、自主学习能力和团队协作精神，具有科学的思维习惯和信息判断与选择能力，能有逻辑性地解决问题。在整个任务完成过程中，既要注意充分发挥学生主体作用，又要注重教师的引导作用。

【任务准备】

1. 课前准备　课前教师将具体生药品种入库前质量检查验收任务下达给学生，要求学生以小组为单位，利用本书及有关标准、工具书拟定该批生药质量验收实施方案，包括取样、性状鉴定等具体实施办法。学生根据课前教师布置作业要求以小组为单位共同完成该批生药质量验收实施方案的拟定。

2. 现场准备　①常用根及根茎类生药的生药与饮片；②放大镜、刀片；③《中国药典》2015年版一部；④有条件的还可模拟来货现场。

【任务实施】　学生扮演生药质检人员完成取样、性状鉴定、出具质检报告。

一、根类生药的概念

根及根茎类生药是以植物的根和地下茎为药用部位的生药。根和根茎类生药商品上常统称为“根类生药”。

二、根类生药断面

根类生药横断面上大多可见一个环圈（形成层或内皮层部位），圈外部分称“皮部”，圈内部分称“木部”。根据木部纹理的特点，可大致分为两种类型：①双子叶植物：形成层环大多明显，木部面积大于皮部，可见或密或疏的放射状纹理（由维管束和射线组成）；根茎的中心部无放射状纹理，或疏松或呈空洞，称为“髓部”；多数根的放射状纹理则直达中心，无髓部，有自中心向外的放射状结构，木部尤为明显。②单子叶植物：木部面积近似或小于皮部，可见多数筋脉点（维管束）散在分布，一般无明显的髓部。

三、根类生药的性状鉴定

根类生药一般以身干、个大、质坚实、固有色泽及气味明显者为佳。个别以个小为佳，如川贝母。根和根茎类生药性状鉴定一般按下列顺序进行：形状→表面→质地→断面→气味。其中，横断面颜色、纹理和气味特征一般比较稳定，往往是鉴别真伪的重要依据。

（1）观察形状　根类生药通常为圆柱形、长圆锥形、圆锥形或纺锤形等。双子叶植物的根一般为直根

系，主根发达，侧根较细，主根常为圆柱形，如甘草、黄芪、牛膝等；或呈圆锥形，如白芷、桔梗等；有的呈纺锤形，如地黄、何首乌等；少数为须根系，多数细长的须根集生于根茎上，如细辛、威灵仙、龙胆等。单子叶植物的根一般为须根系，有的须根先端膨大成纺锤形块根，如百部、郁金、麦冬等。

（2）观察表面　根类生药表面特征因品种而异，有的具横环纹（如党参等），有的可见皮孔（如防风等），有的根顶端带有根茎（根茎俗称“芦头”），上有茎痕（俗称“芦碗”，如人参等），有的被光亮的金黄色茸毛（如狗脊等），有的密被排列整齐的叶柄残基及条状披针形鳞片（如绵马贯众）等。观察表面时还应注意色泽，每种生药常有自己特定的颜色，如丹参色红、黄连色黄、紫草色紫、熟地黄色黑等。

（3）观察质地　根类生药的质地常因品种而异。有的质重坚实（如白芍），有的体轻松泡（如南沙参）。折断面有的显粉性（如山药），有的显纤维性（如石菖蒲），有的显角质状（如郁金）等。

（4）观察断面特征　断面特征观察是根类生药性状鉴定的重要方法。根类生药应注意断面组织中有无分泌组织散布，如伞形科植物当归、白芷等有黄棕色油点。还应注意少数双子叶植物根的异常构造，如何首乌的云锦花纹，牛膝、川牛膝的维管束点状排列成数轮同心环，商陆的罗盘纹等。此外，观察根类生药断面特征时还应注意断面颜色情况，如黄芩断面黄色、玄参断面黑色等。

（5）嗅气尝味　某些特殊气味是根类生药的重要鉴别特征之一，如：白鲜皮具羊膻气；当归具浓郁的香气，味甘、辛、微苦；山豆根具豆腥气，味极苦等。因此，嗅气尝味是根类生药性状鉴定的重要手段和方法。注意有毒的生药如川乌、草乌、半夏、白附子等需尝味时，取样要少，尝后应立即吐出漱口，洗手，以免中毒。

四、根类生药饮片的性状鉴定

根类生药饮片常为横切片、斜片（如甘草、白芍饮片）、段状（如白前饮片），少数为碎块，也有净选后直接入药（如太子参、川贝母）。鉴别此类饮片主要观察其片和段的形状、颜色、切面特征、质地、气味等。其中，切片的饮片分外表面和切面，而切面特征则是植物分生组织、薄壁组织、机械组织、输导组织、分泌组织的综合反映，是最具鉴别意义的地方，应特别注意观察。许多饮片经炮制后，其形状、色泽、质地、气味等特征会发生一定变化，应重点观察切面、边缘（周边）、色泽、气味等。

骨碎补

【来源】　为水龙骨科植物槲蕨 *Drynaria fortunei* (Kunze) J. Sm. 的干燥根茎。

【产地】　主产于辽宁、山东、江苏、台湾等地。

【采收加工】　全年可采挖，除去泥沙，干燥，或再燎去茸毛（鳞片）。

【性状鉴定】

1. 生药　呈扁平长条状，多弯曲，有分枝，长 5～15 cm，宽 1～1.5 cm，厚 0.2～0.5 cm。表面密被深棕色至暗棕色的小鳞片，柔软如毛，经火燎者呈棕褐色或暗褐色，两侧及上表面均具凸起或凹下的圆形叶痕、少数有叶柄残基及须根残留。体轻，质脆，易折断，断面红棕色，维管束呈黄色点状，排列成环。气微，味淡、微涩。见图 2-1-1 左。

以条粗大、体轻、质脆、易折断、棕色者为佳。

2. 饮片　不规则厚片，表面深棕色至棕褐色，常残留细小棕色的鳞片，有的可见圆形叶痕。切面红棕色，黄色的维管束点状排列成环。气微，味淡、微涩。见图 2-1-1 右。

【功效】　疗伤止痛，补肾强骨；外用可消风祛斑。

狗脊

【来源】　为蚌壳蕨科植物金毛狗脊 *Cibotium barometz* (L.) J. Sm. 的干燥根茎。

【产地】　主产于福建、四川等地。

【采收加工】　秋、冬二季采挖，除去泥沙，干燥；或去硬根、叶柄及金黄色绒毛，切厚片，干燥，为“生狗

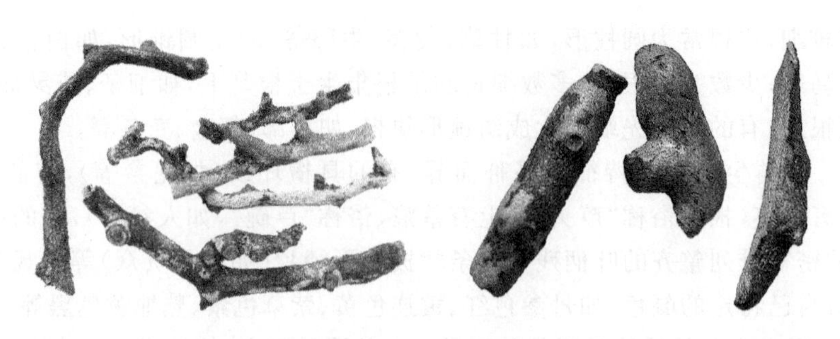

图 2-1-1 骨碎补

脊片”；蒸后晒至六、七成干，切厚片，干燥，为“熟狗脊片”。

【性状鉴定】

1. 生药 呈不规则的长块状，长 10～30 cm，直径 2～10 cm。表面深棕色，残留金黄色绒毛；上面有数个红棕色的木质叶柄，下面残存黑色细根。质坚硬，不易折断。无臭，味淡、微涩。见图 2-1-2 左。

一般以体肥大、色黄、质坚实、无空心者为佳。

2. 饮片

生狗脊片 呈不规则长条形或圆形，长 5～20 cm，直径 2～10 cm，厚 1.5～5 mm；切面浅棕色，较平滑，近边缘 1～4 mm 处有 1 条棕黄色隆起的木质部环纹或条纹，边缘不整齐，偶有金黄色绒毛残留；质脆，易折断，有粉性。见图 2-1-2 右。

熟狗脊片 呈黑棕色，质坚硬。

烫狗脊片 形如狗脊片，表面略鼓起。棕褐色。气微，味淡、微涩。

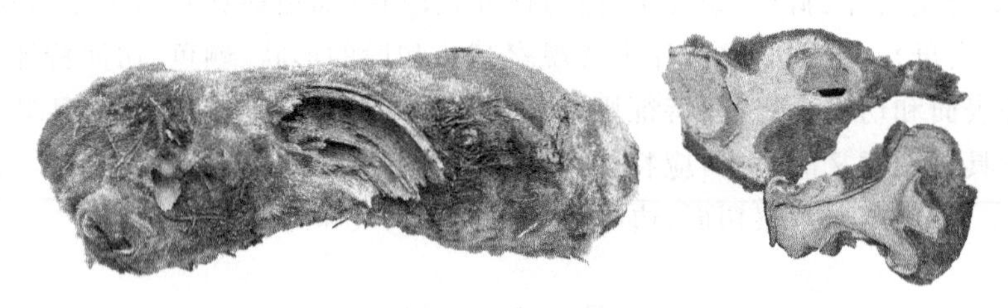

图 2-1-2 狗脊

【功效】 祛风湿，补肝肾，强腰膝。

绵马贯众

【来源】 为鳞毛蕨科植物粗茎鳞毛蕨 *Dryopteris crassirhizoma* Nakai 的干燥根茎和叶柄残基。

【产地】 主产于黑龙江、吉林、辽宁三省。

【采收加工】 秋季采挖，削去叶柄，须根，除去泥沙，晒干。

【性状鉴定】

1. 生药 呈长倒卵形，略弯曲，上端钝圆或截形，下端较尖，有的纵剖为两半，长 7～20 cm，直径 4～8 cm。表面黄棕色至黑褐色，密被排列整齐的叶柄残基及鳞片，并有弯曲的须根。叶柄残基呈扁圆形，长 3～5 cm，直径 0.5～1.0 cm；表面有纵棱线，质硬而脆，断面略平坦，棕色，有黄白色维管束 5～13 个，环列；每个叶柄残基的外侧常有 3 条须根，鳞片条状披针形，全缘，常脱落。质坚硬，断面略平坦，深绿色至棕色，有黄白色维管束 5～13 个，环列，其外散有较多的叶迹维管束。气特异，味初淡而微涩，后渐苦、辛。见图 2-1-3 左。

以个大、质坚实、叶柄断面深绿色者为佳。

2. 饮片 呈不规则的厚片或碎块，根茎外表皮黄棕色至黑褐色，多被有叶柄残基，有的可见棕色鳞片，切面淡棕色至红棕色，有黄白色维管束小点，环状排列。余同生药。见图 2-1-3 右。

【功效】 清热解毒，驱虫。

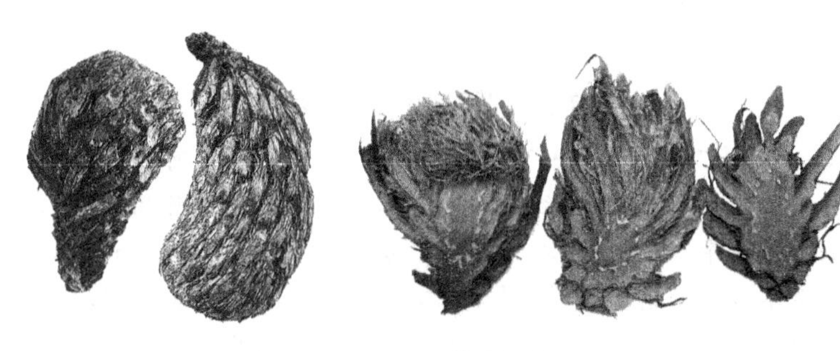

图 2-1-3　绵马贯众

知识拓展

贯众类生药

商品以贯众为名的生药据调查有6科30余种，常见的有如下几种。

(1) 紫萁贯众：来源于紫萁科紫萁 *Osmunda japonica* Thunb. 的带叶柄残基的根茎，根茎无鳞片，叶柄残基两边具耳状翅，断面可见"U"字形中柱。

(2) 狗脊贯众：来源于乌毛蕨科单芽狗脊 *Woodwardia unigemmata* Nakai、狗脊蕨 *Woodwardia japonica* (L. f.)Sm. 带叶柄残基的根茎。叶柄基部呈肋骨状，断面单芽狗脊蕨有分体中柱5～8个；狗脊蕨有分体中柱2柱2～4个。

(3) 荚果蕨贯众：来源于球子蕨科荚果蕨 *Matteuccia struthiopteris* (L.)Todaro 带叶柄残基的根茎。叶柄基部断面分体中柱2个，呈"八"字形排列。

以上三种都无细胞间隙腺毛，可与绵马贯众相区别。

细　辛

【来源】 为马兜铃科植物北细辛 *Asarum heterotropoides* Fr. Schmidt var. *mandshuricum* (Maxim.) Kitag.、汉城细辛 *Asarum sieboldii* Miq. var. *seoulense* Nakai、华细辛 *Asarum sieboldii* Miq. 的干燥根及根茎。前两种生药习称"辽细辛"。

【产地】 北细辛与汉城细辛主产于东北地区。华细辛主产于陕西、河南、山东、浙江、四川、安徽等省。

【采收加工】 夏季果熟期或初秋采挖，除净地上部分和泥沙，阴干。

【性状鉴定】

1. 生药

北细辛　常卷曲成团。根茎横生呈不规则圆柱状，具短分枝，长1～10 cm，直径0.2～0.4 cm；表面灰棕色，粗糙，有环形的节，节间长0.2～0.3 cm，分枝顶端有碗状的茎痕。根细长，密生节上，长10～20 cm，直径0.1 cm；表面灰黄色，平滑或具纵皱纹；有须根和须根痕；质脆，易折断，断面平坦，黄白色或白色。气辛香，味辛辣、麻舌。见图2-1-4。

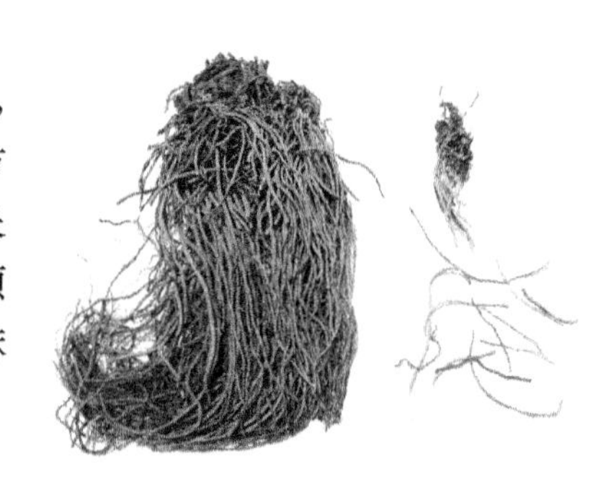

图 2-1-4　细辛

汉城细辛　根茎直径0.1～0.5 cm，节间长0.1～1 cm。

华细辛　根茎长5～20 cm，直径0.1～0.2 cm，节间长0.2～1 cm。气味较弱。

均以杂质少、气味浓者为佳。

2. 饮片　呈不规则的段。根茎呈不规则圆形，外表皮灰棕色，有时可见环形的节。根细，表面灰黄色，平滑或具纵皱纹。切面黄白色或白色。气辛香，味辛辣、麻舌。

【功效】 解表散寒，祛风止痛，通窍，温肺化饮。

知识拓展

怎样看待"细辛不过钱"之说

关于细辛的用量，历代有"细辛不过钱"的说法，认为细辛有毒，不可过一钱，多则气闭不通而死。近代医家多以此语忌用。现代研究表明，细辛的具有麻痹呼吸中枢的作用，主要成分为甲基丁香酚、左旋细辛素等挥发油。但细辛如入汤剂，在煎煮三十分钟后，其毒性成分如黄樟醚的含量大大下降，不足以引起中毒。细辛不过钱的前提：一是单用；二是用末。在这种条件下，细辛超过一钱，会导致严重后果。而在复方配伍的汤剂中加大其用量，也未出现不良反应，疗效却显著提高。综上所述，关于细辛的用量不应拘泥于历代用量"细辛不过钱"的说法。

大　黄

【来源】 为蓼科植物掌叶大黄 *Rheum palmatum* L.、唐古特大黄 *Rheum tanguticum* Maxim. ex Balf.、药用大黄 *Rheum officinale* Baill. 的干燥根及根茎。

【产地】 掌叶大黄主产于甘肃、青海、西藏、四川等地，多为栽培，产量占大黄的大部分。唐古特大黄主产于青海、甘肃、西藏及四川，野生或栽培。药用大黄主产于四川、贵州、云南、湖北、陕西等地，栽培或野生，产量较少。

【采收加工】 通常选择生长 3 年以上的植物，秋末茎叶枯萎或次春发芽前采挖，除去细根，刮去外皮，切瓣或段，绳穿成串干燥或直接干燥。

【性状鉴定】

1. 生药　呈类圆柱形、圆锥形、卵圆形或不规则块状，长 3～17 cm，直径 3～10 cm。除尽外皮者表面黄棕色至红棕色，有的可见类白色网状纹理及星点（异型维管束）散在，残留的外皮棕褐色，多具绳孔及粗皱纹。质坚实，有的中心稍松软，断面淡红棕色或黄棕色，显颗粒性；根茎髓部宽广，有星点环列或散在；根木部发达，具放射状纹理，形成层环明显，无星点。气清香，味苦而微涩，嚼之粘牙，有沙粒感。见图 2-1-5左。

一般以外表黄棕色、体重、质坚实、锦纹及星点明显、有油性、气清香、味苦而不涩、嚼之发黏者为佳。

2. 饮片

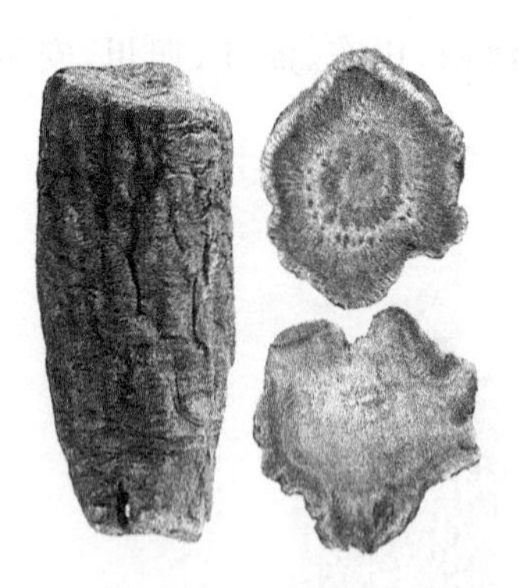
图 2-1-5　大黄

大黄　呈不规则圆形厚片或块，大小不等。外表皮黄棕色或棕褐色，有纵皱纹及疙瘩状隆起。切面黄棕色至淡红棕色，较平坦，有明显散在或排列成环的星点，有空隙。见图 2-1-5 右。

酒大黄　形如大黄片，表面深棕黄色，有的可见焦斑。微有酒香气。

熟大黄　呈不规则的块片，表面黑色，断面中央隐约可见放射状纹理，质坚硬，气清香。

大黄炭　形如大黄片，表面焦黑色，内部深棕色或焦褐色，具焦香气。

【功效】 泻下攻积，清热泻火，凉血解毒，逐瘀通经，利湿退黄。酒大黄善清上焦血分热毒；熟大黄泻下力缓、泻火解毒；大黄炭凉血化瘀止血。

知识拓展

大黄的易混品种及其鉴别

同属植物藏边大黄 *R. emodi* Wall.、河套大黄（波叶大黄）*R. hotaoense* C. Y. Cheng et C. T. Kao、华北大黄 *R. fnanzenbachii* Münt、天山大黄 *R. wittrochii* Lundstr. 等的根和根茎，在部分地区或民间称"山大黄"或"土大黄"。其根茎的横断面除藏边大黄外均无星点。一般均含土大黄苷(rhaponticin)，在紫外光(365 nm)灯下显蓝紫色荧光。

关于大黄根茎横切面星点排列方式的问题，历来认为南北大黄星点排列及大小是不同的。以此作为种之间的区别点。研究证明：三种正品大黄根茎横切面星点的排列分布情况是相同的，只是所切部位的不同而有异(顶端、中部、下部)。非正品大黄无星点。

虎 杖

【来源】 为蓼科植物虎杖 *Polygonum cuspidatum* Sieb. et Zucc. 的根茎及根。

【产地】 主产于江苏、浙江、安徽、广东、广西、四川、贵州等省区。生于山沟、河旁、溪边、林下阴湿处。分布于华东、中南、西南及河北、陕西、甘肃等地。

【采收加工】 春、秋二季采挖，除去须根，洗净，趁鲜切短段或厚片，晒干。

【性状鉴定】 多为圆柱形短段或不规则厚片，长 1～7 cm，直径 0.5～2.5 cm。外皮棕褐色，有纵皱纹和须根痕，切面皮部较薄，木部宽广，棕黄色，射线放射状，皮部与木部较易分离。根茎髓中有隔或呈空洞状。质坚硬。气微，味微苦、涩。见图 2-1-6。

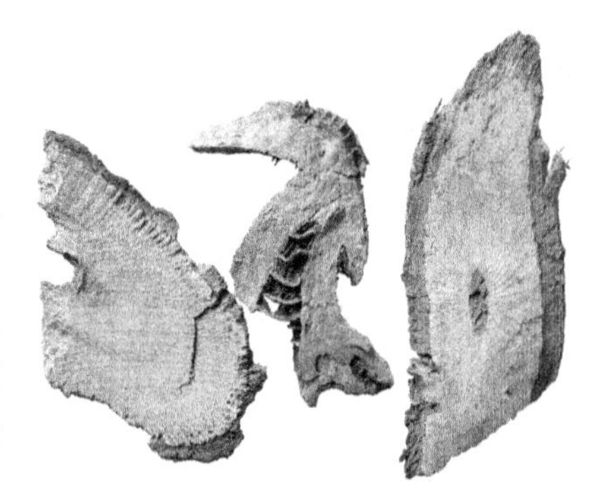

图 2-1-6 虎杖

以粗壮、坚实、断面色黄者为佳。

【功效】 利湿退黄，清热解毒，散瘀止痛，止咳化痰。

何 首 乌

【来源】 为蓼科植物何首乌 *Polygonum multiflorum* Thunb. 的干燥块根。

【产地】 主产于河南、湖北、广西、广东、贵州、四川、江苏等省区。

【采收加工】 秋、冬二季叶枯萎时采挖，削去两端，洗净，个大的切成块，干燥。

【性状鉴定】

1. 生药 呈团块状或不规则纺锤形，长 6～15 cm，直径 4～12 cm。表面红棕色或红褐色，皱缩不平，有浅沟，并有横长皮孔样突起和细根痕。体重，质坚实，不易折断，断面浅黄棕色或浅红棕色，显粉性，皮部有 4～11 个类圆形异型维管束环列，形成云锦状花纹，中央木部较大，有的呈木心。气微，味微苦而甘涩。见图 2-1-7 左。

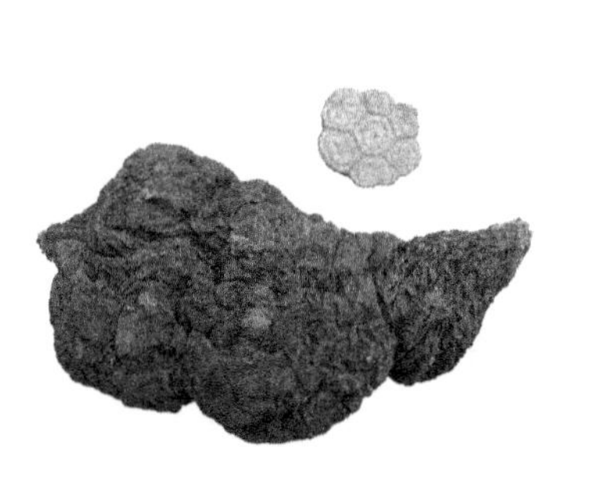

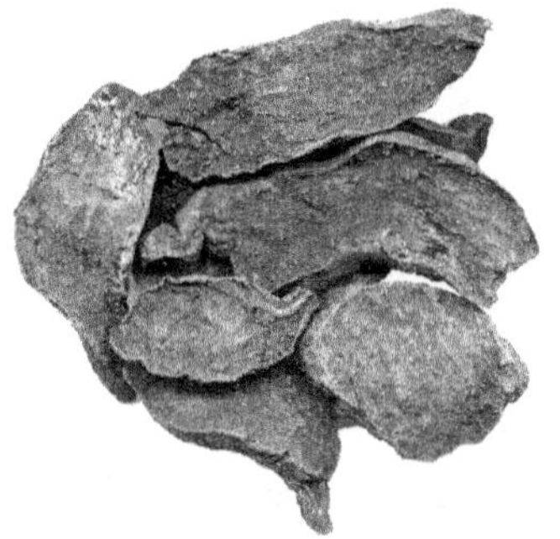

图 2-1-7 何首乌

以体重、质坚实、断面显云锦样花纹、粉性足者为佳。

2. 饮片

生首乌片 呈不规则的长圆形块片或方块，厚约 1 cm，外表面红棕色或红褐色，切面浅黄棕色或浅红棕色，皮部有云锦花纹，质坚实，粉性。余同药材。

制首乌　表面黑褐色或棕褐色，凹凸不平。质坚硬，断面角质样，棕褐色或黑色。余同生首乌片。见图 2-1-7 右。

【功效】 生用解毒，消痈，截疟，润肠通便；制用补肝肾，益精血。

知识拓展

何首乌类似品及伪品

（1）朱砂七：蓼科蓼属毛脉蓼的块根。甘肃、河北少数地区混充。

（2）红药子：蓼科冀蓼属冀蓼的块根。甘肃、河南少数地区混充。

（3）黄药子：薯蓣科薯蓣属黄独的块茎。福建少数地区误作何首乌。

（4）白首乌：萝摩科鹅绒藤属耳叶牛皮消、隔山牛皮消、戟叶牛皮消的块根。也有补肝肾、强筋骨等功效。江苏、山东习惯使用。

以上生药断面皮部均无“云锦花纹”，应注意鉴别。

（5）人形何首乌：人工雕刻人形的空心模型，埋入地下，把植物地下正在膨大生长的块茎引入地下，继续栽培，使块茎在模型内膨胀，挖出后除去模型，即为人形何首乌。但用何首乌栽培很少，多数以芭蕉科植物芭蕉的根茎模夹而成。

牛　膝

【来源】 为苋科植物牛膝 *Achyranthes bidentata* Bl. 的干燥根。

【产地】 主产于河南，河北、山东、江苏、浙江等省亦产。为栽培品。河南产者为道地药材。

【采收加工】 冬季茎叶枯萎时采挖，除去须根和泥沙，捆成小把，晒至干皱后，将顶端切齐，晒干。

【性状鉴定】

1. 生药　呈细长圆柱形，挺直或稍弯曲，长 15～70 cm，直径 0.4～1 cm。表面灰黄色或淡棕色，有微扭曲的细纵皱纹、排列稀疏的侧根痕和横长皮孔样的突起。质硬脆，易折断，受潮后变软，断面平坦，淡棕色，略呈角质样而油润，中心维管束木质部较大，黄白色，其外周散有多数黄白色点状维管束，断续排列成 2～4 轮。气微，味微甜而稍苦涩。见图 2-1-8 左。

以根长、肉厚、皮细、黄白色者为佳。

2. 饮片　呈圆柱形的段。外表皮灰黄色或淡棕色，有微细的纵皱纹及横长皮孔。质硬脆，易折断，受潮变软。切面平坦，淡棕色或棕色，略呈角质样而油润，中心维管束木部较大，黄白色，其外围散在分布多数黄白色点状维管束，断续排列成 2～4 轮。气微，味微甜而稍苦涩。见图 2-1-8 右。

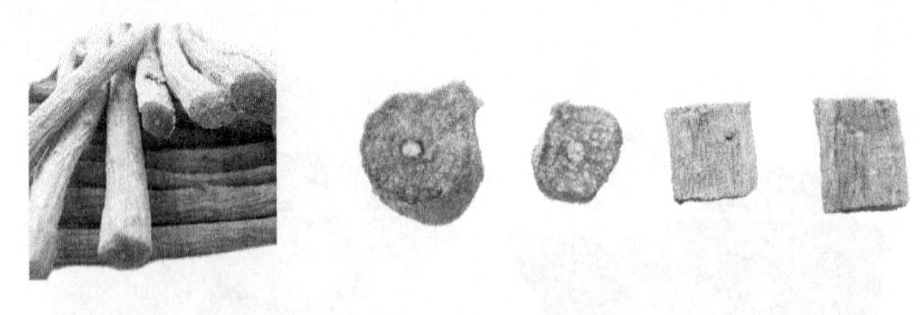

图 2-1-8　牛膝

【功效】 逐瘀通经，补肝肾，强筋骨，利尿通淋，引血下行。

川 牛 膝

【来源】 为苋科植物川牛膝 *Cyathula officinalis* Kuan 的干燥根。

【产地】 主产于四川、云南、贵州等地，野生或栽培。以栽培为主。

【采收加工】 秋、冬二季采挖，除去芦头、须根及泥沙，烘或晒至半干，堆放回润，再烘干或晒干。

【性状鉴定】

1. 生药 呈近圆柱形，微扭曲，向下略细或有少数分枝，长 30～60 cm，直径 0.5～3 cm。表面黄棕色或灰褐色，具纵皱纹、支根痕和多数横长的皮孔样突起。质韧，不易折断，断面浅黄色或棕黄色，维管束点状，排列成数轮同心环。气微，味甜。见图 2-1-9 左。

一般以条粗壮、质柔韧、油润、断面棕色或黄白色者为佳。

2. 饮片 呈圆形或椭圆形薄片。外表皮黄棕色或灰褐色。切面浅黄色至棕黄色。可见多数排列成数轮同心环的黄色点状维管束。气微，味甜。见图 2-1-9 右。

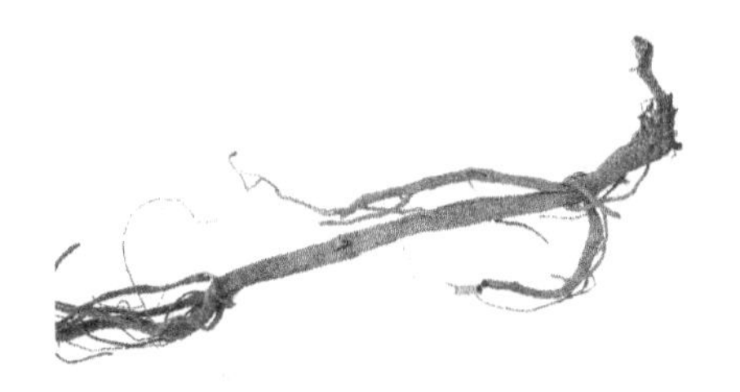
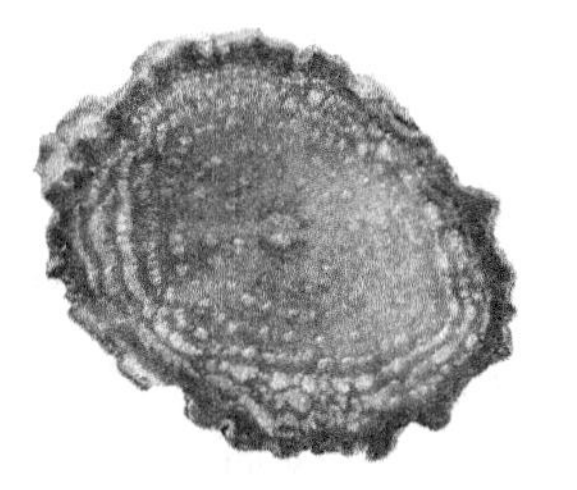

图 2-1-9 川牛膝

【功效】 逐瘀通经，通利关节，利尿通淋。

川　乌

【来源】 为毛茛科植物乌头 *Aconitum carmichaelii* Debx. 的干燥主根(母根)。

【产地】 主要栽培于四川。

【采收加工】 6 月下旬至 8 月上旬采挖，除去子根、须根及泥沙，晒干。

【性状鉴定】 呈不规则的圆锥形，稍弯曲，顶端常有残茎，中部多向一侧膨大，长 2～7.5 cm，直径 1.2～2.5 cm。表面棕褐色或灰棕色，皱缩，有小瘤状侧根及子根脱离后的痕迹。质坚实，断面类白色或浅灰黄色，形成层环纹呈多角形。气微，味辛辣、麻舌。见图 2-1-10。

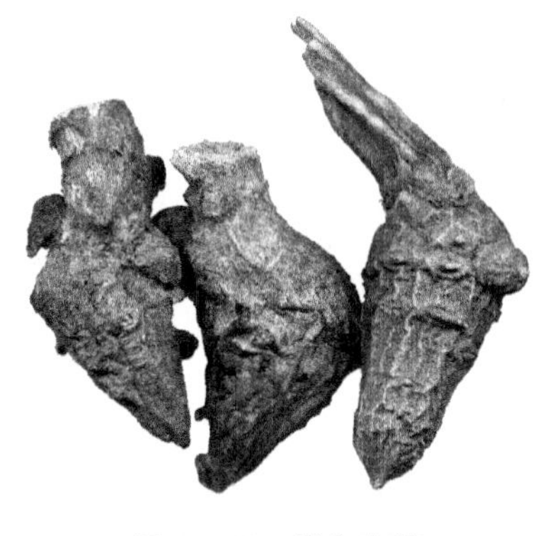

图 2-1-10 川乌生药

以饱满、质坚实、断面色白者为佳。

【功效】 祛风除湿，温经止痛。

知识拓展

草　乌

来源为毛茛科植物北乌头 *Aconitum kusnezoffii* Reichb. 的干燥块根。呈不规则长圆锥形，略弯曲。顶端常有残茎和少数不定根残基，有的顶端一侧有一枯萎的芽，一侧有一圆形或扁圆形不定根残基。表面灰褐色或黑棕褐色，皱缩，有纵皱纹、点状须根痕及数个瘤状侧根。成分、功效与生川乌类同，但毒性更大。

附　子

【来源】 为毛茛科植物乌头 *Aconitum carmichaelii* Debx. 的侧根(子根)的加工品。

【产地】 主要栽培于四川。

【采收加工】 6 月下旬至 8 月上旬采挖，除去母根、须根及泥沙，习称“泥附子”，加工成下列规格。

（1）选择个大、均匀的泥附子，洗净，浸入食用胆巴的水溶液中，过夜，再加食盐，继续浸泡，每日取出晒晾，并逐渐延长晒晾时间，直到表面出现大量结晶盐粒（盐霜）、质地变硬为止，习称"盐附子"。见图2-1-11左。

（2）取泥附子，洗净，浸入食用胆巴的水溶液中数日，连同浸液煮至透心，捞出，水漂，纵切成约5 mm的厚片，再用水浸漂，用调色液使附片染成浓茶色，取出，蒸到出现油面、光泽后，烘至半干，再晒干或继续烘干，习称"黑顺片"。

（3）选择大小均匀的泥附子，洗净，浸入食用胆巴的水溶液中数日，连同浸液煮至透心，捞出，剥去外皮，纵切成约3 mm的薄片，用水浸漂，取出，蒸透，晒干，习称"白附片"。

【性状鉴定】

盐附子　呈圆锥形，长4～7 cm，直径3～5 cm。表面灰黑色，被盐霜，顶端有凹陷的芽痕，周围有瘤状突起的支根或支根痕。体重，横切面灰褐色，可见充满盐霜的小空隙和多角形形成层环纹，环纹内侧导管束排列不整齐。气微，味咸而麻，刺舌。见图2-1-11左。

黑顺片　为纵切片，上宽下窄，长1.7～5 cm，宽0.9～3 cm，厚0.2～0.5 cm。外皮黑褐色，切面暗黄色，油润具光泽，半透明状，并有纵向导管束。质硬而脆，断面角质样。气微，味淡。见图2-1-11中。

白附片　无外皮，黄白色，半透明，厚约0.3 cm。见图2-1-11右。

一般生品以个大、肥壮、质坚实、粉性足、残茎及须根少者为佳；盐附子以个大、饱满、灰黑色、表面光滑者为佳；黑顺片以片匀、棕黄色、有光泽者为佳；附片以片匀、黄白色、半透明者为佳。

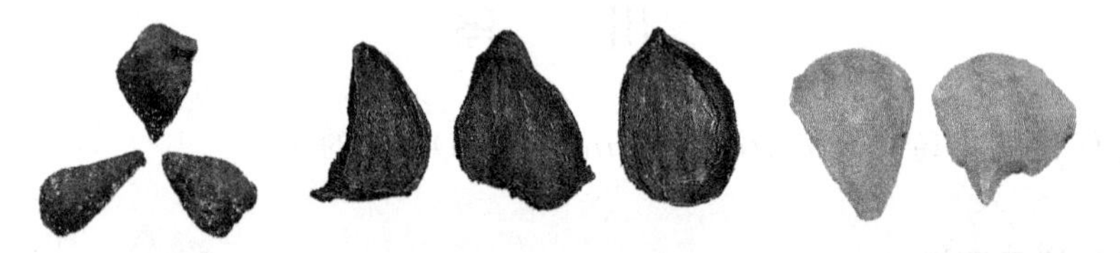

图2-1-11　附子

【功效】　回阳救逆，补火助阳，散寒止痛。

黄　连

【来源】　为毛茛科植物黄连 *Coptis chinensis* Franch.、三角叶黄连 *Coptis deltoidea* C. Y. Cheng et Hsiao 或云连 *Coptis teeta* Wall. 的干燥根茎，生药依次习称"味连""雅连"和"云连"。

【产地】

味连　主产于四川石柱县，湖北西部、陕西、甘肃等地亦产。主为栽培品，为商品黄连的主要来源。

雅连　主产于四川洪雅、峨嵋等地，为栽培品，有少量野生。

云连　主产于云南德钦、碧江及西藏地区，原系野生，现有栽培。

【采收加工】　秋季采挖，除去须根和泥沙，干燥，撞去残留须根。

【性状鉴定】

1. 生药

味连　多集聚成簇，常弯曲，形如鸡爪，单枝根茎长3～6 cm，直径0.3～0.8 cm。表面灰黄色或黄褐色，粗糙，有不规则结节状隆起、须根及须根残基，有的节间表面平滑如茎秆，习称"过桥"。上部多残留褐色鳞叶，顶端常留有残余的茎或叶柄。质硬，断面不整齐，皮部橙红色或暗棕色，木部鲜黄色或橙黄色，呈放射状排列，髓部有的中空。气微，味极苦。见图2-1-12左。

雅连　多为单枝，略呈圆柱形，微弯曲，长4～8 cm，直径0.5～1 cm。"过桥"较长。顶端有少许残茎。

云连　弯曲呈钩状，形如"蝎尾"，多为单枝，较细小。

一般以条粗长、连珠形、质坚实、断面红黄色、有菊花心者为佳；雅连以身干、粗壮、无须根、形如蚕者为佳；云连以干燥、条细、节多、须根少、色黄者为佳。

2. 饮片 呈不规则的薄片。外表皮灰黄色或黄褐色，粗糙，有细小的须根。切面或碎断面鲜黄色或红黄色，具放射状纹理，气微，味极苦。见图 2-1-12 右。

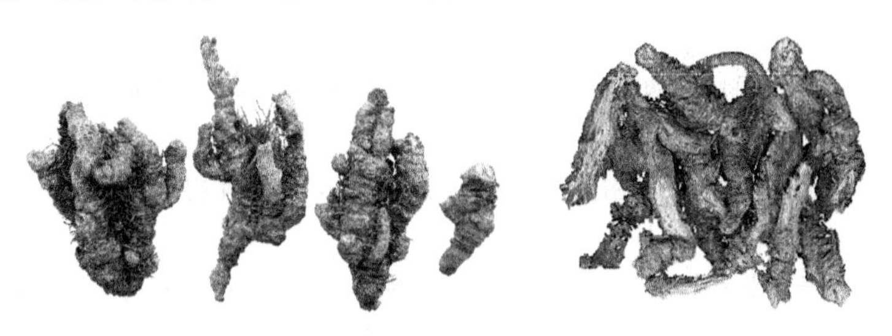

图 2-1-12 黄连

【功效】 清热燥湿，泻火解毒。

白 芍

【来源】 为毛茛科植物芍药 *Paeonia lactiflora* Pall.（栽培品）的干燥根。

【产地】 主产于浙江东阳、安徽亳县、四川中江、贵州、山东等省。分布于东北、华北、陕西及甘肃等地。各城市多有栽培。

【采收加工】 夏、秋二季采挖，洗净，除去头尾和细根，置沸水中煮后除去外皮或去皮后再煮，晒干。

【性状鉴定】

1. 生药 呈圆柱形，平直或稍弯曲，两端平截，长 5～18 cm，直径 1～2.5 cm。表面类白色或淡棕红色，光洁或有纵皱纹及细根痕，偶有残存的棕褐色外皮。质坚实，不易折断，断面较平坦，类白色或微带棕红色，形成层环明显，射线放射状。气微，味微苦、酸。见图 2-1-13 左。

以根粗、坚实、无白心或裂隙者为佳。

2. 饮片 呈类圆形的薄片。表面淡棕红色或类白色，平滑。切面类白色或微带棕红色，形成层环明显，可见稍隆起的筋脉纹呈放射状排列。气微，味微苦、酸。见图 2-1-13 右。

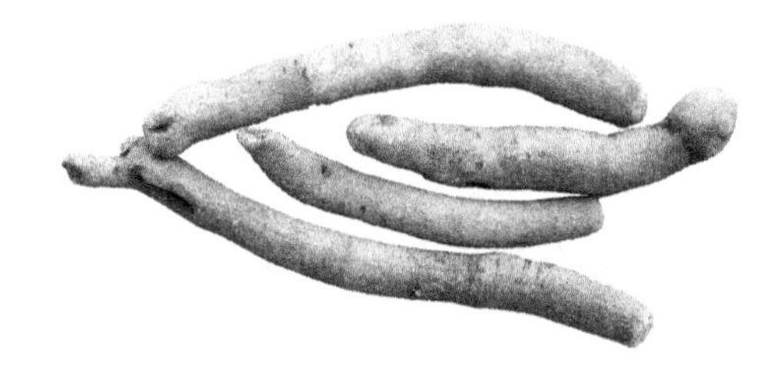

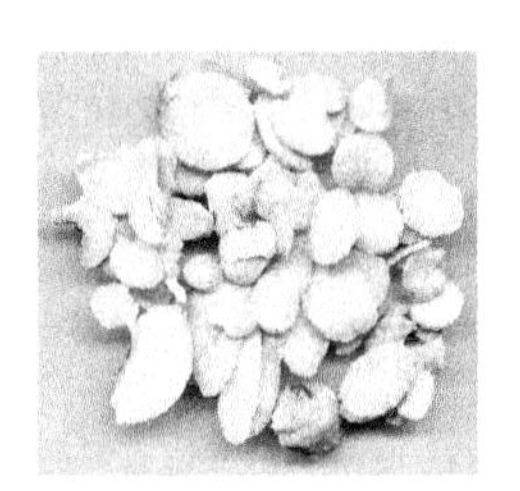

图 2-1-13 白芍

【功效】 养血调经，敛阴止汗，柔肝止痛，平抑肝阳。

知识拓展

赤 芍

赤芍为毛茛科植物芍药 *Paeonia lactiflora* Pall. 或川赤芍 *Paeonia veitchii* Lynch 的干燥根。多系野生。圆柱形，稍弯曲，表面棕褐色，粗糙，有纵沟及皱纹，并有须根痕及横向突起的皮孔，有的外皮易脱落。质硬而脆，易折断，断面粉白色或粉红色，皮部窄，木部放射状纹理明显，有的现裂隙。气微香，味微苦、酸、涩。主含芍药苷、白芍药苷、苯甲酸等。《中国药典》2015 年版规定赤芍含芍药苷不得少于 2%，饮片含芍药苷不得少于 1.8%。药理实验表明，其具扩张血管、增加冠脉流量、增加肌体的耐氧能力以及抗血小板聚集和血栓形成的作用。

防　己

【来源】 为防己科植物粉防己 *Stephania tetrandra* S. Moore 的干燥根。

【产地】 主产于浙江、安徽、江西、湖北、湖南。

【采收加工】 秋季采挖，洗净，除去粗皮，晒至半干，切段，个大者再纵切，干燥。

【性状鉴定】

1. 生药 不规则圆柱形、半圆柱形或块状，多弯曲，长 5～10 cm，直径 1～5 cm。表面淡灰黄色，在弯曲处常有深陷横沟而成结节状的瘤块样。体重，质坚实，断面平坦，灰白色，富粉性，有排列较稀疏的放射状纹理。气微，味苦。见图 2-1-14 左。

以干燥、粗细均匀、质重、粉性大、纤维少者为佳。

2. 饮片 本品呈类圆形或半圆形的厚片。外表皮淡灰黄色。切面灰白色，粉性，有稀疏的放射状纹理。气微，味苦。见图 2-1-14 右。

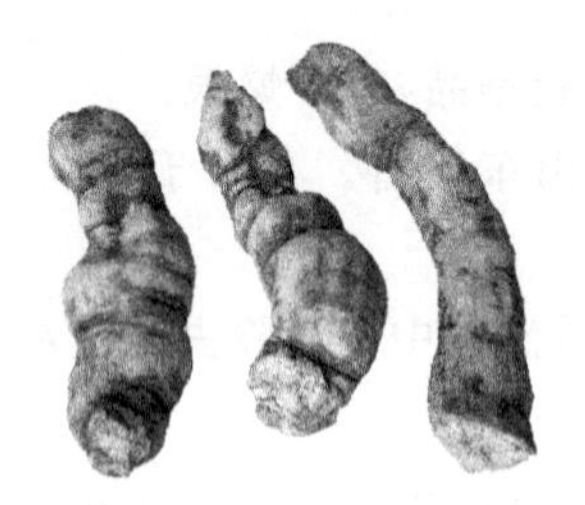
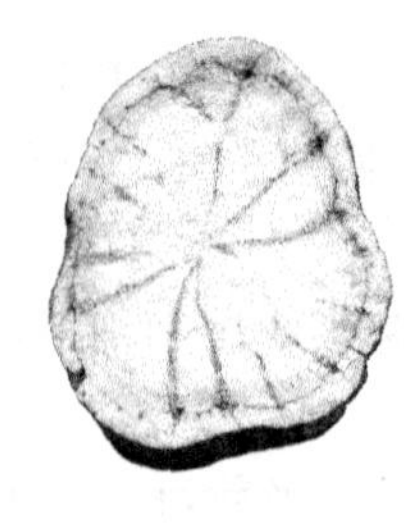
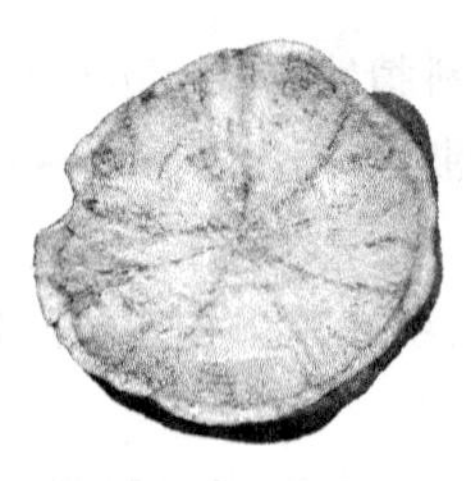

图 2-1-14　防己

【功效】 祛风止痛，利水消肿。

知识拓展

防己不能太"挤"

防己(粉防己、汉防己)的断面特征是"稀疏的、断续的、不规则的放射状纹理"。所谓的稀疏是指纹理(导管束)之间距离较远，射线较宽。所谓"断续"是指放射状纹理呈虚线状。所谓"不规则"包括不等距和不等长。

非正品防己不止一种，但都不完全具备以上特点。一般来说伪品的导管束连续，等距且密集，放射纹理一条挨一条，跟正品一比显得太挤了。防己的纹理不能太"挤"，"挤"了就不是防己了！

延　胡　索

【来源】 为罂粟科植物延胡索 *Corydalis yanhusuo* W. T. Wang 的干燥块茎。

【产地】 主产于浙江东阳、磐安，安徽、江苏、湖北等地亦产。栽培品。

【采收加工】 夏初茎叶枯萎时采挖，除去须根，洗净，置沸水中煮至恰无白心时，取出，晒干。

【性状鉴定】

1. 生药 呈不规则的扁球形，直径 0.5～1.5 cm。表面黄色或黄褐色，有不规则网状皱纹。顶端有略凹陷的茎痕，底部常有疙瘩状突起。质硬而脆，断面黄色，角质样，有蜡样光泽。气微，味苦。见图 2-1-15左。

以个大、饱满、质坚、色黄、内色黄亮者为佳。

2. 饮片 呈不规则的圆形厚片。外表皮黄色或黄褐色，有不规则细皱纹。切面黄色，角质样，具蜡样光泽。气微，味苦。见图 2-1-15 右。

【功效】 活血，行气，止痛。

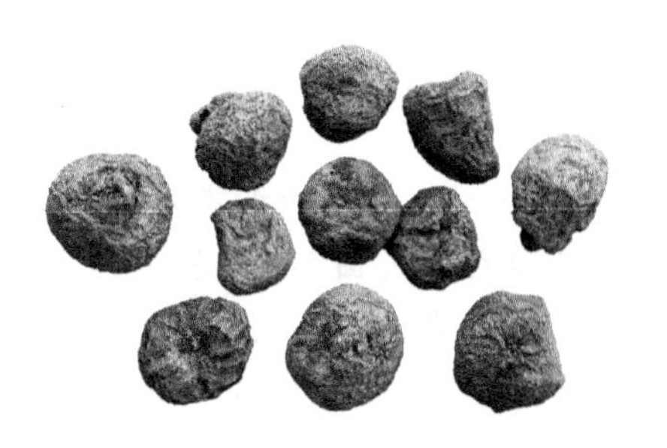
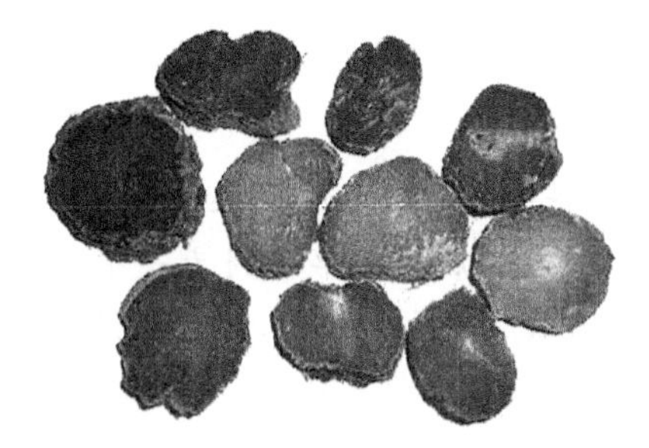

图 2-1-15 延胡索

知识拓展

元胡不是“山药蛋”

延胡索又称元胡或玄胡，由于延胡索的价值较高，且有不同的炮制方法，因此属于极易造假品种。

延胡索常有的造假方法：①掺入提取过的延胡索。②掺入经过加工的薯蓣科植物山药藤上的珠芽（也称零余子或山药蛋）。这些伪品经过加工处理，掺入延胡索的制品中极难区分，须仔细辨别。

掺入提取过的延胡索，整体性状似延胡索，但颜色灰黑，片型皱缩且有裂隙，苦味淡。如果用金胺 O 染色的，则显褐黄色。

掺入加工处理的零余子，猛一看，极似延胡索的制品，仔细观察则其断面可见细小的纤维点，无茎痕孔，切面质地不够光滑细腻，呈黑褐色，味不苦。

板 蓝 根

【来源】 为十字花科植物菘蓝 *Isatis indigotica* Fort. 的干燥根。

【产地】 主产于河北、江苏，河南、安徽、陕西、甘肃、黑龙江等地均有栽培。

【采收加工】 秋季采挖，除去泥沙，晒干。

【性状鉴定】

1. 生药 呈圆柱形，稍扭曲，长 10～20 cm，直径 0.5～1 cm。表面淡灰黄色或淡棕黄色，有纵皱纹、横长皮孔样突起及支根痕。根头略膨大，可见暗绿色或暗棕色轮状排列的叶柄残基和密集的疣状突起。体实，质略软，断面皮部黄白色，木部黄色。气微，味微甜后苦涩。见图 2-1-16 左。

以条长、粗大、体实者为佳。

2. 饮片 呈圆形的厚片。外表皮淡灰黄色至淡棕黄色，有纵皱纹。切面皮部黄白色，木部黄色。气微，味微甜后苦涩。见图 2-1-16 右。

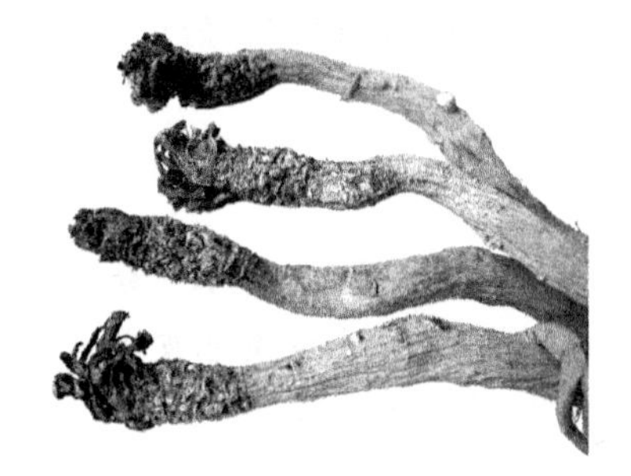
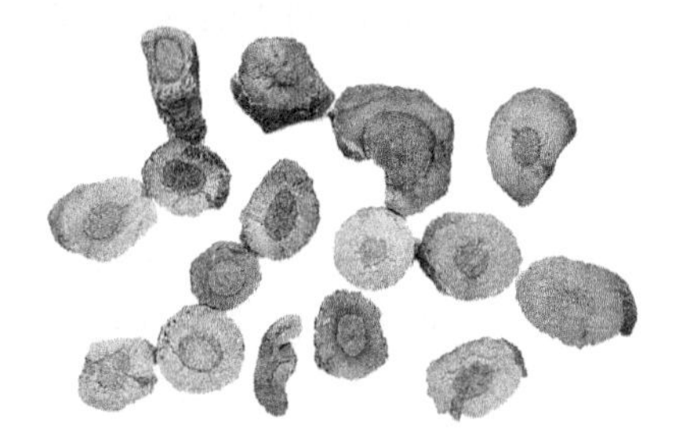

图 2-1-16 板蓝根

【功效】 清热解毒，凉血利咽。

知识拓展

南板蓝根

本品为爵床科植物马蓝 *Baphicacanthus cusia*（Nees）Brem. 的干燥根茎和根。功效与板蓝根类似，《中国药典》2015 年版将其单独列为一个品种。本品根茎呈类圆形，多弯曲，有分枝，长 10～30 cm，直径0.1～1 cm。表面灰棕色，具细纵纹；节膨大，节上长有细根或茎残基；外皮易剥落，呈蓝灰色。质硬而脆，易折断，断面不平坦，皮部蓝灰色，木部灰蓝色至淡黄褐色，中央有髓。根粗细不一，弯曲有分枝，细根细长而柔韧。气微，味淡。

黄　芪

【来源】 为豆科植物蒙古黄芪 *Astragalus membranaceus*（Fisch.）Bge. var. *mongholicus*（Bge.）Hsiao、膜荚黄芪 *Astragalus membranaceus*（Fisch.）Bge. 的根。

【产地】 主产于山西、黑龙江、内蒙古等省区。此外，吉林、甘肃、河北、陕西、辽宁等省亦产。在东北、内蒙古、河北、山西等地有栽培，以栽培的蒙古黄芪质量为佳。

【采收加工】 春、秋二季采挖，除去须根和根头，晒干。

【性状鉴定】

1. 生药 呈圆柱形，有的有分枝，上端较粗，长 30～90 cm，直径 1～3.5 cm。表面淡棕黄色或淡棕褐色，有不整齐的纵皱纹或纵沟。质硬而韧，不易折断，断面纤维性强，并显粉性，皮部黄白色，木部淡黄色，有放射状纹理和裂隙，老根中心偶呈枯朽状，黑褐色或呈空洞。气微，味微甜，嚼之微有豆腥味。见图 2-1-17左。

以条粗长、皱纹少、质坚而绵、断面色黄白、粉性足、味甜者为佳。

2. 饮片 呈类圆形或椭圆形的厚片，外表皮黄白色至淡棕褐色，可见纵皱纹或纵沟。切面皮部黄白色，木部淡黄色，有放射状纹理及裂隙，有的中心偶有枯朽状，黑褐色或呈空洞。气微，味微甜，嚼之有豆腥味。见图 2-1-17 右。

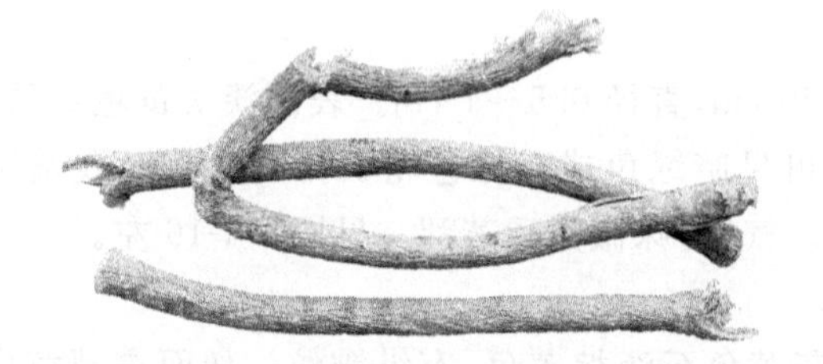
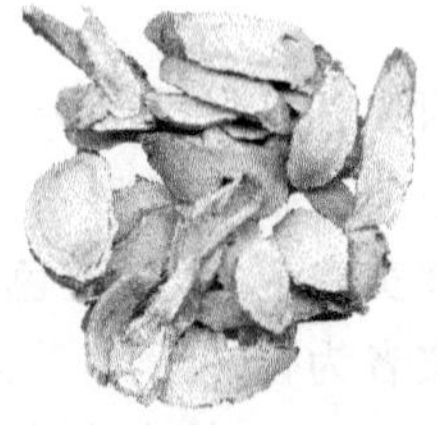

图 2-1-17　黄芪

【功效】 补气升阳，固表止汗，利水消肿，生津养血，行滞通痹，托毒排脓，敛疮生肌。

知识拓展

红　芪

红芪为豆科植物多序岩黄芪 *Hedysarum polybotrys* Hand.-Mazz. 的根。分布于内蒙古、宁夏、甘肃及四川西部。与黄芪的区别为：表面红棕色，栓皮易脱落，常露出淡黄色皮部及纤维。断面纤维性，色浅，富粉性。横断面皮部淡棕色，占半径的 1/2～1/3；形成层环形，棕色，木部致密。

甘　草

【来源】 为豆科植物甘草 *Glycyrrhiza uralensis* Fisch.、胀果甘草 *Glycyrrhiza inflata* Bat. 或光果

甘草 *Glycyrrhiza glabra* L. 的干燥根及根茎。

【产地】 甘草主产于内蒙古西部、陕西、甘肃、宁夏、青海、新疆等地者，习称“西草”；主产于内蒙古东部、黑龙江、吉林、辽宁、河北、山西等地者（包括新疆部分产品），习称“东草”。胀果甘草主产于新疆、陕西、甘肃河西走廊，习称“新疆甘草”或“西北甘草”。光果甘草主产于新疆，欧洲亦产，习称“欧甘草”或“洋甘草”。

【采收加工】 春、秋二季采挖，除去须根，采挖。

【性状鉴定】

1. 生药

甘草　根呈圆柱形，长 25～100 cm，直径 0.6～3.5 cm。外皮松紧不一。表面红棕色或灰棕色，具显著的纵皱纹、沟纹、皮孔及稀疏的细根痕。质坚实，断面略显纤维性，黄白色，粉性，形成层环明显，射线放射状，有的有裂隙。根茎呈圆柱形，表面有芽痕，断面中部有髓。气微，味甜而特殊。见图 2-1-18 左。

胀果甘草　根和根茎木质粗壮，有的分枝，外皮粗糙，多灰棕色或灰褐色。质坚硬，木质纤维多，粉性小。根茎不定芽多而粗大。

光果甘草　根和根茎质地较坚实，有的分枝，外皮不粗糙，多灰棕色，皮孔细而不明显。

一般以外皮细紧、色红棕、质坚实、断面黄白色、粉性足、味甜者为佳。

2. 饮片　呈类圆形或椭圆形切片。外表皮红棕色或灰棕色，具纵皱纹，切面略显纤维性，中心黄白色，有明显放射状纹理及形成层环。质坚实，具粉性。气微，味甜而特殊。见图 2-1-18 右。

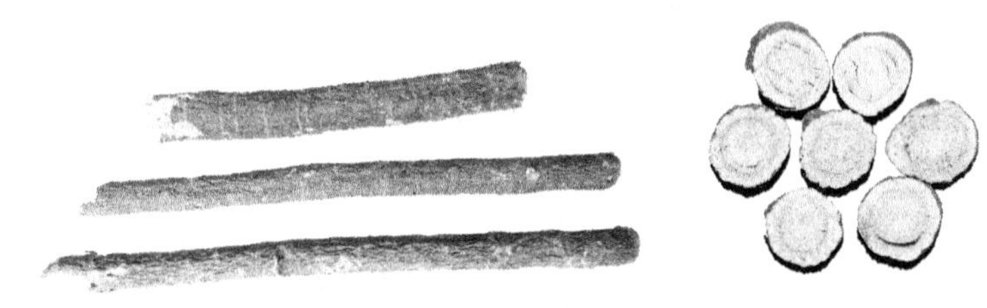

图 2-1-18　甘草

【功效】 补脾益气，清热解毒，祛痰止咳，缓急止痛，调和诸药。

葛　根

【来源】 为豆科植物野葛 *Pueraria lobata*（Willd.）Ohwi 的干燥根。习称野葛。

【产地】 主产于湖南、河南、广东、浙江、四川等地。

【采收加工】 秋、冬二季采挖，趁鲜切成厚片或小块，干燥。

【性状鉴定】

1. 生药　呈纵切的长方形厚片或小方块，长 5～35 cm，厚 0.5～1 cm。外皮淡棕色，有纵皱纹，粗糙。切面黄白色，纹理不明显。质韧，纤维性强。气微，味微甜。见图 2-1-19 左。

以块肥大、质坚实、粉性足者为佳。

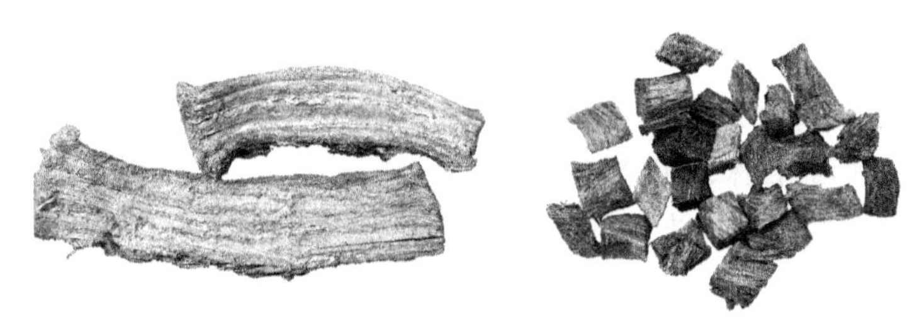

图 2-1-19　葛根

2. 饮片　呈不规则的厚片、粗丝或边长为 5～12 mm 的方块。切面浅黄棕色至棕黄色。质韧，纤维性强。气微，味微甜。见图 2-1-19 右。

【功效】 解肌退热，生津止渴，透疹，升阳止泻，通经活络，解酒毒。

知识拓展

粉 葛

粉葛为豆科植物甘葛藤 *Pueraria thomsonii* Benth. 的干燥根。本品呈圆柱形、类纺锤形或半圆柱形，有的为纵切或斜切的厚片。表面黄白色或淡棕色，未去外皮的呈灰棕色。体重，质硬，富粉性，横切面可见由纤维形成的浅棕色同心性环纹，纵切面可见由纤维形成的数条纵纹。气微，味微甜。

葛根与粉葛追溯到《中国药典》2000 版实为一家，只有葛根一说，其来源为豆科植物野葛或甘葛藤的干燥根。自《中国药典》2005 年版开始，野葛、粉葛作为两种中药分开。

苦 参

【来源】 为豆科植物苦参 *Sophora flavescens* Ait. 的干燥根。

【产地】 主产于山西、河南、河北等地。

【采收加工】 春、秋二季采挖，除去根头和小支根，洗净，干燥，或趁鲜切片，干燥。

【性状】

1. 生药 呈长圆柱形，下部常有分枝，长 10～30 cm，直径 1～6.5 cm。表面灰棕色或棕黄色，具纵皱纹和横长皮孔样突起，外皮薄，多破裂反卷，易剥落，剥落处显黄色，光滑。质硬，不易折断，断面纤维性；切片厚 3～6 mm；切面黄白色，具放射状纹理和裂隙，有的具异型维管束呈同心性环列或不规则散在。气微，味极苦。见图 2-1-20 左。

以条匀、断面黄白、味极苦者为佳。

2. 饮片 呈类圆形或不规则形的厚片。外表皮灰棕色或棕黄色，有时可见横长皮孔样突起，外皮薄，常破裂反卷或脱落，脱落处显黄色或棕黄色，光滑。切面黄白色，纤维性，具放射状纹理和裂隙，有的可见同心性环纹。气微，味极苦。见图 2-1-20 右。

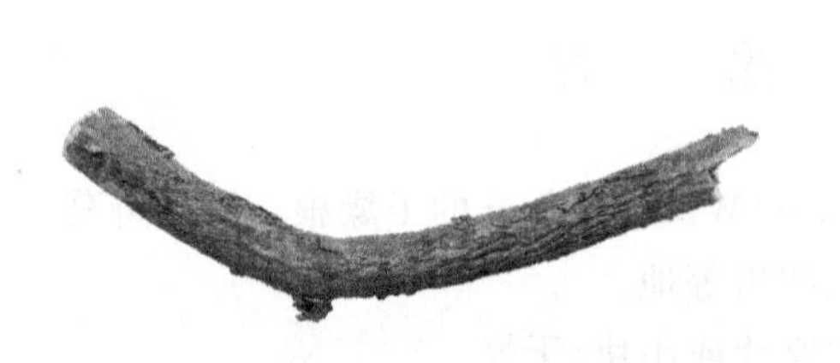
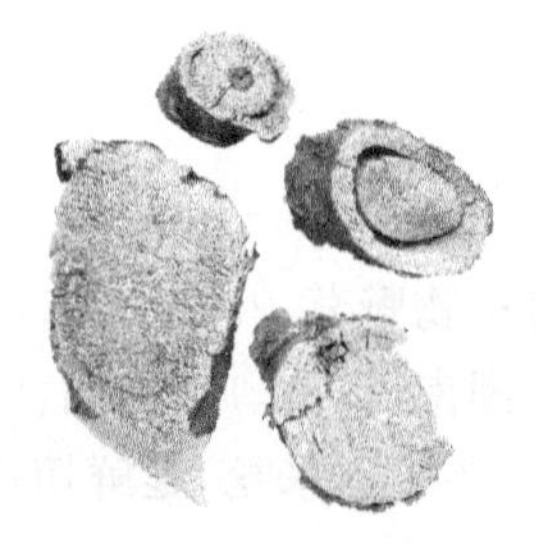

图 2-1-20 苦参

【功效】 清热燥湿，杀虫，利尿。

远 志

【来源】 为远志科植物远志 *Polygala tenuifolia* Willd. 或卵叶远志 *Polygala sibirica* L. 的干燥根。

【产地】 主产山西、陕西、吉林、河南等地。

【采收加工】 春、秋二季采挖，除去须根及泥土，晒干，称“远志棍”，或除去木心后晒干，称“远志肉”。

【性状鉴定】

1. 生药 呈圆柱形，略弯曲，长 3～15 cm。直径 0.3～0.8 cm。表面灰黄色至灰棕色，有较密并深陷的横皱纹、纵皱纹及裂纹，老根的横皱纹较密更深陷，略呈结节状。质硬而脆，易折断，断面皮部棕黄色，木部黄白色，皮部易与木部剥离。气微，味苦、微辛，嚼之有刺喉感。见图 2-1-21。

以条粗、皮厚、去净木心者为佳。

2. 饮片 呈圆柱形的段。外表皮灰黄色至灰棕色，有横皱纹。切面棕黄色，中空。余同生药。

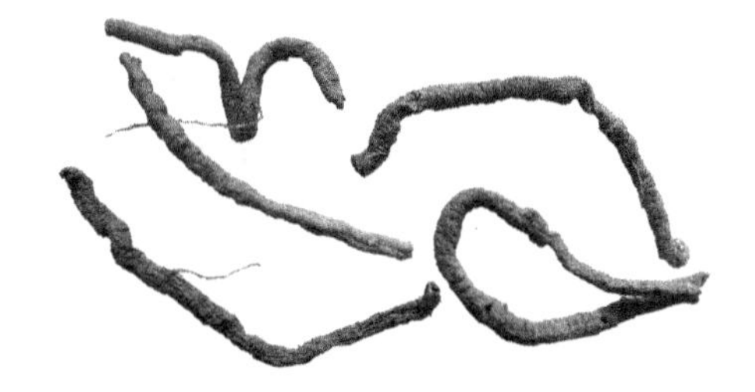

图 2-1-21 远志

【功效】 安神益智，交通心肾，祛痰，消肿。

人 参

【来源】 为五加科植物人参 *Panax ginseng* C. A. Mey. 的干燥根及根茎。栽培品为“园参”，移栽或播种在山林野生状态下自然生长具有野山参部分特征的称“移山参”“林下山参”，习称“籽海”。自然野生者称“野山参”或“山参”，为濒临灭绝的国家二级保护物种。

【产地】 主产于吉林、辽宁、黑龙江等省，主要为栽培品。

【采收加工】 多于秋季采挖，洗净。经保鲜处理，能够较长时间贮藏的人参称“保鲜参”；经真空低温冷冻（−25 ℃）干燥的人参称“冻干参”。因该方法加工的人参可防止有效成分总皂苷的损失，提高产品质量，故产品又称“活性参”；园参除去支根，晒干或烘干，称“生晒参”，如不除去支根晒干或烘干者则称“全须生晒参”。林下参多加工成全须生晒参；鲜参蒸透（蒸 3～6 h）晒干或烘干者称“红参”。剪下的支根和纤维根即为“红参须”。其中，身长、腿长、形体优美的红参称“边条红参”。

【性状鉴定】

1. 生药

(1) 野山参 从它的体、皮、纹、须可与园参分辨，老药工将其鉴别要点总结为“芦长碗蜜枣核艼，紧皮细纹珍珠须”。①芦：芦头较长，分为二节芦、三节芦、线芦、雁脖芦。②皮：老皮，黄褐色，质地紧密有光泽。皮嫩而白者，则不是纯山参。③纹：主根短，上端有细密而深的螺丝状横纹（“铁线纹”）。横纹粗糙，浮浅而不连贯者则不是纯山参。④须：长条须，老而韧，清疏而长，其上缀有小米粒状的小疙瘩称之为“珍珠点”。色白而嫩脆（俗称水须）者，则不是纯野山参。

(2) 林下山参 生长年限越长，性状特征越接近野山参。其特点为：多具二节芦，无三节芦，芦碗较稀疏。艼细长，多下垂。主根多与根茎近等长或稍短，呈圆柱形、菱角形或人字形，长 1～6 cm。表面黄白色至灰黄色，具纵皱纹，上部或中下部有细而浮浅的横环纹，“铁线纹”不明显。支根多 2～3 条，须根细长，清晰不乱，珍珠点明显。见图 2-1-22。

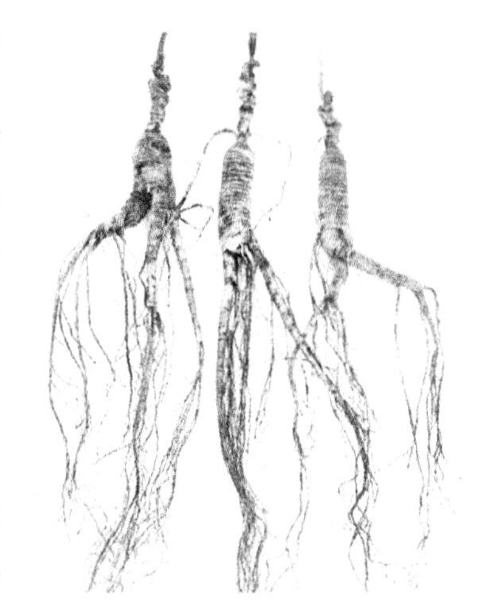

图 2-1-22 林下山参

(3) 园参

生晒参 主根呈纺锤形或圆柱形，长 3～15 cm，直径 1～2 cm。表面灰黄色，上部或全体有疏浅断续的粗横纹及明显的纵皱，下部有支根 2～3 条，并着生多数细长的须根，须根上常有不明显的细小疣状突起。根茎（芦头）长 1～4 cm，直径 0.3～1.5 cm，多拘挛而弯曲，具不定根（艼）和稀疏的凹窝状茎痕（芦碗）。质较硬，断面淡黄白色，显粉性，形成层环纹棕黄色，皮部有黄棕色的点状树脂道及放射状裂隙。具有特异的“参味”，味微苦、甘。见图 2-1-23 左。

红参 主根呈纺锤形，圆柱形或扁方柱形，长 3～10 cm，直径 1～2 cm。表面半透明，红棕色，偶有不透明的暗黄褐色斑块，具纵沟、皱纹及细根痕；上部有时具断续的不明显环纹；下部有2～3条扭曲交叉的支根，并带弯曲的须根或仅具有须根残迹。根茎(芦头)长1～2 cm，上有数个凹窝状茎痕(芦碗)，有的带有1～2条完整或折断的不定根(艼)。质硬而脆，断面平坦，角质样。余同生晒参。见图2-1-23右。

生晒参以身长、条粗、饱满、色黄白、坚实、粉性强、气味浓者为佳。红参以身长、芦长、腿长、色棕红、皮细光泽、半透明、无黄皮者为佳。

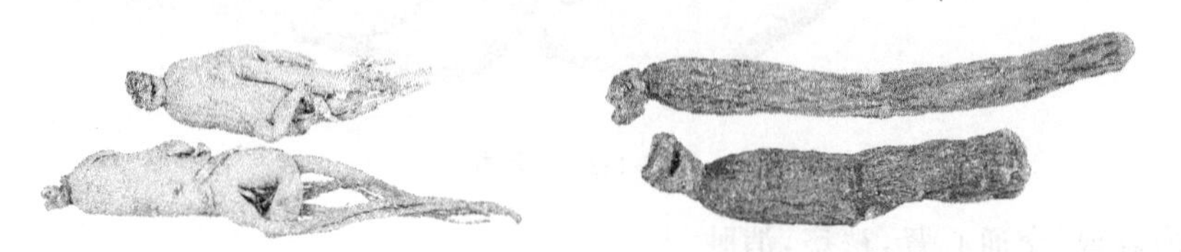

图 2-1-23 园参

2. 饮片

生晒参片 多为圆形或类圆形薄片，外皮灰黄色，切面淡黄白色或类白色，显粉性，形成层环纹棕黄色，皮部有黄棕色的点状树脂道及放射状裂隙。体轻质脆。香气特异，味微苦、甘。见图2-1-24左。

红参片 为圆形横切片或椭圆形薄片，外表皮红棕色，半透明。切面平坦，角质样。质硬而脆。气微香而特异，味甘，微苦。见图2-1-24右。

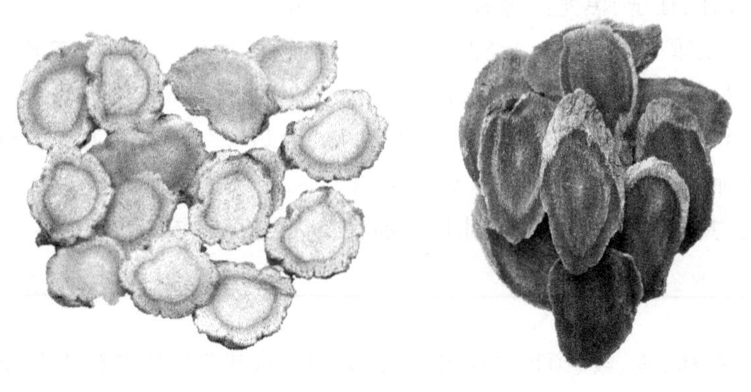

图 2-1-24 人参

【功效】 大补元气，复脉固脱，补脾益肺，生津养血，安神益智。

【常见伪品】

(1) 商陆科植物商陆 *Phytolacca acinosa* Roxb. 或垂序商陆 *P. Americana* L. 的根。除去栓皮经加工后呈棕褐色，半透明状，顶端有地上茎的残基，无芦碗，有明显的纵皱纹。质坚实，不易折断，断面可见三生维管束排成数轮同心环。

(2) 茄科植物华山参 *Physochlaina infundibulris* Kuang 的根。产于陕西等地。将根除去粗皮，与甘草、冰糖等共煮后，晒干。表面棕褐色或棕色，有明显纵皱纹及黄白色横长皮孔，上部有密集的环纹。顶端常有1至数个根茎，其上有类圆形的茎痕及疣状突起。质略硬而脆，折断面较平坦，有细密的放射状纹理。味微苦，稍麻舌。

(3) 豆科植物野豇豆 *Vigna vexillata* (L.) Benth. 的根。为多年生缠绕草本，三出复叶，互生。根除去栓皮，并经蒸煮加工后呈灰棕色，微透明，有明显的纵皱纹，根头残留木质茎，无芦碗。质坚实，较难折断。

(4) 齿苋科植物栌兰 Talinum paniculatum (Jacq.) Gaertn. 的根。除去栓皮蒸煮后，呈灰黄色，半透明状，有点状须根痕，顶端为残留的木质茎基。质坚硬。

(5) 菊科植物山莴苣 *Lactuca indica* L. 及同属近似植物的根。经加工蒸煮后显黄棕色至红棕色，半透明，有细纵皱纹。顶端有残茎或茎痕，无芦头及芦碗。质坚实，易折断。

知识拓展

人参的综合利用

植物人参除传统应用根及根茎入药外，其他部分亦可综合利用。①人参叶：具有补气、益肺、祛暑、生津功效，多作为提取人参皂苷的原料。②人参花蕾：含 7 种人参皂苷，含量高于叶和根，主要用其制作饮料。③人参果实：为浆果状核果，果实成熟采收后，搓洗种子时所得的果肉、果汁，统称为“人参果浆”，可用于制造药物、饮料及化妆品。④人参露：在蒸制红参过程中产生的蒸汽，经冷凝后回收而得。含人参挥发油及少量的人参皂苷。主要用于生产饮料、酒类及化妆品。⑤人参糖浆：为加工糖参过程中，经多次浸渍糖参而剩余的浅黄色糖液。可直接稀释分装出售，也可作为生产人参糖果的原料。

西 洋 参

【来源】 为五加科植物西洋参 *Panax quinquefolium* L. 的干燥根。

【产地】 原产加拿大和美国，我国东北、华北、西北等地有栽培。

【采收加工】 秋季采挖，洗净，晒干或低温干燥。

【性状鉴定】

1. 生药 主根呈纺锤形、圆柱形或圆锥形，长 3～12 cm，直径 0.8～2 cm。表面浅黄褐色或黄白色，可见横向环纹及线形皮孔状突起，并有细密浅纵皱纹及须根痕。主根中下部有一至数条侧根，多已折断。有的上端有根茎（芦头），环节明显，茎痕（芦碗）圆形或半圆形，具不定根（艼）或已折断。体重，质坚实，不易折断，断面平坦，浅黄白色，略显粉性，皮部可见黄棕色点状树脂道，形成层环纹棕黄色，本部略呈放射状纹理。气微而特异，味微苦、甘。见图 2-1-25 左。

以条粗、完整、皮细、横纹多、质地坚实者为佳。

2. 饮片 呈长圆形或类圆形薄片。外表皮浅黄褐色。切面淡黄白至黄白色，形成层环棕黄色，皮部有黄色点状树脂道，近形成层环处较多而明显，木部略呈放射状纹理。气微而特异，味微苦、甘。见图 2-1-25右。

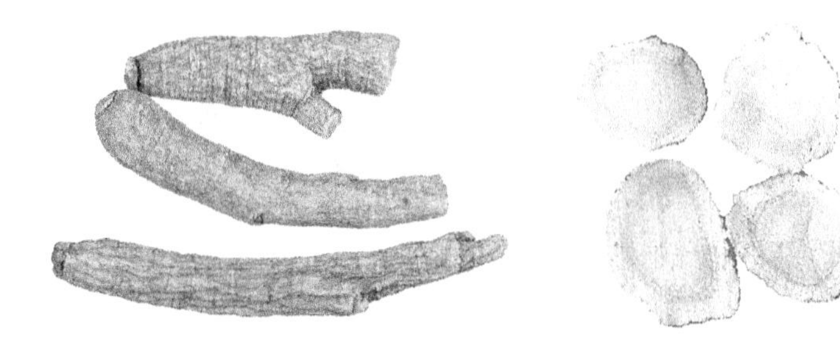

图 2-1-25 西洋参

【功效】 补气养阴，清热生津。

【附注】 近年来，常见用人参伪充西洋参出售，应注意鉴别。

三 七

【来源】 为五加科植物三七 *Panax notoginseng* (Burk.)F. H. Chen 的干燥根及根茎。

【产地】 主产广西田阳及云南文山等地，分别习称“田三七”及“滇三七”。

【采收加工】 秋季花开前采挖，洗净，分开主根、支根、根茎及须根，干燥。支根习称“筋条”，根茎习称“剪口”，须根习称“绒根”。

【性状鉴定】

1. 生药

(1) 三七　主根呈类圆锥形或圆柱形，长1～6 cm，直径1～4 cm。表面灰褐色或灰黄色，有断续的纵皱纹及支根痕。顶端有茎痕，周围有瘤状突起。体重，质坚实，断面灰绿色、黄绿色或灰白色，木部微呈放射状排列，习称“铜皮铁骨狮子头”。气微，味苦回甜。见图2-1-26左。

(2) 筋条　呈圆柱形或圆锥形，长2～6 cm，上端直径约0.8 cm，下端直径约0.3 cm。

(3) 剪口　呈不规则的皱缩块状或条状，表面有环纹及数个明显的茎痕，断面中心灰绿色或白色，边缘深绿色或灰色。

以个大、体重质坚、断面灰绿或黄绿色、无裂隙、气味浓厚者为佳。

2. 饮片

三七粉　为灰黄色的粉末。气微，味苦回甜。见图2-1-26右。

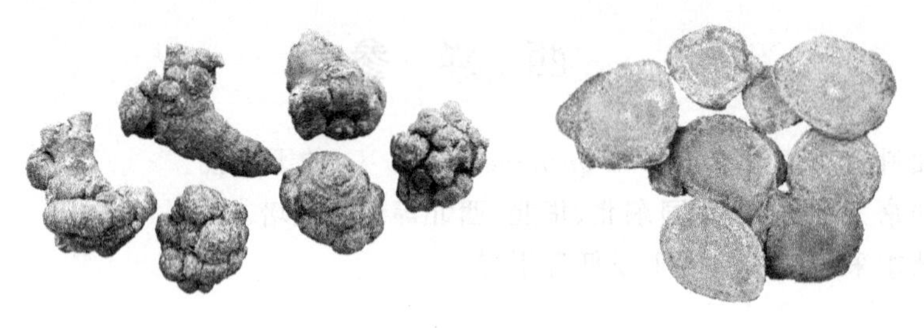

图2-1-26　三七

【功效】 散瘀止血，消肿定痛。

知识拓展

三七的常见伪品

(1) 菊科植物菊三七 *Crynura segetum* (Lour.) Merr. 的根茎，习称“土三七”“菊三七”。呈拳形块状，表面灰棕色或棕黄色，全体有瘤状突起；质坚实，切断面淡黄色，中心有髓部；韧皮部有分泌道，薄壁细胞含菊糖。

(2) 落葵科植物落葵薯 *Anredera cordifolia* (Tenore) Van Steenis 的块茎，习称“藤三七”。呈类圆柱形，珠芽呈不规则的块状；断面粉性，水煮者角质样；味微甜，嚼之有黏性。

(3) 姜科植物蓬莪术 *Curcuma phaeocaulis* Val.、广西莪术 *Curcuma kwangsiensis* S. G. Lee et C. F. Liang 或温郁金 *Curcuma wenyujin* Y. H. Chen et C. Ling 的根茎加工品。呈卵形或圆锥形，表面黄褐色，有人工刀刻痕；体重，断面黄褐色至黄棕褐色，具蜡样光泽，常附有淡黄色至黄棕色粉末；气香，味辛，微苦。

白　芷

【来源】 为伞形科植物白芷 *Angelica dahurica* (Fisch. ex Hoffm.) Benth. et Hook. f. 或杭白芷 *Angelica dahurica* (Fisch. ex Hoffm.) Benth. et Hook. f. var. *formosana* (Boiss.) Shan et Yuan 的干燥根。

【产地】 白芷主产于河南及河北，分别习称“禹白芷”及“祁白芷”；杭白芷主产于浙江及四川，分别习称“杭白芷”及“川白芷”。

【采收加工】 夏、秋间叶黄时采挖，除去地上部分及须根，洗净泥土，晒干或低温干燥。

【性状鉴定】

1. 生药

(1) 白芷　呈长圆锥形，长10～25 cm，直径1.5～2.5 cm，表面灰棕色或黄棕色，根头部钝四棱形或近圆形，具纵皱纹、支根痕及皮孔样的横向突起，有的排列成四纵行，习称“疙瘩丁”，顶端有凹陷的茎痕。质坚实，断面白色或灰白色，粉性，形成层环棕色，近方形或近圆形，皮部散有多数棕色油点。气芳香，味辛，微苦。见图 2-1-27 左。

(2) 杭白芷　与白芷相似，主要不同点为，圆锥形，上部近方形或类方形，横向皮孔样突起较大，排成近四纵行，断面形成层环略呈方形，皮部密布棕色油点，木质部约占断面的 1/2。

均以条粗壮、体重、粉性足、香气浓郁者为佳。

2. 饮片　呈类圆形的厚片。外表皮灰棕色或黄棕色。切面白色或灰白色，具粉性，形成层环棕色，近方形或近圆形，皮部散有多数棕色油点。气芳香，味辛，微苦。见图 2-1-27 右。

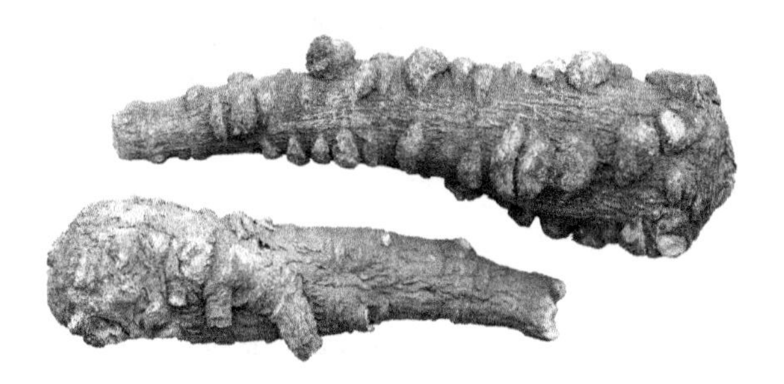
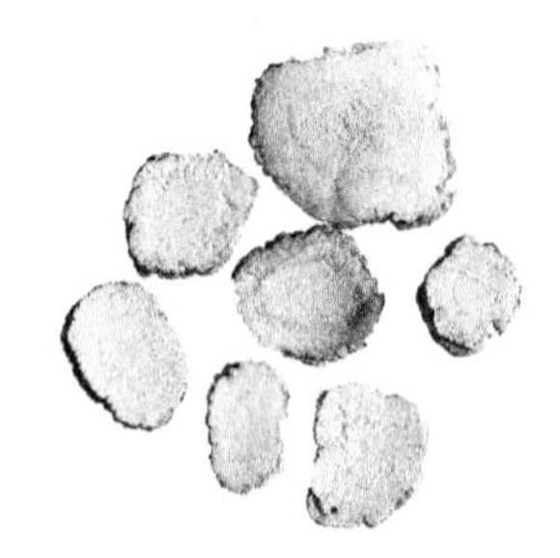

图 2-1-27　白芷

【功效】　解表散寒，祛风止痛，宣通鼻窍，燥湿止带，消肿排脓。

当　归

【来源】　为伞形科植物当归 *Angelica sinensis* (Oliv.)Diels 的干燥根。

【产地】　主产甘肃。

【采收加工】　秋末采挖，除去须根及泥沙，待水分稍蒸发后，捆成小把，上棚，以烟火慢慢熏干。

【性状鉴定】

1. 生药　略呈圆柱形，下部有支根 3～5 条或更多，长 15～25 cm。表面浅棕色至棕褐色，具纵皱纹和横长皮孔样突起。根头(归头)直径 1.5～4 cm，具环纹，上端钝圆，或具数个明显突出的根茎痕，有紫色或黄绿色的茎和叶鞘的残基；主根(归身)表面凹凸不平；支根(归尾)直径 0.3～1 cm，上粗下细，多扭曲，有少数须根痕。质柔韧，断面黄白色或淡黄棕色，皮部厚，有裂隙和多数棕色点状分泌腔，木部色较淡，形成层环黄棕色。有浓郁的香气，味甘、辛、微苦。见图 2-1-28 左。

以主根粗长、油润、外皮色黄棕、断面色黄白、气味浓郁者为佳。柴性大、干枯无油或断面呈绿褐色者不可供药用。

2. 饮片　呈类圆形、椭圆形或不规则薄片，外表皮浅棕色至棕褐色，切面浅棕黄色或黄白色，平坦，有裂隙，中间有浅棕色的形成层环，并有多数棕色的油点。余同生药。见图 2-1-28 右。

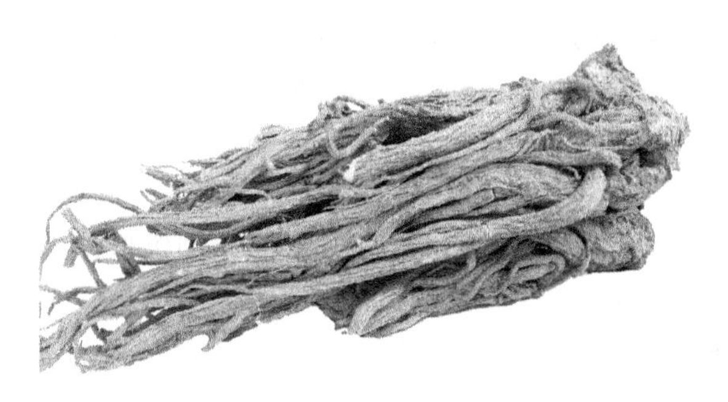
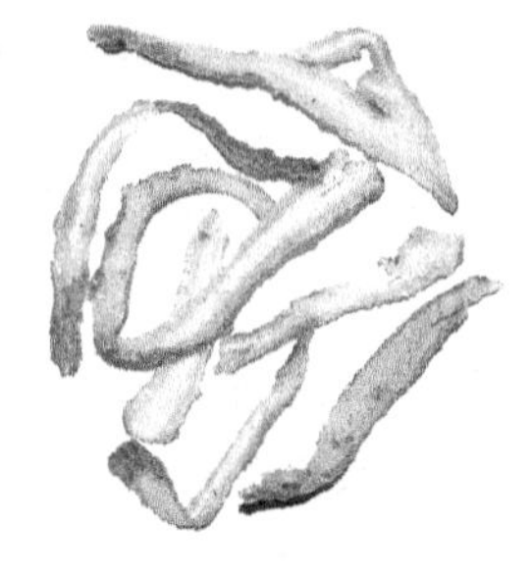

图 2-1-28　当归

【功效】　补血活血，调经止痛，润肠通便。

独　活

【来源】 为伞形科植物重齿毛当归 *Angelica pubescens* Maxim. f. *biserrata* Shan et Yuan 的干燥根。

【产地】 主产于湖北、四川等地，习称“川独活”。

【采收加工】 春初苗刚发芽或秋末茎叶枯萎时采挖，除去残茎、须根及泥土，烘至半干，堆放 2～3 日，发软后，再烘至全干。

【性状鉴定】

1. 生药 根略呈圆柱形，下部 2～3 分枝或更多，长 10～30 cm。根头部膨大，圆锥状，多横皱纹，直径 1.5～3 cm，顶端有茎、叶的残基或凹陷。表面灰褐色或棕褐色，具纵皱纹，有横长皮孔样突起及稍突起的细根痕。质较硬，受潮则变软，断面皮部灰白色，有多数散在的棕色油室，木部灰黄色至黄棕色，形成层环棕色。有特异香气，味苦、辛、微麻舌。见图 2-1-29 左。

以根条粗壮、油润、香气浓者为佳。

2. 饮片 呈类圆形薄片。外表皮灰褐色或棕褐色，具皱纹。切面皮部灰白色至灰褐色，有多数散在棕色油点，木部灰黄色至黄棕色，形成层环棕色。有特异香气。余同生药。见图 2-1-29 右。

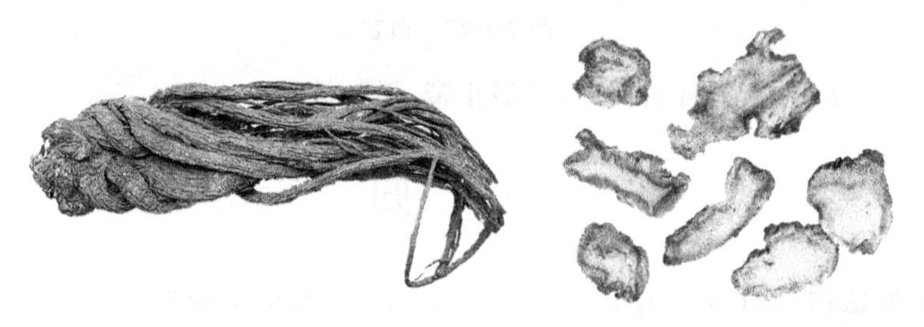

图 2-1-29　独活

【功效】 祛风除湿，通痹止痛。

羌　活

【来源】 为伞形科植物羌活 *Notopterygium incisum* Ting ex H. T. Chang 或宽叶羌活 *Notopterygium franchetii* H. de Boiss. 的干燥根茎和根。

【产地】 主产于四川、青海等地。

【采收加工】 春、秋二季采挖，除去须根及泥土，晒干。

【性状鉴定】

1. 生药

(1) 羌活　为圆柱状略弯曲的根茎，长 4～13 cm，直径 0.6～2.5 cm，顶端具茎痕。表面棕褐色至黑褐色，外皮脱落处呈黄色。节间缩短，呈紧密隆起的环状，形似蚕，习称“蚕羌”；节间延长，形如竹节状，习称“竹节羌”。节上有多数点状或瘤状突起的根痕及棕色破碎鳞片。体轻，质脆，易折断，断面不平整，有多数裂隙，皮部黄棕色至暗棕色，油润，有棕色油点，木部黄白色，射线明显，髓部黄色至黄棕色。气香，味微苦而辛。见图 2-1-30 左。

(2) 宽叶羌活　为根茎和根。根茎类圆柱形，顶端具茎和叶鞘残基，根类圆锥形，有纵皱纹和皮孔；表面棕褐色，近根茎处有较密的环纹，长 8～15 cm，直径 1～3 cm，习称“条羌”。有的根茎粗大，呈不规则结节状，顶部具数个茎基，根较细，习称“大头羌”。质松脆，易折断，断面略平坦，皮部浅棕色，木部黄白色。气味较淡。

均以条粗、外皮棕褐色、断面朱砂点多、香气浓郁者为佳。

2. 饮片 本品呈类圆形、不规则形横切或斜切片，表皮棕褐色至黑褐色，切面外侧棕褐色，木部黄白色，有的可见放射状纹理。体轻，质脆。气香，味微苦而辛。见图 2-1-30 右。

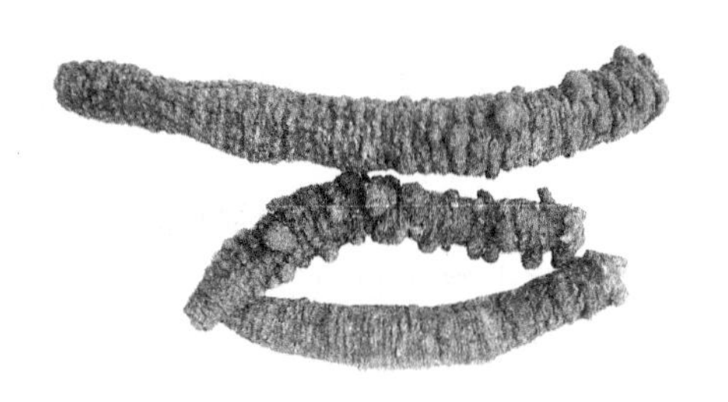
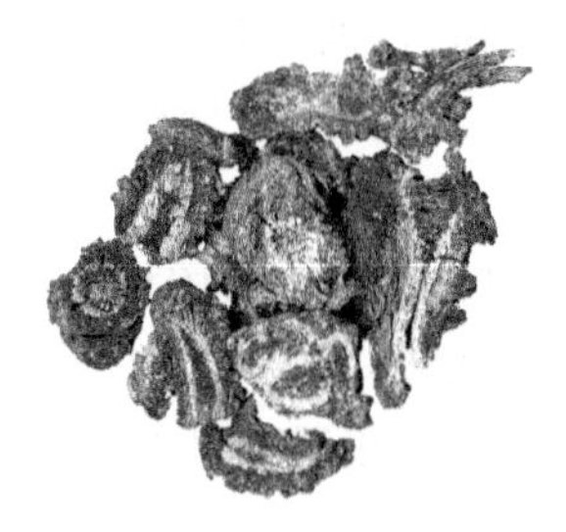

图 2-1-30 羌活

【功效】 解表散寒，祛风除湿，止痛。

前 胡

【来源】 为伞形科植物白花前胡 *Peucedanum praeruptorum* Dunn 的干燥根。

【产地】 主产于浙江、湖南、四川、江西等地。浙江产量大，质量优；湖南产者，习称“信前胡”，质亦佳。

【采收加工】 冬季至次春茎叶枯萎或未抽花茎时采挖，除去须根，洗净，晒干或低温干燥。

【性状鉴定】

1. 生药 呈不规则的圆柱形、圆锥形或纺锤形，稍扭曲，下部常有分枝，长 3～15 cm，直径 1～2 cm。表面黑褐色或灰黄色，根头部多有茎痕和纤维状叶鞘残基，上端有密集的细环纹，下部有纵沟、纵皱纹及横向皮孔样突起。质较柔软，干者质硬，可折断，断面不整齐，淡黄白色，皮部散有多数棕黄色油点，形成层环纹棕色，射线放射状。气芳香，味微苦、辛。见图 2-1-31 左。

均以根粗壮、皮部厚、质柔软、断面油点多、香气浓者为佳。

2. 饮片 本品呈类圆形或不规则形的薄片。外表皮黑褐色或灰黄色，有时可见残留的纤维状叶鞘残基。切面黄白色至淡黄色，皮部散有多数棕黄色油点，可见一棕色环纹及放射状纹理。气芳香，味微苦、辛。见图 2-1-31 右。

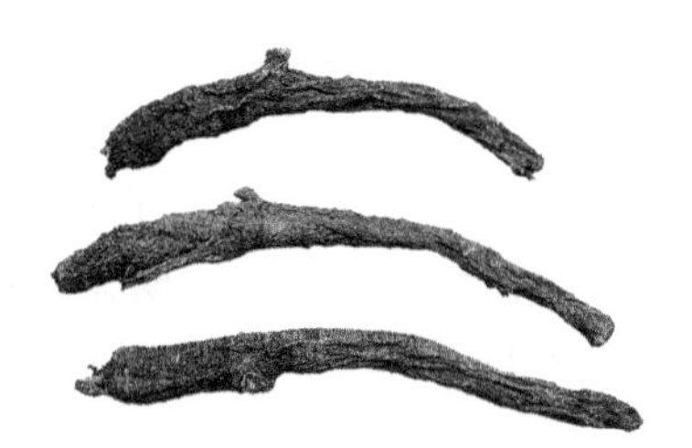
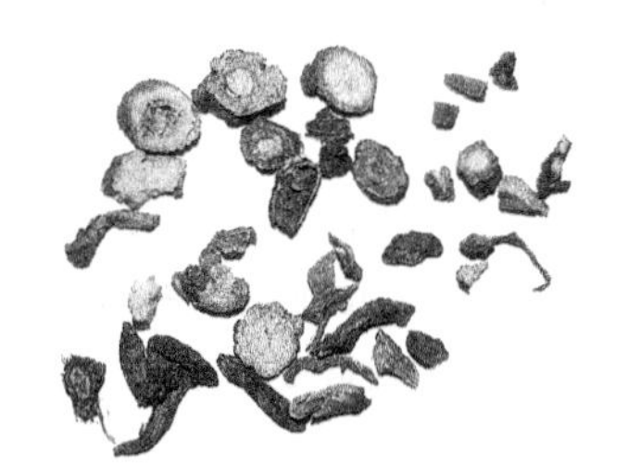

图 2-1-31 前胡

【功效】 降气化痰，散风清热。

知识拓展

紫花前胡

本品为伞形科植物紫花前胡 *Peucedanum decursivum* (Miq.)Maxim. 的干燥根。与白花前胡的主要区别为，根茎上端有残留茎基，无纤维毛状物，茎基周围常残留有膜状叶鞘。断面类白色，皮部较窄，油点少，木部占根面积的 1/2 或更多，放射状纹理不明显。近中心处有纤维束散在，无油室；射线不明显。

川 芎

【来源】 为伞形科植物川芎 *Ligusticum chuanxiong* Hort. 的干燥根茎。

【产地】 主产于四川、江西、湖北、陕西等地。

【采收加工】 夏季当茎上的节盘显著突出，并略带紫色时采挖，除去泥沙，晒后再烘干，再去须根。

【性状鉴定】

1. 生药 呈不规则结节状拳形团块，直径 2～7 cm。表面灰褐色或褐色，粗糙皱缩，有多数平行隆起的轮节，顶端有凹陷的类圆形茎痕，下侧及轮节上有多数小瘤状根痕。质坚实，不易折断，断面黄白色或灰黄色，散有黄棕色油室，形成层环呈波状。气浓香，味苦、辛，稍有麻舌感，微回甜。见图 2-1-32 左。

以个大、质坚实、断面色黄白、油性大、香气浓者为佳。

2. 饮片 为不规则厚片，外表皮灰褐色或褐色，有皱缩纹。切面黄白色或灰黄色，具有明显波状环纹或多角形纹理，散生黄棕色油点。质坚实。余同生药。见图 2-1-32 右。

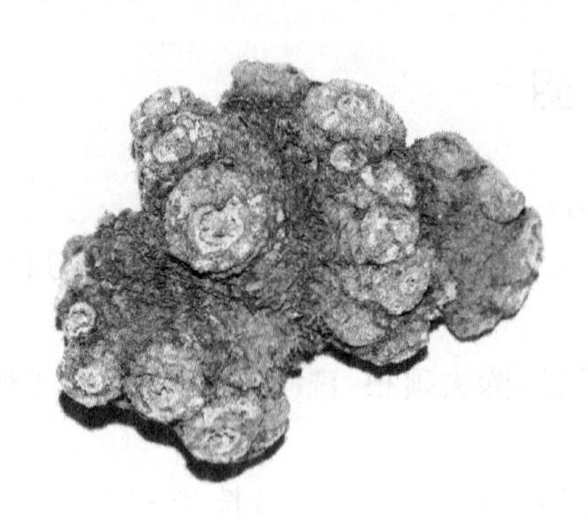
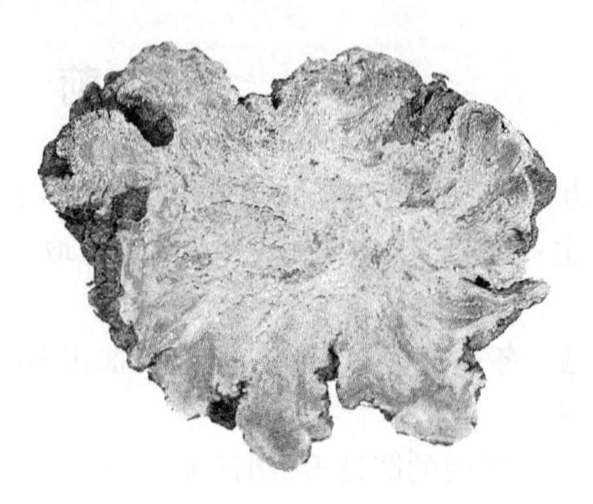

图 2-1-32 川芎

【功效】 活血行气，祛风止痛。

防 风

【来源】 为伞形科植物防风 *Saposhnikovia divaricata* (Turcz.) Schischk. 的干燥根。

【产地】 主产于东北及内蒙古东部，习称“关防风”。

【采收加工】 春、秋二季采挖未抽花茎植株的根，除去须根及泥沙，晒干。

【性状鉴定】

1. 生药 呈长圆锥形或长圆柱形，下部渐细，有的略弯曲，长 15～30 cm，直径 0.5～2 cm。表面灰棕色或棕褐色，粗糙，有纵皱纹、多数横长皮孔样突起及点状细根痕。根头部有明显密集的环纹，习称“蚯蚓头”，有的环纹上残存棕褐色毛状叶基。体轻，质松，易折断，断面不平坦，皮部棕黄色至棕色，有裂隙，木部黄色。气特异，味微甘。见图 2-1-33 左。

以条粗壮、断面皮部色浅棕、木部浅黄色者为佳。

2. 饮片 为圆形或椭圆形的厚片。外表皮灰棕色或棕褐色，有纵皱纹，有的可见横长皮孔样突起、密集的环纹或残存的毛状叶基。切面皮部棕黄色至棕色，有裂隙，木部黄色，具放射状纹理。余同生药。见图 2-1-33 右。

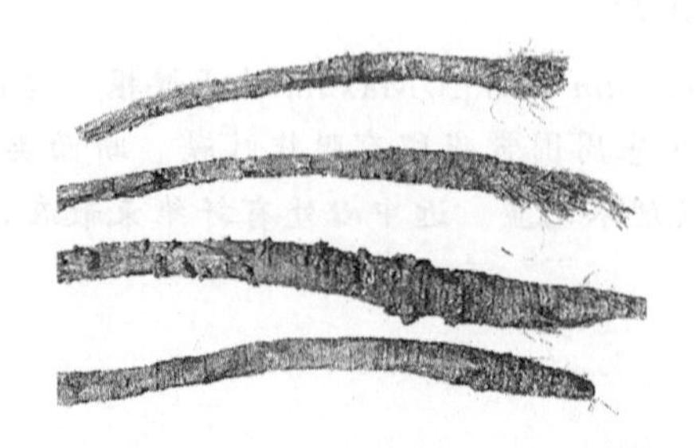
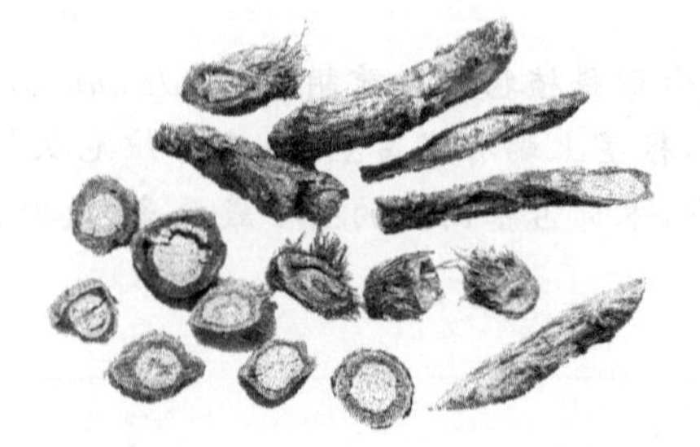

图 2-1-33 防风

【功效】 祛风解表，胜湿止痛，止痉。

知识拓展

防风混用情况

商品防风的来源较复杂，全国各地尚有同科多种植物的根混作防风使用，如宽萼岩防风 *Libanotis laticalycina* Shan et Sheh.、华山前胡 *Peucedanum ledebourielloides* K. T. Fu.、松叶西风芹 *Seseli yunnanense* Franch.、杏叶防风 *Piminella candolleana* Wight et Arn.、竹节前胡 *Peucedanum dielsianum* Fedde ex Wolff、葛缕子 *Carum carvi* L. 及绒果芹 *Eriocycla albescens* (Franch.)wolff 等，应注意鉴别。

柴　胡

【来源】 为伞形科植物柴胡 *Bupleurum chinense* DC. 或狭叶柴胡 *Bupleurum scorzonerifolium* Willd. 的干燥根。前者习称"北柴胡"，后者习称"南柴胡"。

【产地】 北柴胡主产于河北、河南、辽宁等地；南柴胡主产于江苏、安徽、黑龙江等地。

【采收加工】 春、秋二季采挖，除去茎叶及泥沙，干燥。

【性状鉴定】

1. 生药

北柴胡　呈圆柱形或长圆锥形，长 6～15 cm，直径 0.3～0.8 cm。根头膨大，顶端残留 3～15 个茎基或短纤维状叶基，下部分枝。表面黑褐色或浅棕色，具纵皱纹、支根痕及皮孔。质硬而韧，不易折断，断面显纤维性，皮部浅棕色，木部黄白色。气微香，味微苦。见图 2-1-34。

南柴胡　根较细，圆锥形，顶端有多数细毛状枯叶纤维，下部多不分枝或稍分枝。表面红棕色或黑棕色，靠近根头处多具细密环纹。质稍软，易折断，断面略平坦，不显纤维性。具败油气。

均以条粗长、须根少者为佳。

2. 饮片

北柴胡　呈不规则厚片，外表皮黑褐色或浅棕色，具纵皱纹和支根痕。切面淡黄白色，纤维性。质硬。余同生药。

南柴胡　呈类圆形或不规则片。外表皮红棕色或黑棕色。有时可见根头处具细密环纹或有细毛状枯叶纤维。切面黄白色，平坦。具败油气。

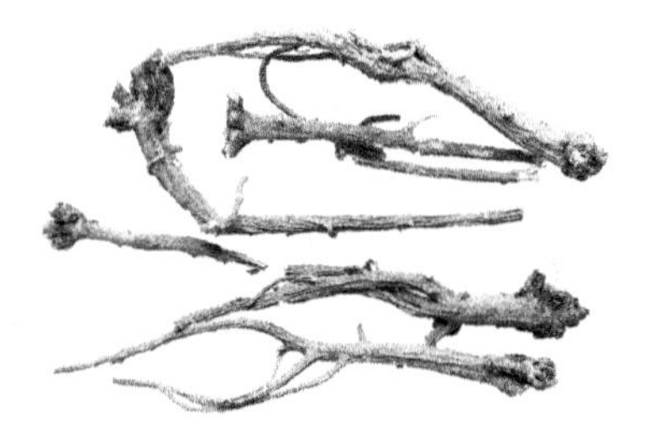

图 2-1-34　柴胡生药(北柴胡)

【功效】 疏散退热，疏肝解郁，升举阳气。

知识拓展

柴胡混用情况

商品柴胡情况比较混乱，我国分布有柴胡属植物 30 多种，多习作柴胡药用。如东北和华北地区用兴安柴胡 *Bupleurum sibiricum* Vest 的干燥根；西南地区用竹叶柴胡(膜缘柴胡) *Bupleurum marginatum* Wall. ex DC. 的干燥根；陕西、甘肃等地用银州柴胡 *Bupleurum yinchowense* Shan et Y. Li 的干燥根。

同属植物大叶柴胡 *Bupleurum longiradiatum* Turcz. 的干燥根茎，分布于东北、河南、陕西、甘肃等地，表面密生环节，有毒，应注意鉴别。

龙　胆

【来源】 为龙胆科植物龙胆 *Gentiana scabra* Bge.、三花龙胆 *Gentiana triflora* Pall.、条叶龙胆 *Gentiana manshurica* Kitag. 或坚龙胆 *Gentiana rigescens* Franch. 的干燥根及根茎。前三种习称"龙胆""关龙胆",后一种习称"坚龙胆"。

【产地】 龙胆及条叶龙胆主产于东北;三花龙胆主产于东北及内蒙古等地;坚龙胆主产于云南等地。

【采收加工】 春、秋二季采挖,洗净,干燥。

【性状鉴定】

1. 生药

龙胆　根茎呈不规则的块状,长 1～3 cm,直径 0.3～1 cm;表面暗灰棕色或深棕色,上端有茎痕或残留茎基,周围和下端着生多数细长的根。根圆柱形,略扭曲,长 10～20 cm,直径 0.2～0.5 cm;表面淡黄色或黄棕色,上部多有显著的横皱纹,下部较细,有纵皱纹及支根痕。质脆,易折断,断面略平坦,皮部黄白色或淡黄棕色,木部色较浅,呈点状环列。气微,味甚苦。见图 2-1-35。

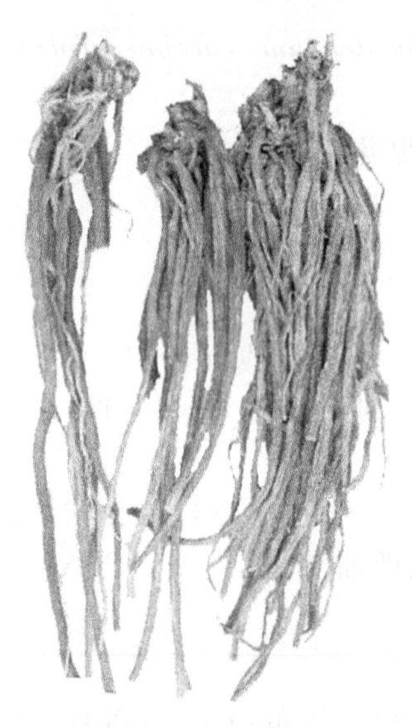

图 2-1-35　龙胆生药

坚龙胆　表面无横皱纹,外皮膜质,易脱落,木部黄白色,易与皮部分离。

以根条粗大饱满、顺直、根上有环纹、质柔软、色黄或黄棕、味极苦者为佳。

2. 饮片

龙胆　本品呈不规则形的段。根茎呈不规则块片,表面暗灰棕色或深棕色。根圆柱形,表面淡黄色至黄棕色,有的有横皱纹,具纵皱纹。切面皮部黄白色至棕黄色,木部色较浅。余同生药。

坚龙胆　本品呈不规则形的段。根表面无横皱纹,膜质外皮已脱落,表面黄棕色至深棕色。切面皮部黄棕色,木部色较浅。

【功效】 清热燥湿,泻肝胆火。

知识拓展

龙胆混用情况

同属多种植物的根或全草在部分地区亦作龙胆入药,应注意鉴别。如头花龙胆 *Gentiana cephalantha* Franch. 的全草,在四川西昌地区称龙胆草;红花龙胆 *Gentiana rhodantha* Franch. 在四川、贵州以根或全草入药;五岭龙胆 *Gentiana davidi* Franch. 在福建以全草入药;高山龙胆 *Gentiana algida* Pall. 在西藏以带根全草入药,藏药名为榜间嘎尔布、棒坚朵鲁。

秦　艽

【来源】 为龙胆科植物秦艽 *Gentiana macrophylla* Pall.、麻花秦艽 *Gentiana straminea* Maxim.、粗茎秦艽 *Gentiana crassicaulis* Duthie ex Burk. 或小秦艽 *Gentiana dahurica* Fisch. 的干燥根。按性状不同分别习称为"秦艽""麻花艽"和"小秦艽"。

【产地】 秦艽主产于甘肃、山西、陕西等地。以甘肃产量最大,质量最好。麻花秦艽主产于四川、甘肃、青海、西藏等地;粗茎秦艽主产于西南地区;小秦艽主产于河北、内蒙古及陕西等地。

【采收加工】 春、秋二季采挖,除去泥沙;秦艽及麻花艽晒软,堆置"发汗"至表面呈红黄色或灰黄色时,摊开晒干,或不经"发汗"直接晒干;小秦艽趁鲜搓去黑皮,晒干。

【性状鉴定】

1. 生药

秦艽　呈类圆柱形，上粗下细，扭曲不直，长10～30 cm，直径1～3 cm。表面黄棕色或灰黄色，有纵向或扭曲的纵皱纹，顶端有残存茎基及纤维状叶鞘。质硬而脆，易折断，断面略显油性，皮部黄色或棕黄色，木部黄色。气特异，味苦、微涩。见图2-1-36左。

麻花艽　呈类圆锥形，多由数个小根纠聚而膨大，直径可达7 cm。表面棕褐色，粗糙，有裂隙呈网状孔纹。质松脆，易折断，断面多呈枯朽状。见图2-1-36右。

小秦艽　呈类圆锥形或类圆柱形，长8～15 cm，直径0.2～1 cm。表面棕黄色。主根通常1个，残存的茎基有纤维状叶鞘，下部多分枝。断面黄白色。

以根粗壮、质坚实而柔润、色棕黄、气味浓香者为佳。

2. 饮片　呈类圆形的厚片。外表皮黄棕色、灰黄色或棕褐色，粗糙，有扭曲纵纹或网状孔纹。切面皮部黄色或棕黄色，木部黄色，有的中心呈枯朽状。余同生药。

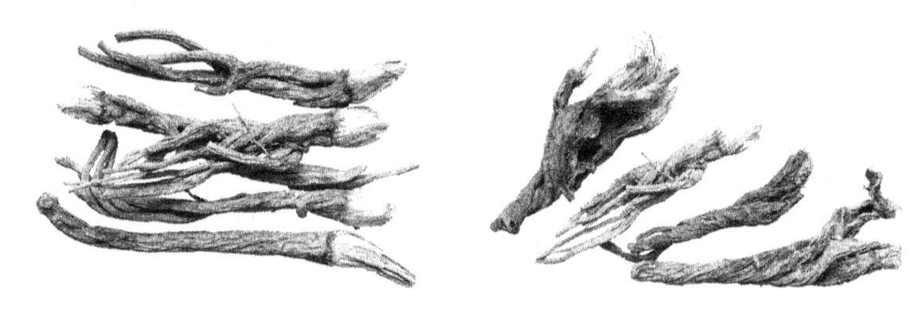

图2-1-36　秦艽

【功效】　祛风湿，清湿热，止痹痛，退虚热。

白　薇

【来源】　为萝藦科植物白薇 *Cynanchum atratum* Bge. 或蔓生白薇 *Cynanchum versicolor* Bge. 的干燥根及根茎。

【产地】　主产于安徽、湖北、辽宁等地。

【加工采收】　春、秋二季采挖，洗净，干燥。

【性状鉴定】

1. 生药　根茎粗短，有结节，多弯曲。上端有圆形的茎痕，下面及两侧簇生多数细长的根，根长10～25 cm，直径0.1～0.2 cm。表面棕黄色。质脆，易折断，断面皮部黄白色，木部黄色；气微，味微苦。见图2-1-37左。

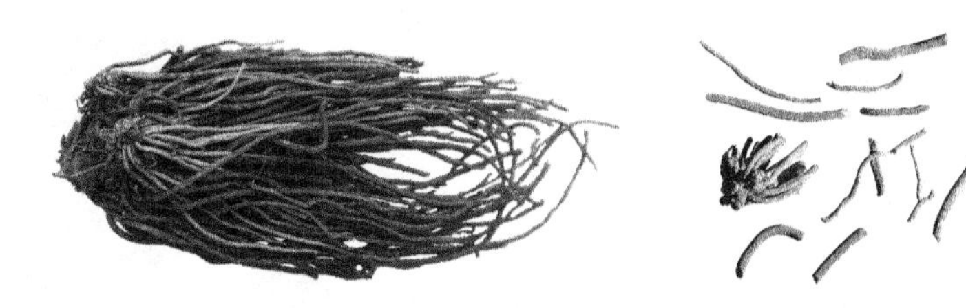

图2-1-37　白薇

2. 饮片　为不规则的段，表面棕黄色，质脆，易折断，切面皮部黄白色，木部黄色，气味同生药。见图2-1-37右。

【功效】　清热凉血，利尿通淋，解毒疗疮。

白　前

【来源】 本品为萝藦科植物柳叶白前 *Cynanchum stauntonii* (Decne.)Schltr. ex Levl. 或芫花叶白前 *Cynanchum glaucescens* (Decne.)Hand.-Mazz. 的干燥根茎及根。

【产地】 主产于浙江、安徽、江苏、福建、湖北、江西、湖南等地。

【采收加工】 秋季采挖，洗净，晒干。

【性状鉴定】

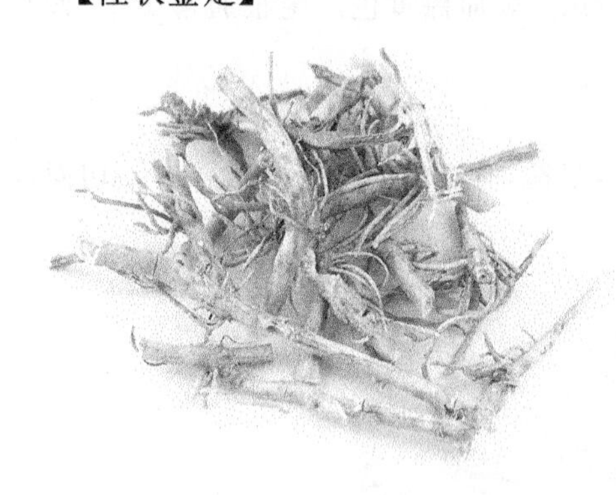

图 2-1-38　白前

柳叶白前　根茎呈细长圆柱形，有分枝，稍弯曲，长 4～15 cm，直径 1.5～4 mm。表面黄白色或黄棕色，节明显，节间长 1.5～4.5 cm，顶端有残茎。质脆，断面中空。节处簇生纤细弯曲的根，长可达 10 cm，直径不及 1 mm，有多次分枝呈毛须状，常盘曲成团。气微，味微甜。见图 2-1-38。

芫花叶白前　根茎较短小或略呈块状；表面灰绿色或灰黄色，节间长 1～2 cm。质较硬。根稍弯曲，直径约 1 mm，分枝少。

两者白前来源中，以柳叶白前较佳。

【功效】 降气，消痰，止咳。

紫　草

【来源】 为紫草科植物新疆紫草 *Arnebia euchroma* (Royle)Johnst. 或内蒙紫草 *Arnebia guttata* Bunge 的干燥根。

【产地】 新疆紫草主产于新疆、西藏等地。内蒙紫草主产于内蒙古、甘肃等地。

【采收加工】 春秋二季采挖，除去泥沙，干燥。

【性状鉴定】

1. 生药

新疆紫草(软紫草)　呈不规则的长圆柱形，多扭曲，长 7～20 cm，直径 1～2.5 cm。表面紫红色或紫褐色，皮部疏松，呈条形片状，常 10 余层重叠，易剥落。顶端有的可见分歧的茎残基。体轻，质松软，易折断，断面不整齐，木部较小，黄白色或黄色。气特异，味微苦、涩。见图 2-1-39。

内蒙紫草　呈圆锥形或圆柱形，扭曲，长 6～20 cm，直径 0.5～4 cm。根头部略粗大，顶端有残茎 1 或多个，被短硬毛。表面紫红色或暗紫色，皮部略薄，常数层相叠，易剥离。质硬而脆，易折断，断面较整齐，皮部紫红色，木部较小，黄白色。气特异，味涩。

均以条粗大、色紫、皮厚者为佳。

2. 饮片

新疆紫草　切片为不规则的圆柱形切片或条形片状，直径 1～2.5 cm，紫红色或紫褐色。皮部深紫色。圆柱形切片，木部较小，黄白色或黄色。

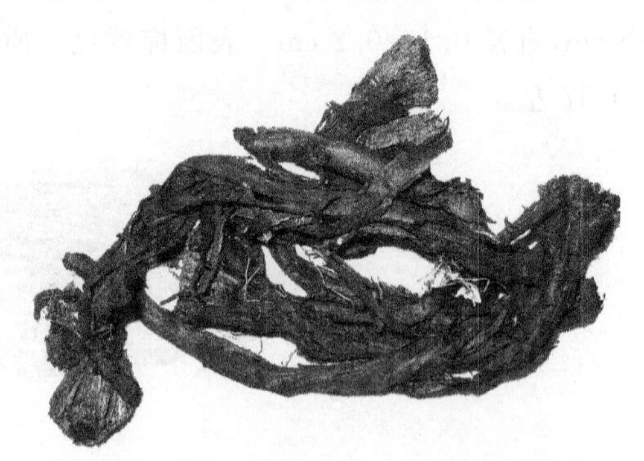

图 2-1-39　紫草

内蒙紫草　切片为不规则的圆柱形切片或条形片状，有的可见短硬毛，直径 0.5～4 cm，质硬而脆，紫红色或紫褐色。皮部深紫色。圆柱形切片，木部较小，黄白色或黄色。

【功效】 清热凉血，活血解毒，透疹消斑。

知识拓展

硬紫草

硬紫草为紫草科植物紫草 *Lithospermum erythrorhizon* Sieb. et Zucc 的干燥根。主产于东北、河北等地。其根呈圆锥形，扭曲，有时分枝，长7～14 cm，直径1～2 cm。表面紫红色或紫黑色，粗糙，有纵沟，皮部薄，易剥离。质硬而脆，易折断，断面皮部深紫色，木部较大，灰黄色。应注意与正品区别。

丹 参

【来源】 为唇形科植物丹参 *Salvia miltiorrhiza* Bge. 的干燥根及根茎。

【产地】 主产于河南、安徽、江苏、山东等地。

【采收加工】 春、秋二季采挖，除去泥沙，干燥。

【性状鉴定】

1. 生药 根茎短粗，顶端有时残留茎基。根数条，长圆柱形，略弯曲，有的分枝并具须状细根，长10～20 cm，直径0.3～1 cm。表面棕红色或暗棕红色，粗糙，具纵皱纹。老根外皮疏松，多显紫棕色，常呈鳞片状剥落。质硬而脆，断面疏松，有裂隙或略平整而致密，皮部棕红色，木部灰黄色或紫褐色，导管束黄白色，呈放射状排列。气微，味微苦涩。见图2-1-40左。

栽培品较粗壮，直径0.5～1.5 cm。表面红棕色，具纵皱纹，外皮紧贴不易剥落。质坚实，断面较平整，略呈角质样。

以条粗壮、表面紫红、皮细紧、裂隙少者为佳。

2. 饮片 呈类圆形或椭圆形的厚片。外表皮棕红色或暗棕红色，粗糙，具纵皱纹。切面有裂隙或略平整而致密，有的呈角质样，皮部棕红色，木部灰黄色或紫褐色，有黄白色放射状纹理。余同生药。见图2-1-40右。

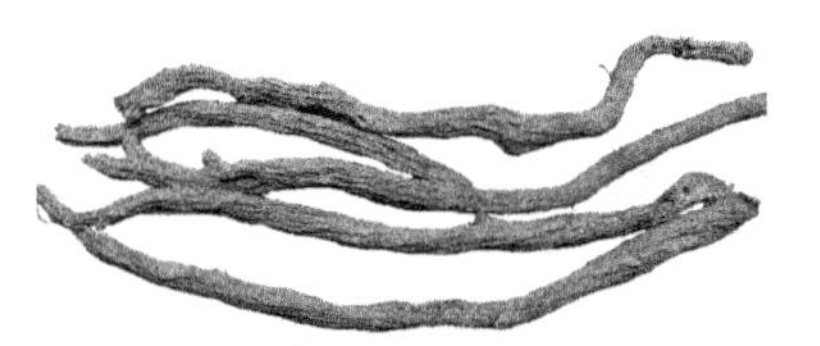
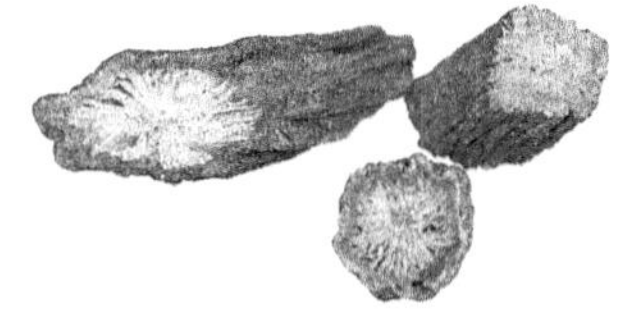

图2-1-40 丹参

【功效】 活血化瘀，通经止痛，清心除烦，凉血消痈。

知识拓展

丹参地方习用品

各地区作丹参入药的同属植物尚有南丹参 *Salvia bowleyan* Dunn、云南丹参（滇丹参）*Salvia yunnanensis* C. H. Wright、三对叶丹参 *Salvia trijuga* Diels.、白背丹参 *Salvia digitaloides* Diels、白花丹参 *Salvia miltiorrhiza* Bge. var. *alba* C. Y. Wu et H. W. Li、褐毛甘西鼠尾 *Salvia przewalskii* var. *mandarinorum*(Diels)Stib. 的干燥根，应注意鉴别。

黄 芩

【来源】 为唇形科植物黄芩 *Scutellaria baicalensis* Georgi 的干燥根。

【产地】 主产于河北、山西、内蒙古、辽宁等地。以山西产量较大，河北承德产者质量较好。

【采收加工】 春、秋二季采挖，除去须根及泥沙，晒后撞去粗皮，晒干。

【性状鉴定】

1. 生药 呈圆锥形，扭曲，长8～25 cm，直径1～3 cm。表面棕黄色或深黄色，有稀疏的疣状细根痕，上部较粗糙，有扭曲的纵皱纹或不规则的网纹，下部有顺纹和细皱纹。质硬而脆，易折断，断面黄色，中心红棕色；老根中心呈枯朽状或中空，暗棕色或棕黑色，习称"枯芩"。气微，味苦。见图2-1-41左。

栽培品较细长，多有分枝。表面浅黄棕色，外皮紧贴，纵皱纹较细腻。断面黄色或浅黄色，略呈角质样。味微苦。

以条粗长、质坚实、色黄、除净外皮者为佳。

2. 饮片 为圆形或不规则形薄片。外表皮黄棕色或棕褐色。切面黄棕色或黄绿色，具放射状纹理。见图2-1-41右。

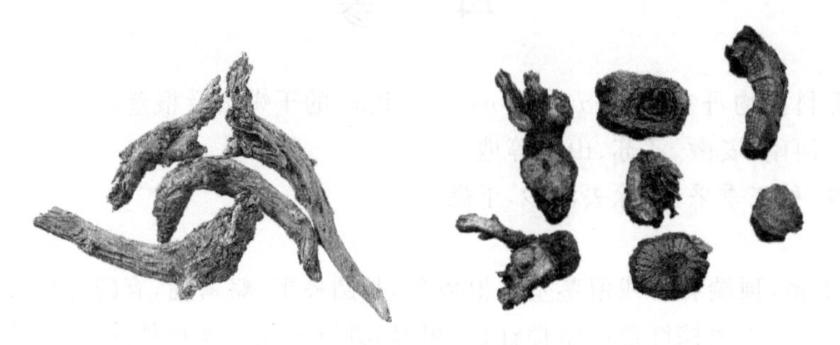

图2-1-41 黄芩

【功效】 清热燥湿，泻火解毒，止血，安胎。

知识拓展

黄芩地方习用品

同属植物滇黄芩（西南黄芩）*Scutellaria amoena* C. H. Wright、川黄芩 *Scutellaria hypericifolia* Lvl. 甘肃黄芩 *Scutellaria rehderiana* Diels、丽江黄芩 *Scutellaria likiangensis* Diels及粘毛黄芩 *Scutellaria viscidula* Bunge等植物的根在某些地区也作黄芩使用，应注意鉴别。

玄　参

【来源】 为玄参科植物玄参 *Scrophularia ningpoensis* Hemsl. 的干燥根。

【产地】 主产于浙江、湖北、贵州、湖南等地。以浙江产量大，质量好。

【采收加工】 冬季茎叶枯萎时采挖，除去根茎、幼芽、须根及泥沙，晒或烘至半干，堆放3～6天，反复数次至干燥。

【性状鉴定】

1. 生药 呈类圆柱形，中间略粗或上粗下细，有的微弯曲，长6～20 cm，直径1～3 cm。表面灰黄色或灰褐色，有不规则的纵沟、横长皮孔样突起及稀疏的横裂纹和须根痕。质坚实，不易折断，断面黑色，微有光泽。气特异似焦糖，味甘、微苦。见图2-1-42左。

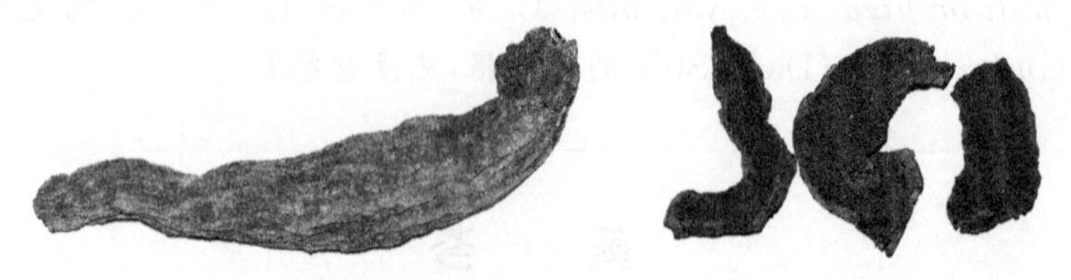

图2-1-42 玄参

以支条肥大、皮细、质坚、芦头修净、肉色乌黑者为佳。

2. 饮片 本品呈类圆形或椭圆形的薄片。外表皮灰黄色或灰褐色。切面黑色，微有光泽，有的具裂隙。气特异似焦糖，味甘、微苦。见图 2-1-42 右。

【功效】 清热凉血，滋阴降火，解毒散结。

知识拓展

玄参地方习用品

玄参科植物北玄参 *Scrophularia buergeriana* Miq. 的根在我国华北及东北等北方地区也作玄参应用。分布于东北、华北、西北等地。根呈类圆锥形，较小。表面灰褐色，有纵皱纹、细根和细根痕。横切面皮层无石细胞。根含环烯醚萜苷类成分，以哈巴俄苷为主。北玄参有降压作用、强心作用、降血糖作用及抗真菌作用。

地　　黄

【来源】 为玄参科植物地黄 *Rehmannia glutinosa* Libosch. 的新鲜或干燥块根。

【产地】 主产于河南、山西等省。

【采收加工】 秋季采挖，除去芦头、须根及泥沙，鲜用；或将地黄缓缓烘焙至约八成干。前者习称“鲜地黄”，后者习称“生地黄”“生地”。

【性状鉴定】

1. 生药

鲜地黄　呈纺锤形或条状，长 8～24 cm，直径 2～9 cm。外皮薄，表面浅红黄色，具弯曲的纵皱纹、芽痕、横长皮孔样突起及不规则瘢痕。肉质，易断，断面皮部淡黄白色，可见橘红色油点，木部黄白色，导管呈放射状排列。气微，味微甜、微苦。

生地黄　多呈不规则的团块状或长圆形，中间膨大，两端稍细，有的细小，长条状，稍扁而扭曲，长 6～12 cm，直径 2～6 cm。表面棕黑色或棕灰色，极皱缩，具不规则的横曲纹。体重，质较软而韧，不易折断，断面棕黑色或乌黑色，有光泽，具黏性。气微，味微甜。见图 2-1-43 左。

鲜地黄以粗壮、色红色黄者为佳。生地黄以块大、体重、质柔软、断面全为乌黑色者为佳。

2. 饮片　呈类圆形或不规则的厚片。外表皮棕黑色或棕灰色，极皱缩，具不规则的横曲纹。切面棕黑色或乌黑色，有光泽，具黏性。气微，味微甜。见图 2-1-43 右。

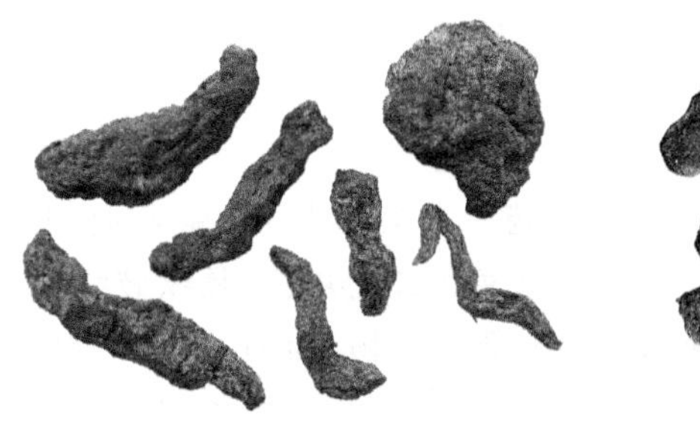
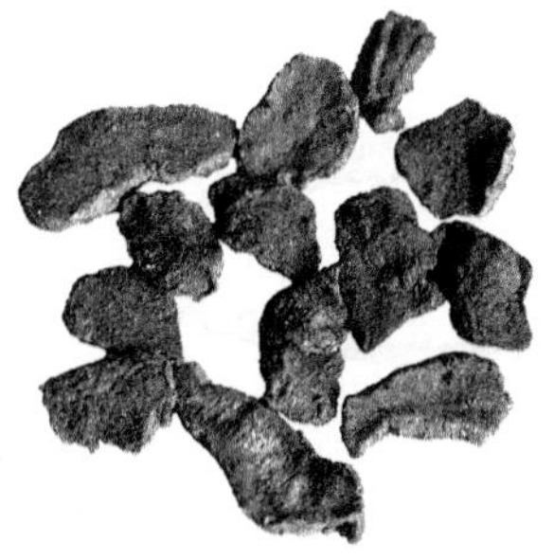

图 2-1-43　地黄

【功效】 鲜地黄：清热生津，凉血，止血。生地黄：清热凉血，养阴生津。

知识拓展

熟　地　黄

为生地黄的炮制加工品。呈不规则的块片、碎块，大小、厚薄不一。表面乌黑色，有光泽，黏性大。质柔软而带韧性，不易折断，断面乌黑色，有光泽。气微、味甜。具有补血滋阴、益精填髓功效。

胡黄连

【来源】 为玄参科植物胡黄连 *Picrorhiza scrophulariiflora* Pennell 的干燥根茎。

【产地】 主产西藏。

【采收加工】 秋季采挖，除去须根及泥沙，晒干。

【性状鉴定】

1. 生药 呈圆柱形，略弯曲，偶有分枝，长 3～12 cm，直径 0.3～1 cm。表面灰棕色至暗棕色，粗糙，有较密的环状节，具稍隆起的芽痕或根痕，上端密被暗棕色鳞片状的叶柄残基。体轻，质硬而脆，易折断，断面略平坦，淡棕色至暗棕色，木部有 4～10 个类白色点状维管束排列成环。气微，味极苦。见图 2-1-44左。

以条粗，折断时有粉尘，断面灰黑色，苦味浓者为佳。

2. 饮片 呈不规则的圆形薄片。外表皮灰棕色至暗棕色。切面灰黑色或棕黑色，木部有 4～10 个类白色点状维管束排列成环，气微，味极苦。见图 2-1-44 右。

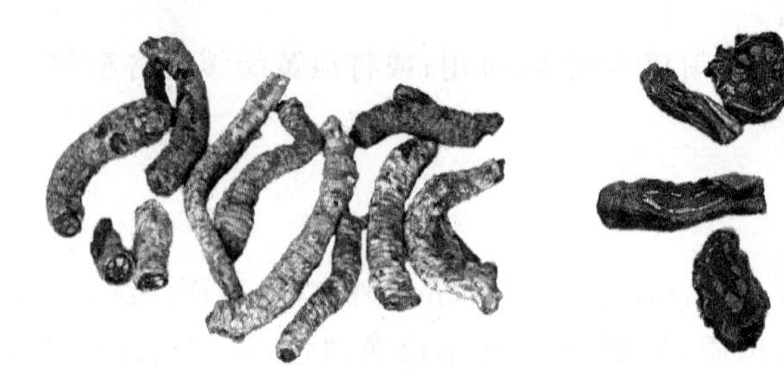

图 2-1-44 胡黄连

【功效】 退虚热，除疳热，清湿热。

巴戟天

【来源】 为茜草科植物巴戟天 *Morinda officinalis* How 的干燥根。

【产地】 主产广东、广西、福建。

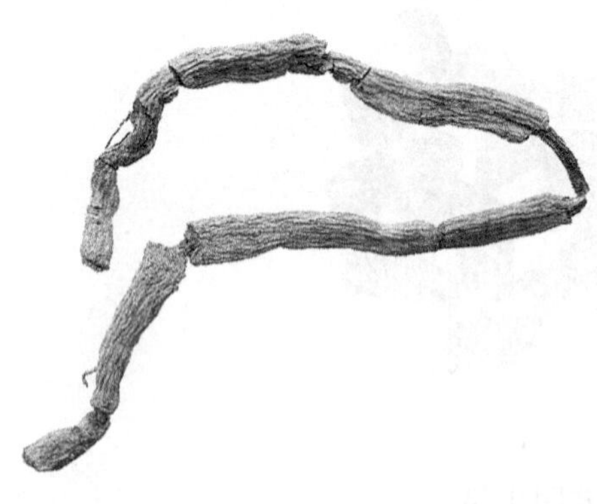

图 2-1-45 巴戟天

【采收加工】 全年均可采挖，洗净，除去须根，晒至六七成干，轻轻捶扁，晒干。

【性状鉴定】

1. 生药 为扁圆柱形，略弯曲，长短不等，直径 0.5～2 cm。表面灰黄色或暗灰色，具纵皱纹及横裂纹，有的皮部横向断离露出木部。质韧，断面“肉厚心细”（皮部厚，紫色或淡紫色，易与木部剥离。木部坚硬，细小，黄棕色或黄白色，直径 1～5 mm）。气微，味甘而微涩。见图 2-1-45。

以条粗、连珠状、肉厚、色紫、质细润、木心小者为佳。

2. 饮片

巴戟肉 呈扁圆柱形短段或不规则块。表面灰黄色或暗灰色，具纵纹和横裂纹。切面皮部厚，紫色或淡紫色，中空。气微，味甘而微涩。

盐巴戟天 呈扁圆柱形短段或不规则块。表面灰黄色或暗灰色，具纵皱纹和横裂纹。切面皮部厚，紫色或淡紫色，中空。气微，味甘、咸而微涩。

【功效】 补肾阳，强筋骨，祛风湿。

天 花 粉

【来源】 为葫芦科植物栝楼 *Trichosanthes kirilowii* Maxim. 或双边栝楼 *Trichosanthes rosthornii* Harms. 的干燥根。

【产地】 主产于河南、山东、山西、江苏、安徽、广西、浙江、贵州、陕西、甘肃等地。

【采收加工】 秋、冬二季采挖，洗净泥土，刮去外皮，切段或纵剖成瓣，干燥。

【性状鉴定】

1. 生药 呈不规则圆柱形、纺锤形或瓣块状，长 8～16 cm，直径 1.5～5.5 cm。均已刮去外皮，表面黄白色或淡棕黄色，有纵皱纹、细根痕及略凹陷的横长皮孔痕，有的残存黄棕色外皮。质坚实，断面白色或淡黄色，富粉性，横切面可见黄色木质部，略呈放射状排列，纵切面可见黄色条纹状木质部。气微，味微苦。见图 2-1-46 左。

以体肥块大、色洁白、粉性足、质坚细腻、纤维少者为佳，色棕、纤维多者为次。

2. 饮片 为类圆形、半圆形或不规则形的厚片。外表皮黄白色或淡棕黄色。切面可见黄色木部小孔，略呈放射状排列。纵切面为不规则长圆形的厚片，可见黄色筋脉纹。气微，味微苦。见图 2-1-46 右。

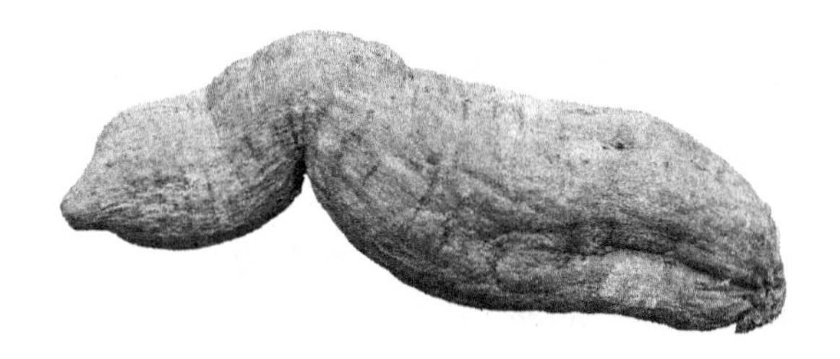
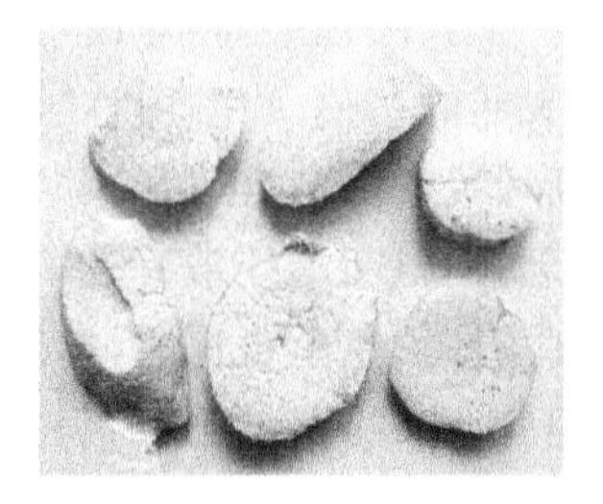

图 2-1-46 天花粉

【功效】 清热泻火，生津止渴，消肿排脓。

桔 梗

【来源】 为桔梗科植物桔梗 *Platycodon grandiflorum* (Jacq.) A. DC. 的干燥根。

【产地】 主产东北、华北、华东。

【采收加工】 春、秋二季采挖，洗净，除去须根，趁鲜剥去外皮或不去外皮，干燥。

【性状鉴定】

1. 生药 呈圆柱形或略呈纺锤形，下部渐细，有的有分枝，略扭曲，长 7～20 cm，直径 0.7～2 cm。表面淡黄白色至黄色，不去外皮者表面黄棕色至灰棕色，具纵扭皱沟，并有横长的皮孔样斑痕及支根痕，上部有横纹。有的顶端有较短的根茎或不明显，其上有数个半月形茎痕。质脆，断面不平坦，形成层环棕色，皮部黄白色，有裂隙，木部淡黄色，有放射状纹理。气微，味微甜后苦。见图 2-1-47 左。

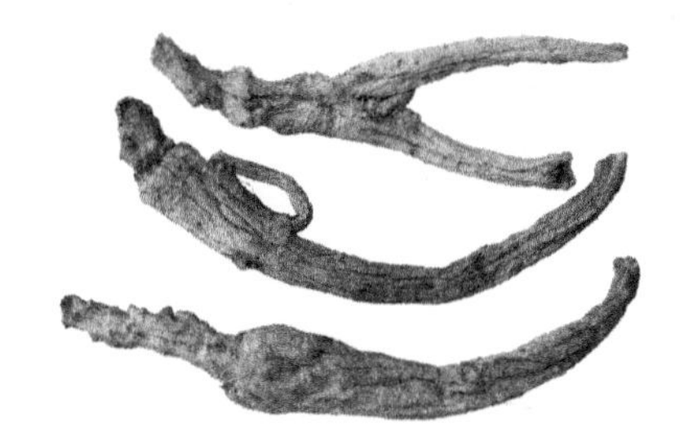
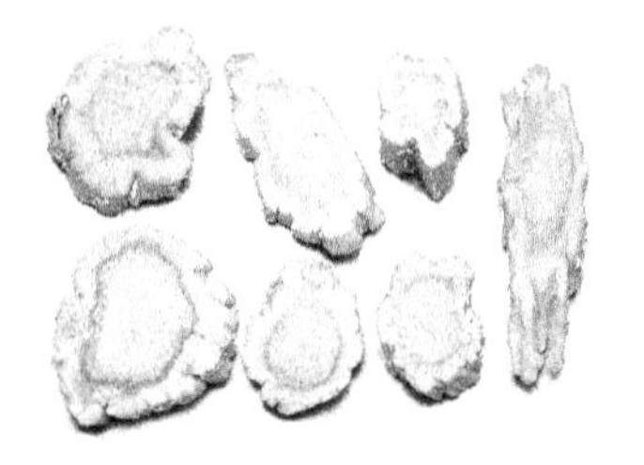

图 2-1-47 桔梗

以条粗长、色白、质坚实、断面白肉黄心、味苦者为佳。

2. 饮片 呈椭圆形或不规则厚片，外皮多已除去或偶有残留。切面皮部黄白色，较窄；形成层环纹明显，棕色；木部宽，有较多裂隙。气微，味微甜后苦。见图 2-1-47 右。

【功效】 宣肺，利咽，祛痰，排脓。

党　参

【来源】 为桔梗科植物党参 *Codonopsis pilosula*（Franch.）Nannf.、素花党参 *Codonopsis pilosula* Nannf. var. *modesta*（Nannf.）L. T. Shen 或川党参 *Codonopsis tangshen* Oliv. 的干燥根。分别习称“潞党”“西党”（“纹党”）“条党”。

【产地】 党参主产于山西、陕西、甘肃、四川及东北三省等地；素花党参（西党参）主产甘肃、四川；川党参主产重庆、湖北。

【采收加工】 秋季采挖，挖根时注意不要伤根，以防浆汁流失。将根洗净泥土，按大小、长短、粗细分为老、大、中条，分别加工晾晒。晒至半干时用手顺理根条并用木板揉搓，使皮部与木部紧贴，饱满柔软，然后再晒再搓，反复 3～4 次，至七八成干时，捆成小把，晒至足干。

【性状鉴定】

1. 生药

党参（潞党） 呈长圆柱形，稍弯曲，长 10～35 cm，直径 0.4～2 cm。表面灰黄色、黄棕色至灰棕色，根头部有多数疣状突起的茎痕及芽（习称“狮子盘头”），每个茎痕的顶端呈凹下的圆点状。根头下有致密的环状横纹，向下渐稀疏，有的达全长的一半。栽培品环状横纹少或无，根头也较小。全体有纵皱纹及散在的横长皮孔样突起，支根断落处常有黑褐色胶状物。质稍柔软或稍硬而略带韧性，断面稍平坦，有裂隙或放射状纹理，皮部淡棕黄色至黄棕色，木部淡黄色至黄色。有特殊香气，味微甜。

素花党参（西党、纹党） 长 10～35 cm，直径 0.5～2.5 cm。表面黄白色至灰黄色，根头下致密的环状横纹常达全长的一半以上。断面裂隙较多，皮部灰白色至淡棕色。

川党参（条党） 长 10～45 cm，直径 0.5～2 cm。表面灰黄色至黄棕色，有明显不规则的纵沟。顶端有稀疏横纹，大者亦有“狮子盘头”，但其茎痕较少；小者根头部小于正身，称“泥鳅头”。质较软而结实，断面裂隙较少，皮部黄白色。见图 2-1-48 左。

以条粗长、皮松肉紧、狮子盘头较大、横纹多、味香甜、嚼之无渣者为佳。

2. 饮片

党参片 呈类圆形的厚片。外表皮灰黄色、黄棕色至灰棕色，有时可见根头部有多数疣状突起的茎痕和芽。切面皮部淡棕黄色至黄棕色，木部淡黄色至黄色，有裂隙或放射状纹理。有特殊香气，味微甜。见图 2-1-48 右。

米炒党参 形如党参片，表面深黄色，偶有焦斑。

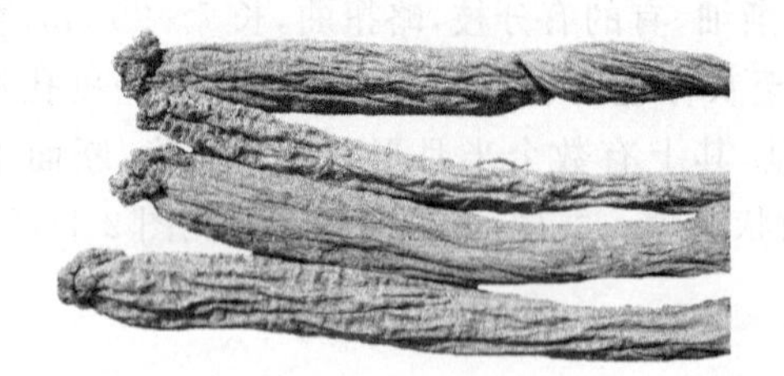
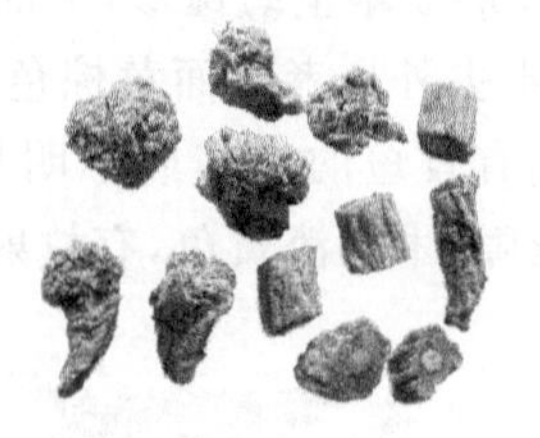

图 2-1-48 党参

【功效】 健脾益肺，养血生津。

南 沙 参

【来源】 为桔梗科植物轮叶沙参 *Adenophora tetraphylla*（Thunb.）Fisch. 或沙参 *Adenophora stricta* Miq. 的干燥根。

【产地】 主产安徽、江苏、浙江等省。

【采收加工】 春、秋二季采挖，除去须根，洗后趁鲜刮去粗皮，洗净，干燥。

【性状鉴定】

1. 生药 呈圆锥形或圆柱形，略弯曲，长 7～27 cm，直径 0.8～3 cm。表面黄白色或淡棕黄色，凹陷处常有残留粗皮，上部多有深陷横纹，呈断续的环状，下部有纵纹及纵沟。顶端具 1 或 2 个根茎(芦头)。体轻，质松泡，易折断，断面不平坦，黄白色，多裂隙。气微，味微甘。见图 2-1-49 左。

以身干、色白、根条粗大、饱满、无粗皮、味甜者为佳。

2. 饮片 呈圆形、类圆形或不规则形的厚片，外表皮黄白色或淡棕黄色，切面黄白色，有不规则裂隙。气微，味微甘。见图 2-1-49 右。

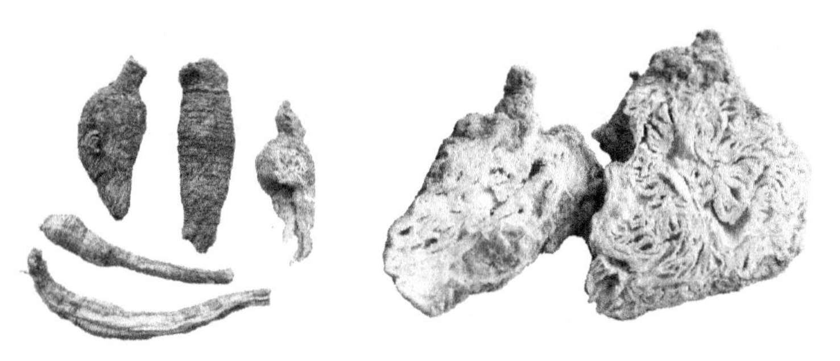

图 2-1-49 南沙参

【功效】 养阴清肺，益胃生津，化痰，益气。

苍 术

【来源】 为菊科植物茅苍术 *Atractylodes lancea* (Thunb.)DC. 或北苍术 *Atractylodes chinensis* (DC.)Koidz. 的干燥根茎。

【产地】 茅苍术主产江苏、湖北、河南等省。北苍术主产河北、山西、陕西、内蒙古等省区。

【采收加工】 春、秋二季采挖，除去泥沙，晒干。撞去须根。

【性状鉴定】

1. 生药

茅苍术 呈不规则连珠状或结节状圆柱形，略弯曲，偶有分枝，长 3～10 cm，直径 1～2 cm。表面灰棕色，有皱纹、横曲纹及残留须根，顶端具茎痕或残留茎基。质坚实，断面黄白色或灰白色，散有多数橙黄色或棕红色点状油室(习称"朱砂点")，暴露稍久，可析出白色细针状结晶(习称"起霜"或"吐脂")。气香特异，味微甘、辛、苦。见图 2-1-50。

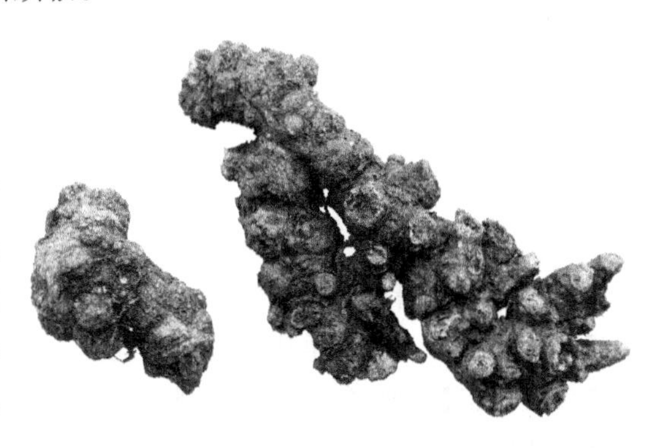

图 2-1-50 苍术

北苍术 呈疙瘩块状或结节状圆柱形，长 4～9 cm，直径 1～4 cm。表面黑棕色，除去外皮者黄棕色。质较疏松，断面散有黄棕色点状油室，久置不起霜。香气较淡，味辛、苦。

习惯认为茅苍术优于北苍术。均以个大、质坚实、断面朱砂点多、香气浓者为佳。

2. 饮片

苍术片 呈不规则类圆形或条形厚片。外表皮灰棕色至黄棕色，有皱纹，有时可见根痕。切面黄白色或灰白色，散有多数橙黄色或棕红色油室，有的可析出白色细针状结晶。气香特异，味微甘、辛、苦。

麸炒苍术 形如苍术片，表面深黄色，散有多数棕褐色油室，有焦香气。

【功效】 燥湿健脾，祛风散寒，明目。

白　术

【来源】 为菊科植物白术 *Atractylodes macrocephala* Koidz. 的干燥根茎。

【产地】 主产浙江、安徽、湖北、湖南等省，以浙江产者质优，习称“浙白术”，为著名的“浙八味”之一。多系栽培。

【采收加工】 冬季下部叶枯黄、上部叶变脆时采挖，除去泥沙。烘干或晒干，再除去须根。

【性状鉴定】

1. 生药 为不规则的肥厚团块，长 3～13 cm，直径 1.5～7 cm。表面灰黄色或灰棕色，有瘤状突起及断续的纵皱和沟纹，并有须根痕，顶端有残留茎基和芽痕。质坚硬不易折断，断面不平坦，黄白色至淡棕色，有棕黄色的点状油室散在；烘干者断面角质样，色较深或有裂隙。气清香，味甘、微辛，嚼之略带黏性。见图 2-1-51 左。

以个大、体重、质坚实、断面黄色、无空心、香气浓者为佳。

2. 饮片

白术片　呈不规则的厚片。外表皮灰黄色或灰棕色，切面黄白色至淡棕色，有棕黄色的点状油室散在。木部具放射状纹理。烘干者断面角质样，色较深或有裂隙。气清香，味甘、微辛，嚼之略带黏性。见图 2-1-51 右。

麸炒白术　本品形如白术片，表面黄棕色，偶见焦斑。略有焦香气。

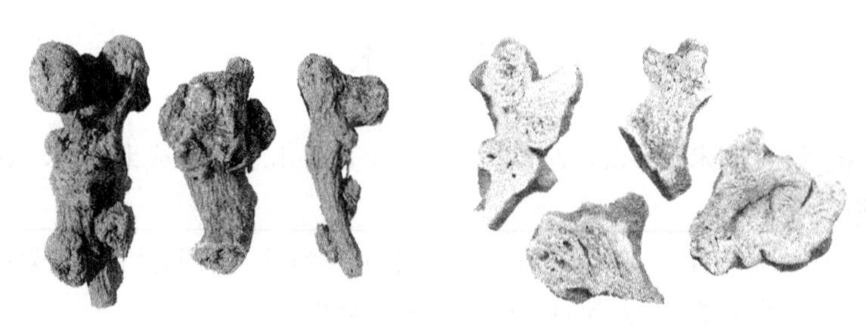

图 2-1-51　白术

【功效】 健脾益气，燥湿利水，止汗，安胎。

木　香

【来源】 为菊科植物木香 *Aucklandia lappa* Decne. 的干燥根。

【产地】 主产云南、重庆(开县)等地。

【采收加工】 秋、冬二季采挖，除去泥沙及须根，切段，大的再纵剖成瓣，干燥后撞去粗皮。

【性状鉴定】

1. 生药 呈圆柱形或半圆柱形，长 5～10 cm，直径 0.5～5 cm。表面黄棕色至灰褐色，有明显的皱纹、纵沟及侧根痕。质坚，不易折断，断面灰褐色至暗褐色，周边灰黄色或浅棕黄色，形成层环棕色，有放射状纹理及散在的褐色点状油室。气香特异，味微苦。见图 2-1-52 左。

以质坚实、香气浓、油室多者为佳。

2. 饮片

木香片　呈类圆形或不规则的厚片。外表皮黄棕色至灰褐色，有纵皱纹。切面棕黄色至棕褐色，中部有明显菊花心状的放射纹理，形成层环棕色，褐色油点(油室)散在。气香特异，味微苦。见图2-1-52右。

【功效】 行气止痛，健脾消食。

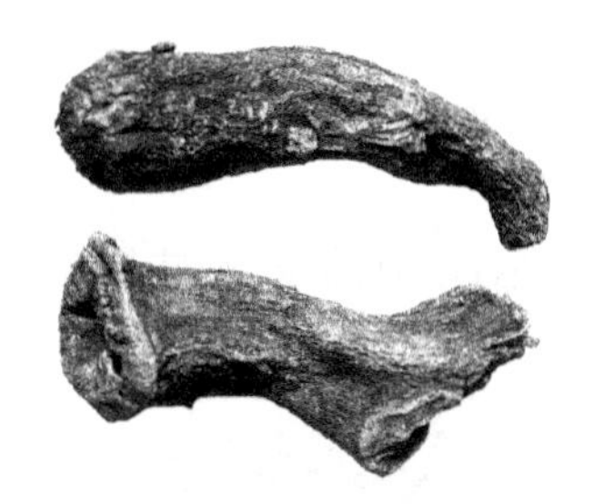 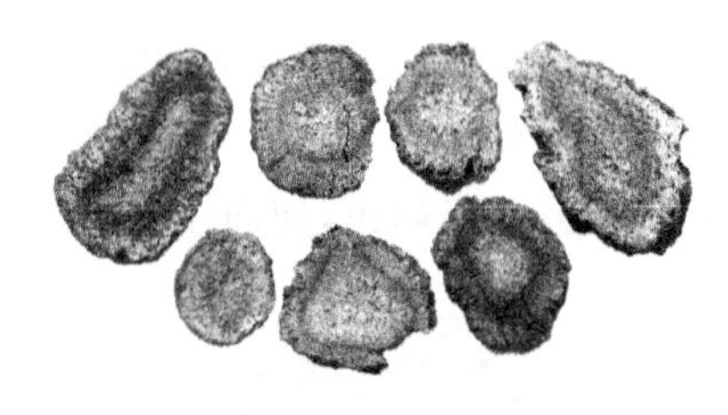

图 2-1-52 木香

泽 泻

【来源】 为泽泻科植物泽泻 *Alisma orientale* (Sam.)Juzep. 的干燥块茎。

【产地】 主产福建(浦城、建阳)、四川、江西等地。多系栽培。

【采收加工】 冬季茎叶开始枯萎时采挖,洗净,干燥,除去须根及粗皮。

【性状鉴定】

1. 生药 呈类球形、椭圆形或卵圆形,长 2~7 cm,直径 2~6 cm。表面黄白色至淡黄棕色,有不规则的横向环状浅沟纹及多数细小突起的须根痕,底部有的有瘤状芽痕。质坚实,断面黄白色,粉性,有多数细孔。气微,味微苦。见图 2-1-53 左。

以个大、坚实、色黄白、粉性大者为佳。习惯认为建泽泻优于川泽泻。

2. 饮片

泽泻片 呈圆形或椭圆形厚片。外表皮可见多数细小突起的须根痕。切面黄白色,粉性,有多数细孔。气微,味微苦。见图 2-1-53 右。

盐泽泻 形如泽泻片。表面淡黄棕色或黄褐色,偶见焦斑,味微咸。

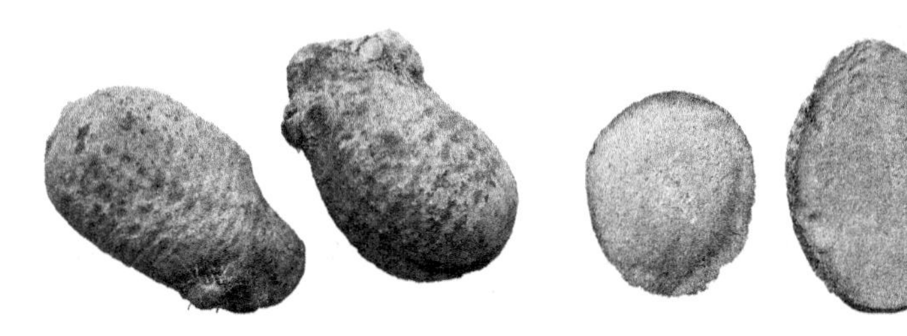

图 2-1-53 泽泻

【功效】 利水渗湿,泄热,化浊降脂。

香 附

【来源】 为莎草科植物莎草 *Cyperus rotundus* L. 的干燥根茎。

【产地】 主产山东、浙江、福建、湖南等省。

【采收加工】 秋季采挖,燎去毛须,置沸水略煮或蒸透后晒干,或燎后直接晒干。

【性状鉴定】

1. 生药 多呈纺锤形,有的略弯曲,长 2~3.5 cm,直径 0.5~1 cm。表面棕褐色或黑褐色,有纵皱纹,并有 6~10 个略隆起的环节,节上有未除净的棕色毛须及须根断痕;去净毛须者较光滑,环节不明显。质硬,经蒸煮者断面黄棕色或红棕色,角质样;生晒者断面色白而显粉性,内皮层环纹明显,中柱色较深,点状维管束散在。气香,味微苦。见图 2-1-54 左。

生药以个大、质坚实、色棕褐、香气浓者为佳。

2. 饮片

香附片　为不规则厚片或颗粒状。外表皮棕褐色或黑褐色，有时可见环节。切面白色或黄棕色，质硬，内皮层环纹明显。气香，味微苦。

醋香附　形同香附片。外表黑褐色，切面浅棕色或深棕色，微有醋香气，味微苦。见图 2-1-54 右。

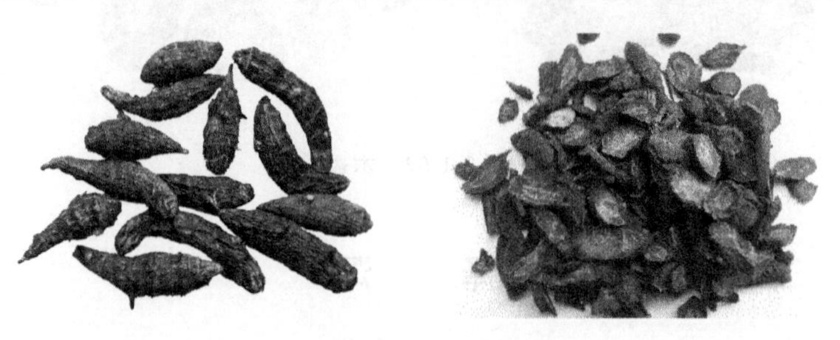

图 2-1-54　香附

【功效】 疏肝解郁，理气宽中，调经止痛。

天　南　星

【来源】 为天南星科植物天南星 *Arisaema erubescens*（Wall.）Schott.、异叶天南星 *Arisaema heterophyllum* Bl. 或东北天南星 *Arisaema amurense* Maxim. 的干燥块茎。

【产地】 全国大部分地区有产。

【采收加工】 秋、冬两季采挖，除去须根和外皮，干燥。

【性状鉴定】

1. 生药　呈扁球形，高 1～2 cm，直径 1.5～6.5 cm。表面类白色或淡棕色，较光滑，顶端有凹陷的茎痕，周围有麻点状根痕，有的块茎周边具小扁球状侧芽。质坚硬，不易破碎，断面不平坦，色白，粉性。气微辛，味麻辣（有毒，勿多尝，切勿咽下）。见图 2-1-55 左。

生药以体大、色白、粉性足者为佳。

2. 饮片

生天南星　性状同生药。

制天南星　呈类圆形或不规则形薄片。黄色或淡棕色，质脆，易碎，断面角质样，光滑。气微，味涩，微麻。见图 2-1-55 右。

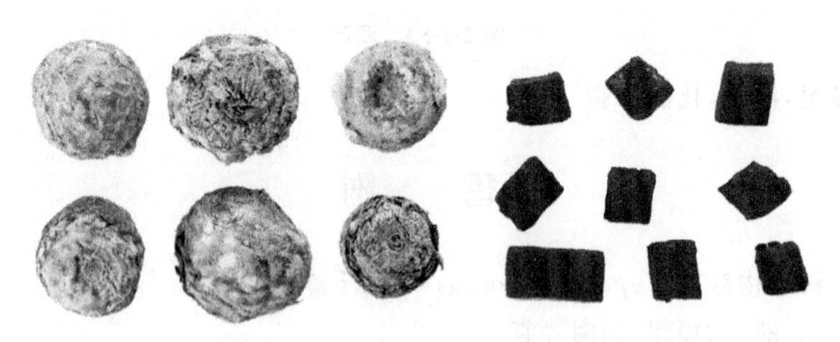

图 2-1-55　天南星

【功效】 生天南星：散结消肿。制天南星：燥湿化痰，祛风止痉，散结消肿。

半　夏

【来源】 为天南星科植物半夏 *Pinellia ternata*（Thunb.）Breit. 的干燥块茎。

【产地】 主产四川、湖北、河南、安徽、山东等省。

【采收加工】 夏、秋两季均可采挖，洗净泥土，除去外皮及须根，晒干。

【性状鉴定】

1. 生药 呈类球形，有的稍扁斜，直径 1～1.5 cm。表面白色或浅黄色，顶端有凹陷的茎痕，周围密布麻点状根痕；下面钝圆，较光滑。质坚实，断面洁白，富粉性。气微，味辛辣、麻舌而刺喉（有毒，勿多尝，切勿咽下）。见图 2-1-56。

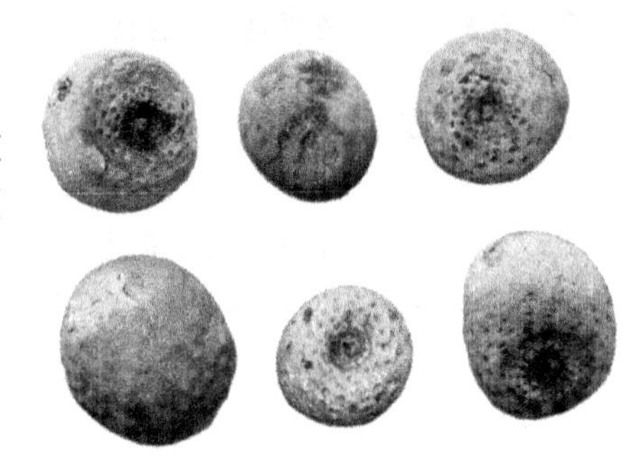

图 2-1-56 半夏

生药以色白、质坚实、粉性足者为佳。

2. 饮片

清半夏 呈椭圆形、类圆形或不规则片。切面淡灰色至灰白色，可见灰白色点状或短线状维管束迹，有的残留栓皮处下方显淡紫红色斑纹。质脆，易折断，断面略呈角质样。气微，味微涩、微有麻舌感。

姜半夏 呈片状、不规则颗粒状或类球形。表面棕色至棕褐色。质硬脆，断面淡黄棕色，常具角质样光泽。气微香，味淡、微有麻舌感，嚼之略粘牙。

法半夏 表面淡黄白色、黄色或棕黄色。质较松脆或硬脆，断面黄色或淡黄色，颗粒者质稍硬脆。气微，味淡略甘、微有麻舌感。

【功效】 半夏：燥湿化痰，降逆止呕，消痞散结。法半夏：燥湿化痰。姜半夏：温中化痰，降逆止呕。清半夏：燥湿化痰。

知识拓展

水 半 夏

为天南星科植物鞭檐犁头尖 *Typhonium flagelliforme* 的块茎。生药呈椭圆形、圆锥形或半圆形。表面类白色或淡黄色，不平滑，有多数隐约可见的点状根痕，上端类圆形，有凸起的芽痕，下端略尖。质坚实，断面白色，粉性。气微，味辛辣，麻舌而刺喉。

石 菖 蒲

【来源】 为天南星科植物石菖蒲 *Acorus tatarinowii* Schott 的干燥根茎。

【产地】 主产四川、江苏、浙江等省。

【采收加工】 秋、冬两季采挖，除去须根及泥沙，晒干。

【性状鉴定】

1. 生药 呈扁圆柱形，多弯曲，常有分枝，长 3～20 cm，直茎 0.3～1 cm。表面棕褐色或灰棕色，粗糙，有疏密不均的环节，节间长 0.2～0.8 cm，具细纵纹，一面残留须根或圆点状根痕。叶痕呈三角形，左右交互排列，有的其上有鳞毛状的叶基残余。质硬，断面纤维性，类白色或微红色，内皮层环纹明显，可见多数维管束小点及棕色油细胞。气芳香，味苦、微辛。见图 2-1-57 左。

生药以条粗、断面类白色、香气浓者为佳。

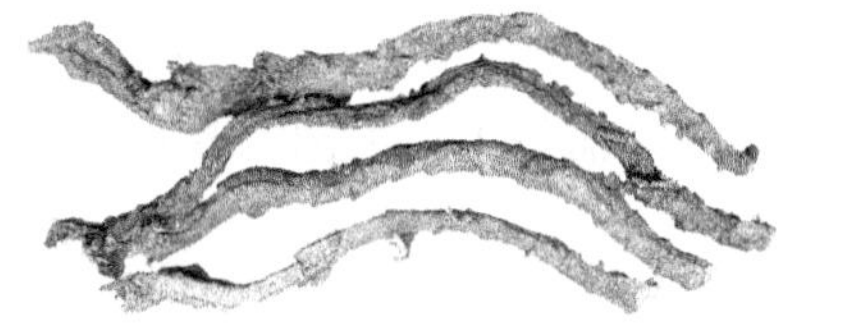

图 2-1-57 石菖蒲

2. 饮片 呈扁圆形或长条形的厚片。表面粗糙，叶痕呈三角形，左右交互排列，有的其上有毛鳞状的叶基残余。切面纤维性，类白色或微红色，内皮层环明显，可见多数维管束小点及棕色油细胞。气芳香，味苦、微辛。见图 2-1-57 右。

【功效】 开窍豁痰，醒神益智，化湿开胃。

知识拓展

九节菖蒲

九节菖蒲又称节菖蒲、米建蒲，为毛茛科植物阿尔泰银莲花 *Anemone altaica* Fisch. ex C. A. Mey. 的干燥根茎。根茎呈细长纺锤形，表面棕黄色，具多数半环状突起的节，断面白色。气微，味微酸而稍麻舌。

川 贝 母

【来源】 为百合科植物川贝母 *Fritillaria cirrhosa* D. Don、暗紫贝母 *Fritillaria unibracteata* Hsiao et K. C. Hsia、甘肃贝母 *Fritillaria przewalskii* Maxim.、梭砂贝母 *Fritillaria delavayi* Franch.、太白贝母 *Fritillaria taipaiensis* P. Y. Li 或瓦布贝母 *Fritillaria. unibracteata* Hsiao et K. C. Hsia var. *wabuensis* (S. Y. Tang et S. C. Yue) Z. D. Liu，S. Wang et S. C. Chen 的干燥鳞茎。按生药性状不同分别习称"松贝""青贝""炉贝"和栽培品。

【产地】 川贝母主产于四川、西藏、云南等省区；暗紫贝母主产于四川阿坝藏族自治州、青海等地；甘肃贝母主产于甘肃、青海、四川等省；梭砂贝母主产于云南、四川、青海、西藏等省区；太白贝母主产于重庆；瓦布贝母主产于四川阿坝藏族自治州，为栽培品。

【采收加工】 夏、秋二季或积雪融化后采挖。除去须根、粗皮及泥沙，晒干或低温干燥。

【性状鉴定】 生药分为"松贝""青贝""炉贝"和栽培品。

松贝 呈类圆锥形或近球形，高 0.3～0.8 cm，直径 0.3～0.9 cm。表面类白色。外层鳞叶 2 瓣，大小悬殊，大瓣紧抱小瓣，未抱部分呈新月形，习称"怀中抱月"。顶部闭合，内有类圆柱形、顶端稍尖的心芽和小鳞叶 1～2 枚，先端钝圆或稍尖。底部平，微凹入，中心有 1 灰褐色的鳞茎盘，偶有残存的须根。质硬而脆，断面白色，富粉性。气微，味微苦。见图 2-1-58 左。

青贝 呈类扁球形，高 0.4～1.4 cm，直径 0.4～1.6 cm。外层鳞叶 2 瓣，大小相近，相对抱合，顶端开裂，内有心芽和小鳞叶 2～3 枚及细圆柱形的残茎。见图 2-1-58 中。

炉贝 呈长圆锥形，高 0.7～2.5 cm，直径 0.5～2.5 cm。表面类白色或浅棕黄色，有的具棕色斑点（习称"虎皮斑"）。外层鳞叶 2 瓣，大小相近，顶端开裂而略尖，基部稍尖或较钝。见图 2-1-58 右。

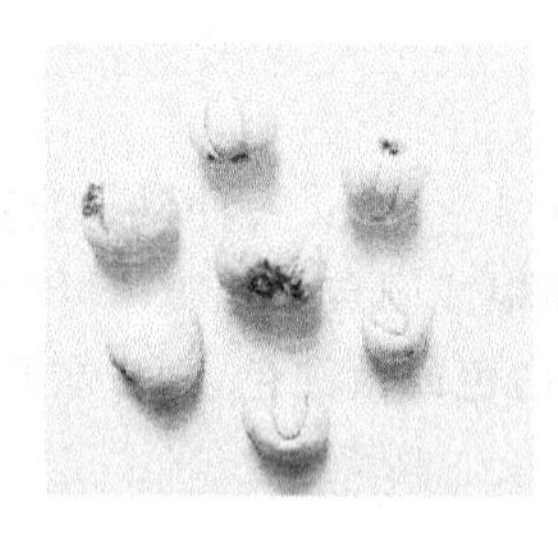
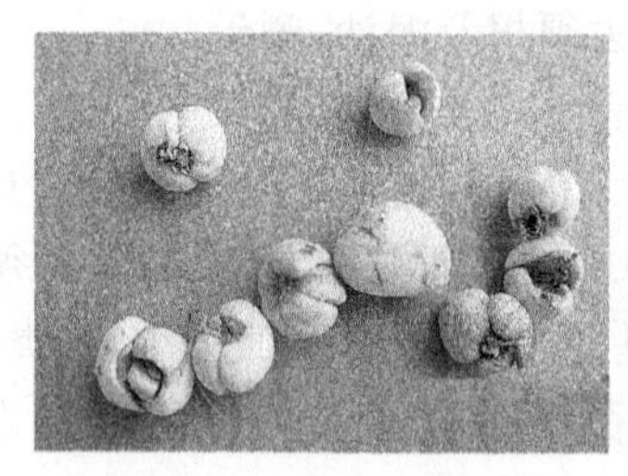
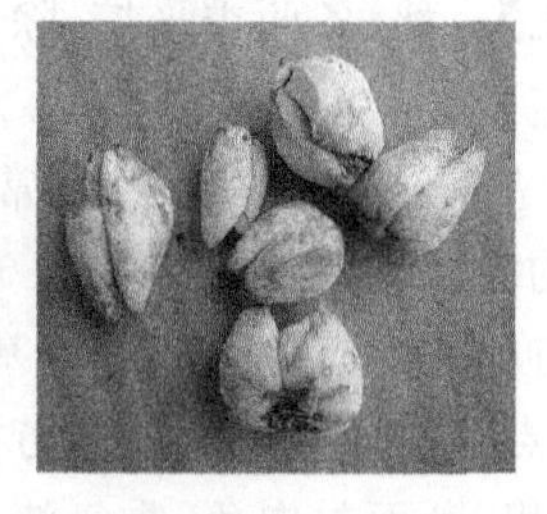

图 2-1-58 川贝母

栽培品 呈类扁球形或短圆柱形，高 0.5～2 cm，直径 1～2.5 cm。表面类白色或浅棕黄色，稍粗糙，有的具浅黄色斑点，外层鳞叶 2 瓣，大小相近，顶部多开裂而较平。见图 2-1-59。

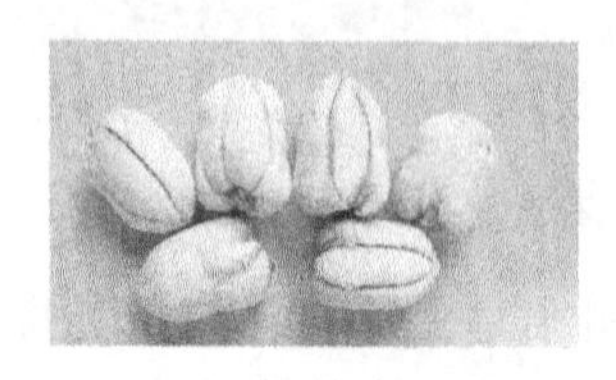
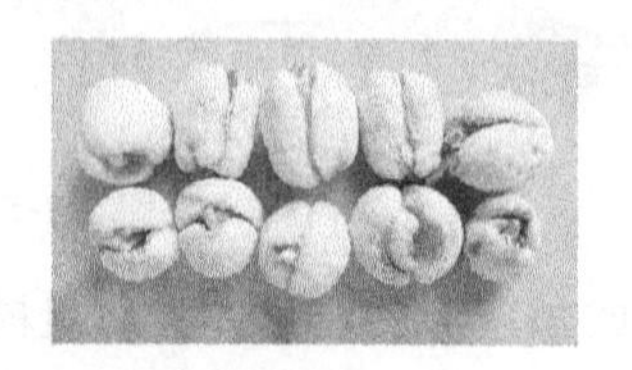

图 2-1-59 川贝母（太白贝母栽培品）

生药以个小、完整、色洁白、质坚实、粉性足者为佳。松贝最佳，青贝次之，炉贝又次之。

【功效】 清热润肺，化痰止咳，散结消痈。

浙 贝 母

【来源】 为百合科植物浙贝母 *Fritillaria thunbergii* Miq. 的干燥鳞茎。

【产地】 主产于浙江宁波地区，江苏、安徽、湖南亦产。多系栽培。

【采收加工】 初夏植株枯萎时采挖，洗净。按大小分两种规格，直径在 3.5 cm 以上者摘除心芽加工成“大贝”；直径在 3.5 cm 以下者不摘除心芽加工成“珠贝”。分别撞擦，除去外皮，拌以煅过的贝壳粉，吸去擦出的浆汁，干燥；或取鳞茎，大小分开，洗净，除去心芽，趁鲜切成厚片，洗净，干燥，习称“浙贝片”。

【性状鉴定】

1. 生药

大贝 为鳞茎外层单瓣鳞叶，略呈新月形或元宝形，一面凸出，一面凹入，肥厚。高 1～2 cm，直径 2～3.5 cm。外表面类白色至淡黄色，内表面白色或淡棕色，被有白色粉末。质硬而脆，易折断，断面白色至黄白色，富粉性。气微，味微苦。见图2-1-60左。

珠贝 为完整的鳞茎，呈扁圆形，上下略平，形似算盘珠，故称“珠贝”。高 1～1.5 cm，直径 1～2.5 cm。表面类白色，外层鳞叶 2 瓣，肥厚，略呈肾形，互相抱合，内有小鳞叶 2～3 枚及干缩的残茎。见图 2-1-60右。

生药以鳞叶肥厚、质坚实、粉性足、断面色白者为佳。

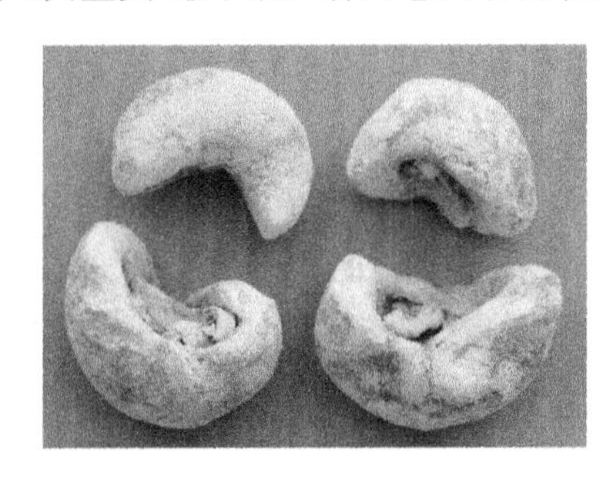

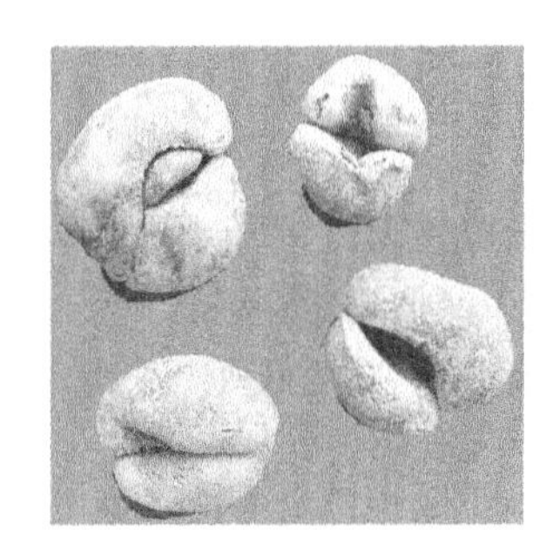

图 2-1-60 浙贝母

2. 饮片(浙贝片) 为鳞茎外层的单瓣鳞叶切成的片。椭圆形或类圆形，直径 1～2 cm，边缘表面淡黄色，切面平坦，粉白色。质脆，易折断，断面粉白色，富粉性。

【功效】 清热化痰止咳，解毒散结消痈。

黄 精

【来源】 为百合科植物滇黄精 *Polygonatum kingianum* Coll. et Hemsl.、黄精 *Polygonatum sibiricum* Red. 或多花黄精 *Polygonatum cyrtonema* Hua 的干燥根茎。按生药形状不同，习称“大黄精”“鸡头黄精”“姜形黄精”。

【产地】 全国大部分地区有产。

【采收加工】 春、秋两季采挖，除去须根，洗净，置沸水中略烫或蒸至透心，干燥。

【性状鉴定】

1. 生药

大黄精 呈肥厚肉质的结节块状，结节长可达 10 cm 以上，宽 3～6 cm，厚 2～3 cm。表面淡黄色至黄棕色，具环节，有皱纹及须根痕，结节上侧茎痕呈圆盘状，圆周凹入，中部突出，质硬而韧，不易折断，断面角质，淡黄色至黄棕色，气微，味甜，嚼之有黏性。见图 2-1-61。

鸡头黄精 呈结节状弯曲形，长 3～10 cm，直径 0.5～1.5 cm。结节长 2～4 cm，略呈圆锥形，常有分枝，表面黄白色或灰黄色，半透明，有纵皱纹，茎痕圆形，直径 5～8 mm。

姜形黄精　呈长条结节块状，长短不等，常数个块状结节相连，形似姜形。表面灰黄色或黄褐色，粗糙，结节上侧有突出的圆盘状茎痕，直径 0.8～1.5 cm。气微，味甜，嚼之有黏性。

生药以块大、肥润、色黄、断面透明、甜味浓者为佳。味苦者不能药用。

2. 饮片　呈不规则的厚片。外表面淡黄色至黄棕色，切面略呈角质样，淡黄色至黄棕色，可见多数淡黄色筋脉小点。质稍硬而韧。气微，味甜，嚼之有黏性。见图 2-1-62。

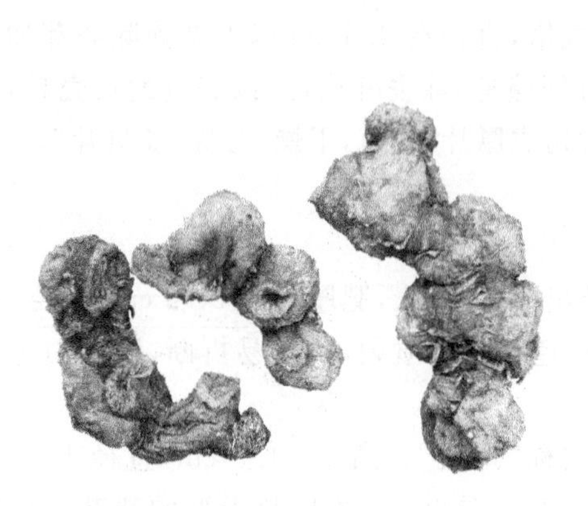

图 2-1-61　黄精(生药)

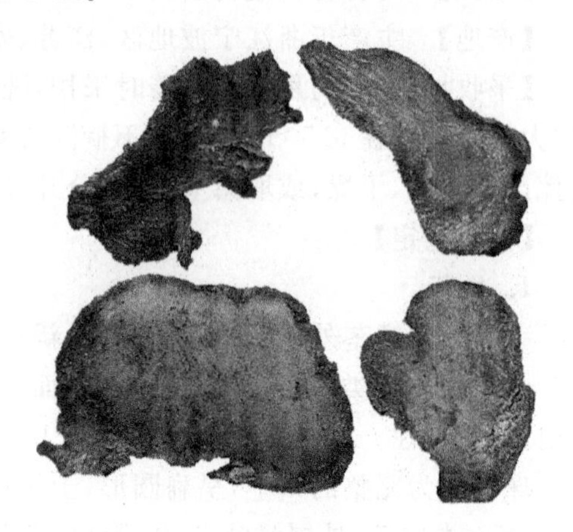

图 2-1-62　黄精(饮片)

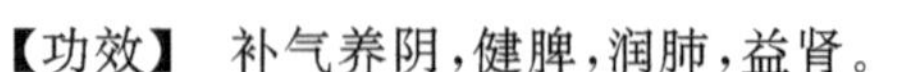

【功效】　补气养阴，健脾，润肺，益肾。

玉　竹

【来源】　为百合科植物玉竹 *Polygonatum odoratum* (Mill.) Druce 的干燥根茎。

【产地】　主产湖南、河南、江苏等省。

【采收加工】　秋季采挖，除去须根，洗净，晒至柔软后，反复揉搓，晾晒至无硬心，晒干；或蒸透后，揉至半透明，晒干。

【性状鉴定】

1. 生药　呈长圆柱形，略扁，少有分枝，长 4～18 cm，直径 0.3～1.6 mm。表面黄白色或淡黄棕色，半透明，具纵皱纹和微隆起的环节，有白色圆点状须根痕和圆盘状茎痕。质硬而脆或稍软，易折断，断面角质样或显颗粒性。气微，味甘，嚼之发黏。见图 2-1-63 左。

生药以条长、肉肥、色黄白、光泽柔润、甜味浓者为佳。

2. 饮片　呈不规则的厚片或段。外表皮黄白色至淡黄棕色，半透明，有时可见环节。切面角质样或显颗粒性。气微，味甘，嚼之发黏。见图 2-1-63 右。

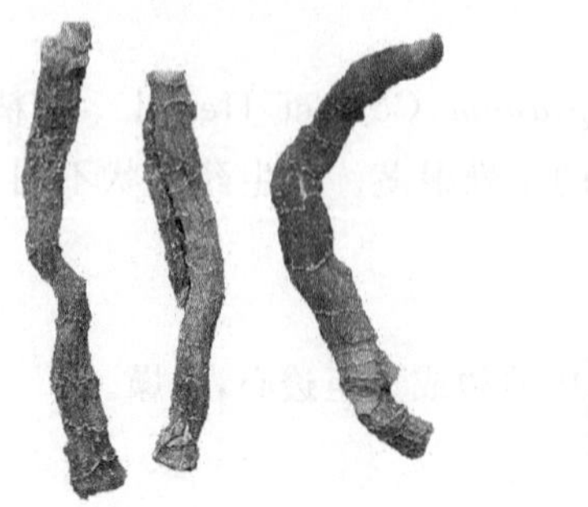

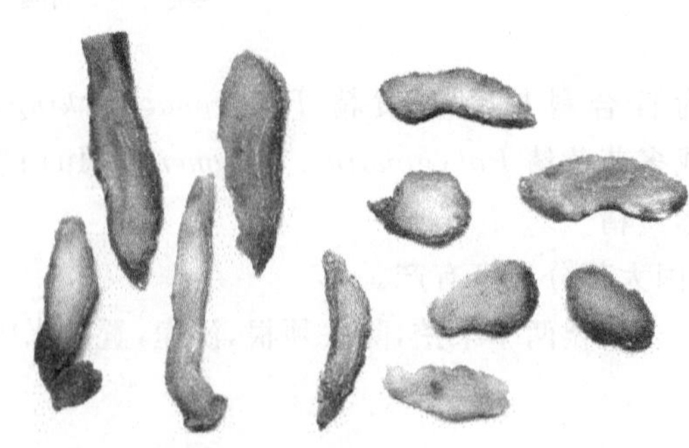

图 2-1-63　玉竹

【功效】　养阴润燥，生津止渴。

麦　冬

【来源】 为百合科植物麦冬 *Ophiopogon japonicus* (L. f)Ker-Gawl. 的干燥块根。

【产地】 主产浙江慈溪、余姚、净山、杭州者，称杭麦冬；主产四川绵阳地区三台县者，称川麦冬。多为栽培品。

【采收加工】 杭麦冬于栽培后第三年小满至夏至采挖，川麦冬于栽培第二年清明至谷雨采挖，剪取块根，洗净，反复曝晒、堆置，至七八成干，除去须根，干燥。

【性状鉴定】

1. 生药 呈纺锤形，两端略尖，长 1.5～3 cm，直径 0.3～0.6 cm。表面淡黄色或灰黄色，有细纵皱纹。质柔韧，断面黄白色，半透明，中柱细小。气微香，味甘、微苦。见图 2-1-64。

以肥大、色黄白、半透明、质柔韧、味浓、嚼之发黏者为佳。

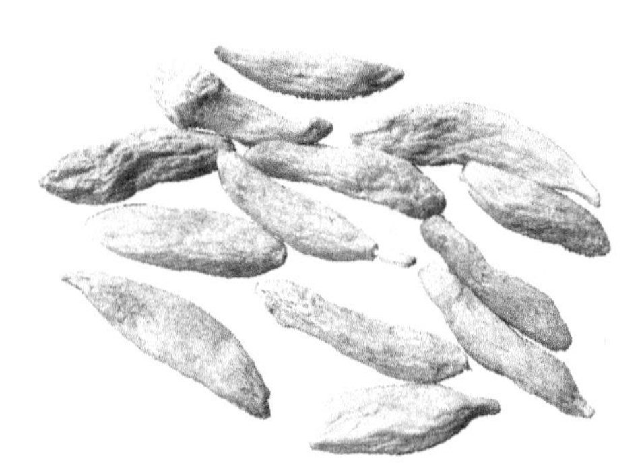

图 2-1-64　麦冬

2. 饮片 形如麦冬，或为轧扁的纺锤形块片。表面淡黄色或灰黄色，有细纵纹。质柔韧，断面黄白色，半透明，中柱细小。气微香，味甘、微苦。

【功效】 养阴生津，润肺清心。

知识拓展

山　麦　冬

山麦冬又名土麦冬、湖北麦冬，为百合科植物湖北麦冬 *Liriope spicata* (Thunb.) Lour. var. *prolifera* Y. T. Ma 或短葶山麦冬 *Liriope muscari* (Decne.)Bailey 的干燥块根。呈纺锤形，两端略尖。表面淡黄色至棕黄色，具不规则纵皱纹。质柔软，干后质硬脆，易折断，断面淡黄色至棕黄色，角质样，中柱细小。气微，味甜，嚼之发黏。短葶山麦冬稍扁，具粗纵纹。味甘、微苦。

天　冬

【来源】 为百合科植物天冬 *Asparagus cochinchinensis* (Lour.)Merr. 的干燥块根。

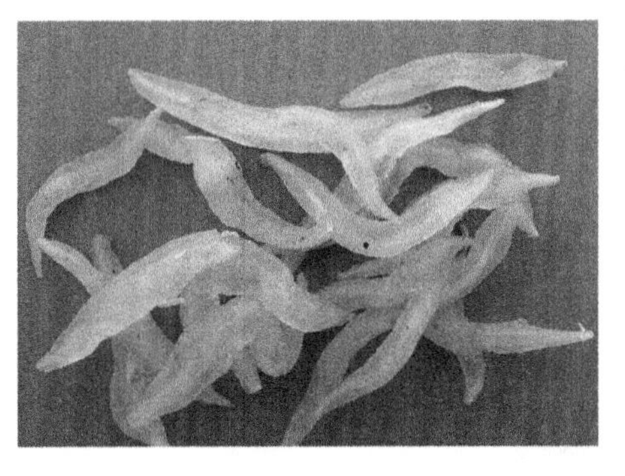

图 2-1-65　天冬

【产地】 主产贵州、四川、广西等地。

【采收加工】 秋、冬二季采挖，洗净，除去茎基和须根，置沸水中煮或蒸至透心，趁热除去外皮，洗净，干燥。

【性状鉴定】

1. 生药 呈长纺锤形，略弯曲，长 5～18 cm，直径 0.5～2 cm。表面黄白色至淡黄棕色，半透明，光滑或具深浅不等的纵皱纹，偶有残存的灰棕色外皮。质硬或柔润，有黏性，断面角质样，中柱黄白色。气微，味甜、微苦。见图 2-1-65。

以条长、粗壮、黄白色、半透明者为佳。

2. 饮片 呈不规则形厚片，余同生药。

【功效】 养阴润燥，清肺生津。

知　母

【来源】 为百合科植物知母 *Anemarrhena asphodeloides* Bge. 的干燥根茎。

【产地】 主产河北、山西、陕西、内蒙古等地。

【采收加工】 春、秋二季采挖，除去须根及泥沙，晒干，习称“毛知母”；或除去外皮，晒干，习称“光知母”“知母肉”。

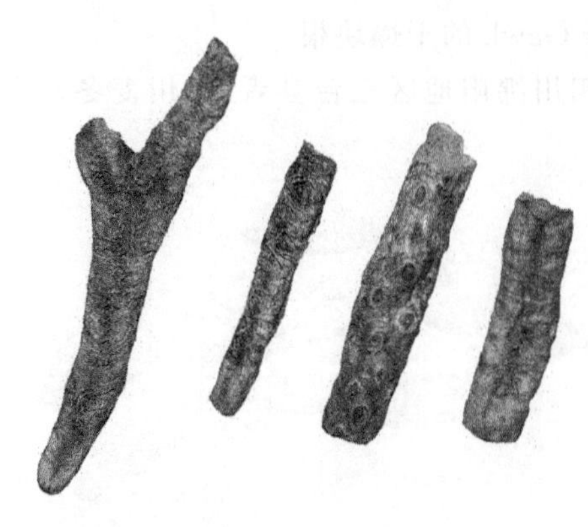

图 2-1-66 知母

【性状鉴定】

1. 生药

毛知母 呈长条状，微弯曲，略扁，偶有分枝，长 3～15 cm，直径 0.8～1.5 cm，一端有浅黄色的茎叶残痕，习称“金包头”。表面黄棕色至棕色，上面有一凹沟，具紧密排列的环状节，节上密生黄棕色的残存叶基，由两侧向根茎上方生长；下面隆起而略皱缩，并有凹陷或突起的点状根痕。质硬，易折断，断面黄白色。气微，味微甜、略苦，嚼之带黏性。见图 2-1-66。

光知母 表面无叶基纤维，白色，有扭曲的沟纹，有时可见叶痕及根痕。余同毛知母。

以条粗、质坚实、断面黄白色、嚼之味苦发黏者为佳。

2. 饮片

知母 呈不规则类圆形厚片，余同生药。

盐知母 如知母片，色黄或微带焦斑，味微咸。

【功效】 清热泻火，滋阴润燥。

山 药

【来源】 为薯蓣科植物薯蓣 *Dioscorea opposita* Thunb. 的干燥根茎。

【产地】 主产河南省。湖南、江西、广东、广西等地亦产。均为栽培品。

【采收加工】 冬季茎叶枯萎后采挖，切去根头，洗净，除去外皮及须根，干燥，习称“毛山药”；也有选择肥大顺直的干燥山药，置清水中，浸至无干心，闷透，切齐两端，用木板搓成圆柱状，晒干，打光，习称“光山药”。

【性状鉴定】

1. 生药

毛山药 略呈圆柱形，弯曲而稍扁，长 15～30 cm，直径 1.5～6 cm。表面黄白色或淡黄色，有纵沟、纵皱纹及须根痕，偶有浅棕色外皮残留。体重，质坚实，不易折断，断面白色，颗粒状，粉性。气微，味淡、微酸，嚼之发黏。

光山药 呈圆柱形，两端平齐，长 9～18 cm，直径 1.5～3 cm。表面光滑，白色或黄白色。余同毛山药。见图 2-1-67。

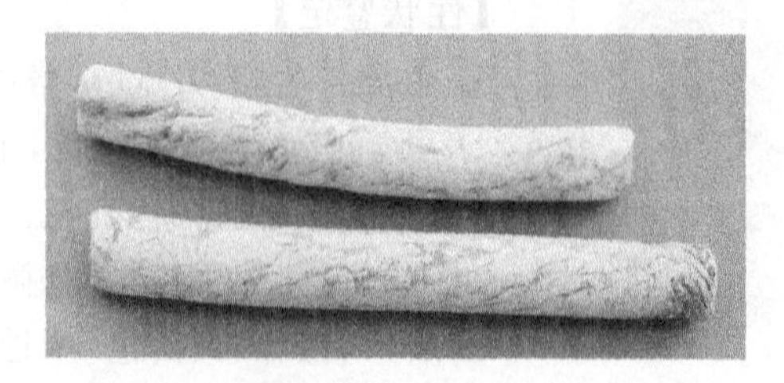

图 2-1-67 山药

以身长、条粗、质坚实、粉性足、色洁白者为佳。

2. 饮片

山药片 呈不规则的厚片，皱缩不平，切面白色或黄白色，质坚脆，粉性。气微，味淡、微酸，嚼之发黏。

麸炒山药 形如山药片。表面黄白色或微黄色，偶见焦斑，略有焦香气。

【功效】 补脾养胃,生津益肺,补肾涩精。

知识拓展

山药常见伪品

1. 参薯 为同属植物参薯 *Dioscorea alata* L. 的干燥根茎。生药呈不规则圆柱形、扁圆柱形、纺锤形或扁块状。表面黄白色或淡黄棕色。断面白色至黄白色,富粉性。气微,味淡,嚼之发黏。

2. 木薯 为大戟科植物木薯 *Manihot esculenta* Crantz 的块根。多切成段或片,外皮多已除去,表面类白色,残留外皮为棕褐色或黑褐色。断面类白色,靠外侧有一明显黄白色或淡黄棕色的形成层环纹。向内可见淡黄色筋脉点呈放射状稀疏散在,中央有一细小黄色木心,有的具裂隙。气微,味淡。本品因含氢氰酸而具毒性。

莪 术

【来源】 为姜科植物蓬莪术 *Curcuma phaeocaulis* Val. 、广西莪术 *Curcuma kwangsiensis* S. G. Lee et C. F. Liang 或温郁金 *Curcuma wenyujin* Y. H. Chen et C. Ling 的干燥根茎。依次习称"蓬莪术""桂莪术""温莪术"。

【产地】 蓬莪术主产于四川,桂莪术主产于广西,温莪术主产于浙江。

【采收加工】 冬季茎叶枯萎后采挖,洗净,蒸或煮至透心,晒干或低温干燥后除去须根及杂质。

【性状鉴定】

1. 生药

蓬莪术 呈卵圆形、长卵形、圆锥形或长纺锤形,顶端多钝尖,基部钝圆,长 2～8 cm,直径 1.5～4 cm。表面灰黄色至灰棕色,上部环节突起,有圆形微凹的须根痕或有残留的须根,有的两侧各有 1 列下陷的芽痕和类圆形的侧生根茎痕,有的可见刀削痕。体重,质坚实,断面灰褐色至蓝褐色,蜡样,常附有灰棕色粉末,皮层与中柱易分离,内皮层环纹棕褐色。气微香,味微苦而辛。见图 2-1-68 左。

桂莪术 环节稍突起,断面黄棕色至棕色,常附有淡黄色粉末,内皮层环纹黄白色。

温莪术 断面黄棕色至棕褐色,常附有淡黄色至黄棕色粉末。气香或微香。

生药以个大均匀、质坚实、香气浓者为佳。

2. 饮片

莪术 呈类圆形或椭圆形厚片。外表皮灰黄色或灰棕色,有时可见环节或须根痕,切面黄绿色、黄棕色或棕褐色,内皮层环纹明显,散在"筋脉"小点。气微香,味微苦而辛。见图 2-1-68 右。

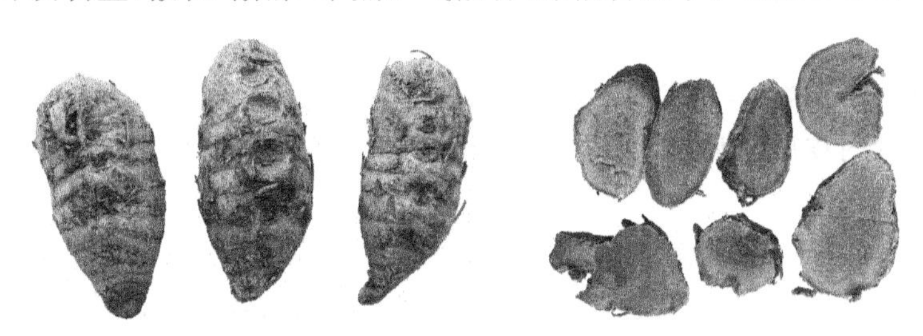

图 2-1-68 莪术

【功效】 行气破血,消积止痛。

姜 黄

【来源】 为姜科植物姜黄 *Curcuma longa* L. 的干燥根茎。

【产地】 主产于四川、福建、广东等省。

【采收加工】 冬季茎叶枯萎时采挖，去净泥土和茎叶，洗净，蒸或煮至透心，晒干，撞去须根。

【性状鉴定】

1. 生药

圆形姜黄　为主根茎，呈不规则卵圆形、圆柱形或纺锤形，常弯曲。有的具短叉状分枝，长 2～5 cm，直径 1～3 cm。表面深黄色，粗糙，有皱缩纹理和明显环节，并有圆形分枝痕及须根痕。质坚实，不易折断，断面棕黄色至金黄色，角质样，有蜡样光泽，内皮层环纹明显，维管束呈点状散在。气香特异，味苦、辛。见图 2-1-69 左。

长形姜黄　为侧生根茎，呈圆柱形而稍扁，常有短的分枝，一端钝圆，另一端为断面。表面有纵皱纹和明显的环节，余同圆形姜黄。

生药以质坚实、断面金黄、香气浓者为佳。

2. 饮片　呈类圆形或不规则厚片。外表面深黄色，有时可见环节。切面棕黄色或金黄色，角质样，内皮层环纹明显，维管束呈点状散在。气香特异，味苦、辛。见图 2-1-69 右。

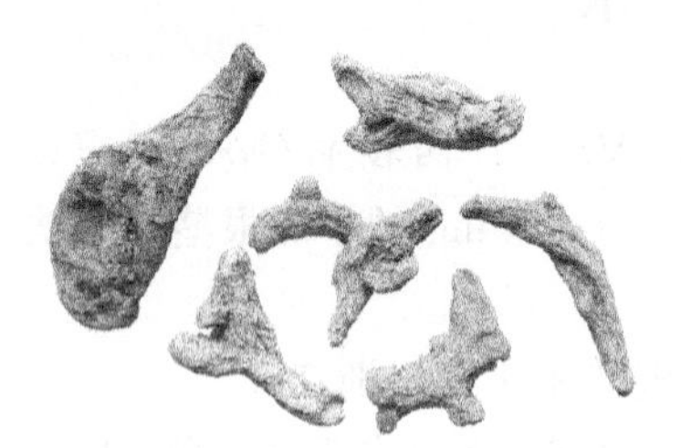
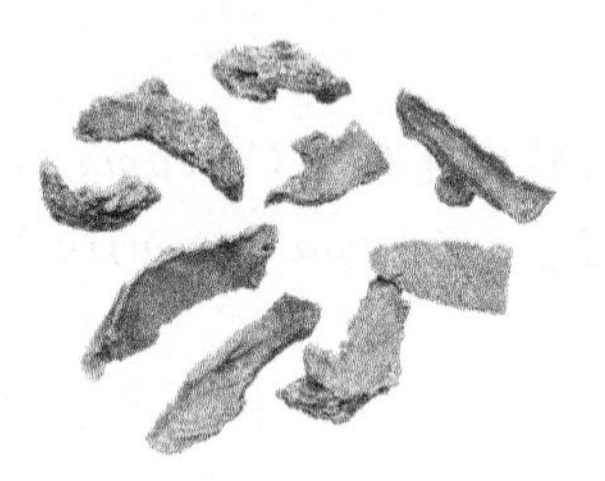

图 2-1-69　姜黄

【功效】 破血行气，通经止痛。

郁　金

【来源】 为姜科植物温郁金 *Curcuma wenyujin* Y. H. Chen et C. Ling、姜黄 *Curcuma longa* L.、广西莪术 *Curcuma kwangsiensis* S. G. Lee et C. F. Liang 或蓬莪术 *Curcuma phaeocaulis* Val. 的干燥块根。前两者分别习称“温郁金”和“黄丝郁金”。其余按性状不同习称“桂郁金”或“绿丝郁金”。

【产地】 温郁金主产于浙江、福建、四川等省；黄丝郁金主产于四川、福建、广东、江西等省区；桂郁金主产于广西、云南等省区；绿丝郁金主产于四川、浙江、福建、广西等省区。

【采收加工】 冬季茎叶枯萎后采挖，除去泥沙及须根，蒸或煮至透心，干燥。浙江地区用郁金的叶烧灰后，与块根拌和，既能使根颜色变黑，又容易晒干。

【性状鉴定】

1. 生药　呈椭圆形或长条形，外表面灰黄色、灰褐色至灰棕色，具不规则的纵皱纹。切面灰棕色、橙黄色至灰黑色。角质样，内皮层环明显。见图 2-1-70。

2. 饮片

温郁金　呈长圆形或卵圆形，稍扁，有的微弯曲，两端渐尖，长 3.5～7 cm，直径 1.2～2.5 cm。表面灰褐色或灰棕色，具不规则纵皱纹，纵纹隆起处色较浅。质坚实，断面灰棕色，角质样；内皮层环明显。气微香，味微苦。

黄丝郁金　呈纺锤形，有的一端细长。长 2.5～4.5 cm，直径 1～1.5 cm。表面棕灰色或灰黄色，具细皱纹。断面橙黄色，外周棕黄色至棕红色。气芳香，味辛辣。见图 2-1-71。

桂郁金　呈长圆锥形或长圆形，长 2～6.5 cm，直径 1～1.8 cm。表面具疏浅纵纹或较粗糙网状皱纹。气微，味微辛苦。

绿丝郁金　呈长椭圆形，较粗壮，长 1.5～3.5 cm，直径 1～1.2 cm。气微、味淡。

均以个大、肥满者为佳。经验鉴别一般认为黄丝郁金质量为佳。

【功效】 活血止痛，行气解郁，清心凉血，利胆退黄。

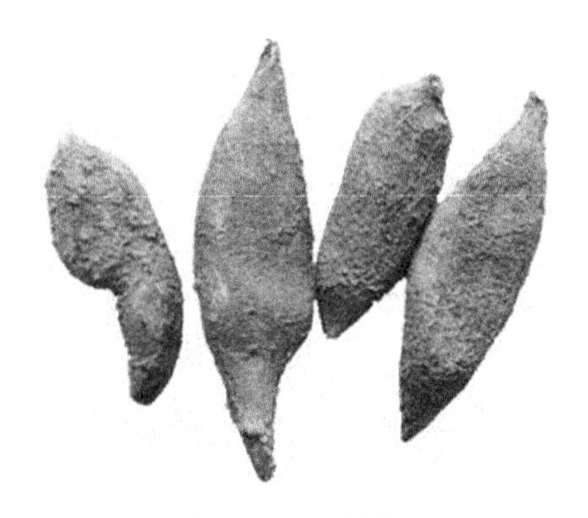

图 2-1-70 郁金

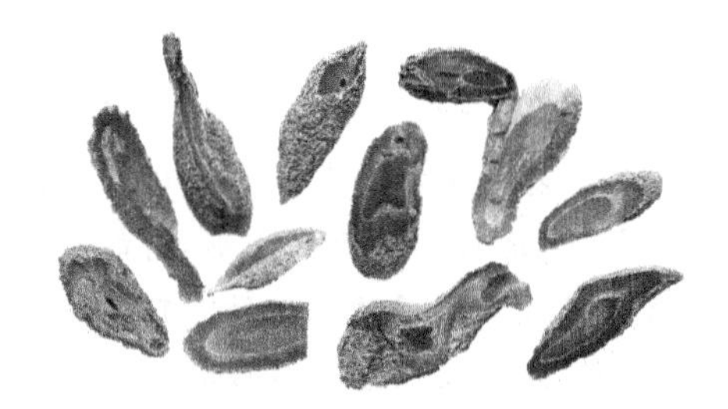

图 2-1-71 黄丝郁金

天 麻

【来源】 为兰科植物天麻 *Gastrodia elata* Bl. 的干燥块茎。

【产地】 主产于四川、重庆、云南、贵州、陕西等省。东北及华北各地亦产。

【采收加工】 立冬后至次年清明前采挖，除去地上苗茎，立即洗净，蒸透心（忌水煮，以免有效成分损失），敞开低温（60 ℃以下）干燥。立冬后采挖者称冬天麻，次年清明前采挖者称春天麻。野生者称野天麻，栽培者称家天麻、种天麻。

【性状鉴定】

1. 生药 呈椭圆形或长条形，略扁，皱缩而稍弯曲，长 3～15 cm，宽 1.5～6 cm，厚 0.5～2 cm。表面黄白色至黄棕色，有纵皱纹及由点状突起（潜伏芽）排列而成的横环纹多轮（习称“点环纹”），有时可见棕褐色菌索。顶端有红棕色至深棕色鹦嘴状的芽（习称“鹦哥嘴”，冬天麻具此特征）或残留茎基（春天麻）；另端有圆脐形瘢痕（习称“肚脐眼”）。质坚硬，不易折断，断面较平坦，黄白色至淡棕色，角质样。气微而特殊（蒸煮后尤为明显）（习称“马尿臭”），味甘。见图 2-1-72 左。

2. 饮片 呈不规则的薄片，外表面淡黄色至黄棕色，有时可见点状排成的横环纹，切面黄白色或淡棕色。角质样，半透明。气微而特殊，味甘。见图 2-1-72 右。

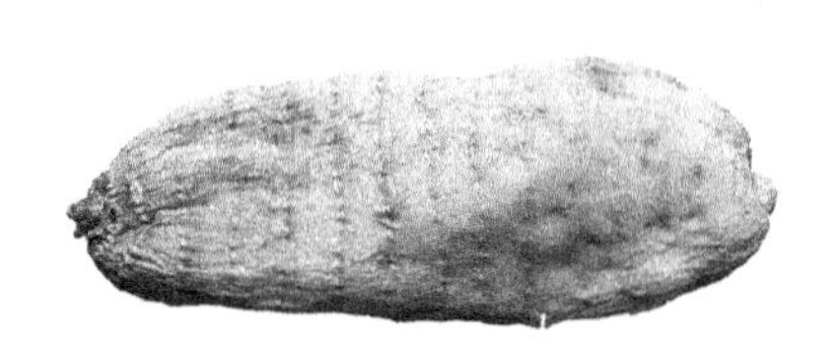

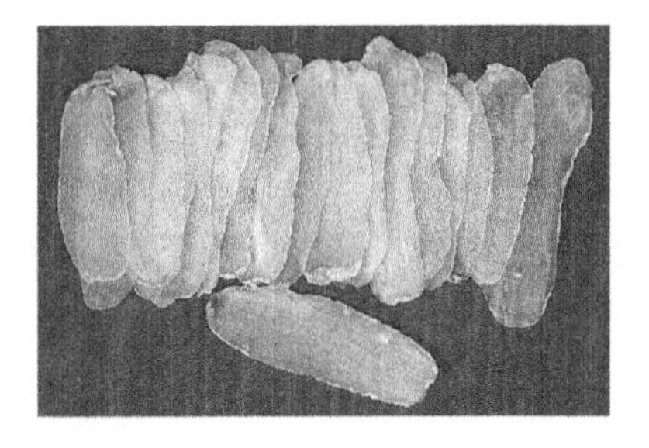

图 2-1-72 天麻

【功效】 息风止痉，平抑肝阳，祛风通络。

知识链接

天麻商品规格及其鉴别

目前，市场上天麻商品中主要分为家天麻、野天麻、冬天麻（简称冬麻）、春天麻（简称春麻）。其中，冬天麻质佳，顶端有“鹦哥嘴”，表面皱缩较浅，点环纹明显，质地坚实沉重，断面明亮，无空心；春天麻质次，顶端有残留茎基，表面皱缩较深，点环纹多不明显，质地轻泡，断面色晦暗，多有空心。野天麻与家天麻的性状鉴别要点在于：野天麻形体较肥满，多呈椭圆形；家天麻形体较长，瘦瘪。

知识拓展

天麻常见伪品及鉴别

（1）美人蕉科植物芭蕉芋 *Canna edulis* Ker-Gawl 的块茎。呈扁圆形或长椭圆形，未去皮者表面有3～8个环节，去皮者环节不甚明显。质坚。断面半角质状带粉性。味甜。

（2）菊科植物羽裂蟹甲草 *Cacalia tangutica*（Franch.）Hand.-Mazz 块茎的加工品，习称“羊角天麻”。呈纺锤形或长椭圆形，有的压扁。表面灰棕色，未去皮的呈棕黄色，有不规则纵沟纹及皱纹，并有须根痕和明显的横环纹。顶端有的具残茎基。质坚硬，不易折断。断面角质状，灰白色或黄白色，中空（未加蒸煮者呈薄膜状）。

（3）紫茉莉科植物紫茉莉 *Mirabilis jalapa* L. 的根。呈长圆锥形，有的有分枝，多已压扁。表面淡黄白色、灰黄白色或灰棕黄色，半透明，有纵沟纹及须根痕，有时扭曲。质硬，不易折断，断面角质样，可见由小点断续排列成的多个同心环纹。

（4）菊科植物大丽菊 *Dahlia pinnata* Cav 的块根。呈长纺锤形，微弯，表面灰白色或类白色，有明显不规则的纵纹。顶端有茎基痕。顶端及末端呈纤维样。质硬，不易折断。断面类白色，角质样。味甜，嚼之粘牙。

（5）茄科植物马铃薯 *Solanum tuberosum* L. 的块茎。呈压扁的椭圆形，表面有不规则纵皱纹及浅沟，无点状环纹或有仿制的环纹。味甜，嚼之有马铃薯味。

无论何种伪品，均无天麻独有的“点环纹”“鹦哥嘴”“肚脐眼”特征，可资鉴别。

白　及

【来源】 为兰科植物白及 *Bletilla striata*（Thunb.）Reichb. f. 的干燥块茎。

【产地】 主产华东、中南、西南及甘肃、陕西等地。以贵州产量最大。

【采收加工】 夏、秋两季采挖，除去须根，洗净，置沸水中煮或蒸至无白心，晒至半干，除去外皮，晒干。

【性状鉴定】

1. 生药 呈不规则扁球形，多有2～3个爪状分枝。长1.5～5 cm，厚0.5～1.5 cm。表面灰白色或黄白色，有数圈同心环节和棕色点状须根痕，上面有突起的茎痕，下面有连接另一块茎的痕迹。质坚硬，不易折断，断面类白色，角质样。气微，味苦，嚼之有黏性。见图2-1-73。

生药以个大、饱满、色白、半透明、质坚实者为佳。

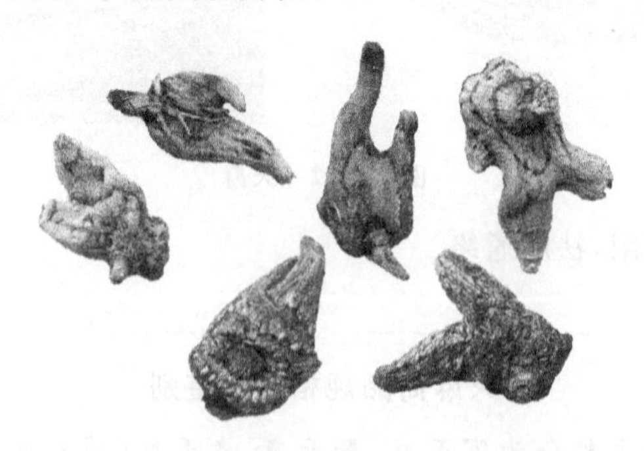

图 2-1-73　白及

2. 饮片 呈不规则的薄片。外表皮灰白色或黄白色，切面类白色，角质样，半透明，维管束小点状，散生。质脆。气微，味苦，嚼之粘牙。

【功效】 收敛止血，消肿生肌。

（沈　力　骆　航　刘灿仿　刘歆韵）

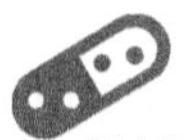

任务 2-2　常用茎木皮类生药的性状鉴定

【任务介绍】 有若干批若干数量的茎木皮类生药入库，你作为质检人员将利用性状鉴定方法对这些生药进行入库前质量检查验收，出具质量检验报告。对符合质量要求的下达质量检验合格通知书，同意入库。对存在质量问题者应根据具体情况分别提出加工、挑选、退货等处理意见。

【任务解析】 该项任务应在正确完成取样工作基础上，利用性状鉴定方法准确鉴别茎木皮类生药的真伪优劣，把好该类生药入库质量验收关。要求学生能正确取样，能准确把握该类常用生药的来源、药用部位和性状鉴别要点，并能在质量验收中熟练运用。同时，要求学生具备从事相关职业活动所需要的工作方法、自主学习能力和团队协作精神，具有科学的思维习惯和信息判断与选择能力，能有逻辑性地解决问题。在整个任务完成过程中，既要注意充分发挥学生主体作用，又要注重教师的引导作用。

【任务准备】

1. 课前准备　课前教师将具体生药品种入库前质量检查验收任务下达给学生，要求学生以小组为单位，利用本书及有关标准、工具书拟定该批生药质量验收实施方案，包括取样、性状鉴定等具体实施办法。学生根据课前教师布置作业要求以小组为单位共同完成该批生药质量验收实施方案的拟定。

2. 现场准备　①常用茎木皮类生药与饮片；②放大镜、刀片；③现行版《中国药典》；④有条件的还可模拟来货现场。

【任务实施】 学生扮演生药质检人员完成取样、性状鉴定、出具质检报告。

一、茎木皮类生药概念

药用部位为木本植物的茎藤或仅用其木材部分，少数为草本植物茎藤，这类中药称“茎木类中药”。实际上应属于两类，即茎类中药药用为植物的茎藤、茎枝、茎刺或茎的髓部，这类中药称“茎类中药”。

药用为木本植物茎形成层以内各部分，这类中药称为“木类中药”。其药用部位实际为木材。木材又可分边材和心材两部分。

药用部位为裸子植物或被子植物（其中主要是双子叶植物）的茎干、枝和根的形成层以外部位。这类中药称皮类中药。它由外向内包括周皮、皮层、初生和次生韧皮部等部分。其中大多为木本植物茎干的皮，如黄柏、杜仲；少数为根皮，如牡丹皮、桑白皮；或为枝皮，如秦皮等。

二、茎木类生药的性状鉴定

茎木类生药包括茎类生药和木类生药。茎类生药来源于药用木本植物的茎，以及少数草本植物的茎藤，包括茎藤、茎枝、茎刺、茎髓等。木类生药来源于药用部位为木本植物茎的形成层以内的部分，通称为木材。一般木材可分为边材和心材两部分。边材含水分较多，颜色较浅，心材由于蓄积了较多的挥发油和树脂类物质，颜色较深，质地亦较致密而重。木类中药大多采用心材部分。一般应注意其形状、大小、粗细、表面、颜色、质地、折断面及气味等，带叶的茎枝，还应观察叶的特征。

(1) 观察形状　茎类中药的形状以圆柱形较多，也有扁圆柱形、方形的。有些茎的木部较发达，商品常切成斜向横切片，或不规则段片。木质藤本多扭曲不直，大小粗细不一。

(2) 观察表面　草质茎表面多沟纹，具有粗细不等的棱线，如天仙藤；表面大多为棕黄色，少数显特殊的颜色，如鸡血藤为红紫色。未除去木栓层的茎藤尚可见深浅不一的纵横裂纹或栓皮剥落后的痕迹，皮孔大多可见。木类中药的表面颜色各异，多数有棕褐色树脂状条纹和斑块。

(3) 观察断面　茎的断面有放射状的木部与射线相间排列，习称“车轮纹”、“菊花心”等。中央有时尚可见有髓部，有时常成空洞状。

(4) 嗅气尝味　气味常可帮助鉴别，如海风藤味苦，有辛辣感，青风藤味苦而无辛辣味可以区别。木类药如降香、沉香等则气香。

三、皮类生药的性状鉴定

皮类来源于被子植物和裸子植物的茎干、枝、根的形成层以外的部分，包括周皮—皮层—韧皮部。皮类生药鉴别应注意形状、外表面的颜色、纹理、皮孔和附属物、内表面、横折断面、气味等特征，其中皮孔形态、横折断面、气味等方面是鉴别的主要内容。皮类生药常横切成丝或成碎片，饮片鉴别应注意切面的纹理、颜色及外表面的特征等。

多数较薄的干皮或枝皮，在干燥过程中，因内外层组织散失水分不同而成卷曲状态。①弯曲状：树皮稍向内表面弯曲。②槽状：树皮两边向内弯曲成半管状。③管状（筒状）：树皮向内弯曲至两侧相接，呈管状。其中，单卷筒状为树皮向一面弯曲，以至两侧重叠，如肉桂；双卷筒状为树皮的两侧各自向内弯曲成双筒状，形如"如意"，故具有这种形状的厚朴，亦称"如意朴"。④反曲：树皮向外表面略弯曲，皮的外层在凹的一面。

皮类生药横向折断面的特征与皮的各部组织的组成和排列方式有密切关系，因此是皮类生药的重要鉴别特征。折断面的形状主要有下列数种。①平坦状：富有薄壁组织而无纤维束或石细胞群的皮，其折断面通常是平坦的。②颗粒状：组织中富有石细胞群的皮，折断面常呈颗粒状突起。③纤维状：组织中富含纤维的皮，折断面可见细的纤维状物或刺状物。④层状：其组织中纤维束和薄壁组织呈切向带状间隔排列，折断时裂面形成明显的层片状。

大血藤

【来源】 木通科植物大血藤 *Sargentodoxa cuneata* (Oliv.) Rehd. et Wils. 的干燥藤茎。

【产地】 主产湖北、四川、江西、河南、江苏、浙江、安徽等地。

【采收加工】 秋、冬二季采收，除去侧枝，截段或者润透切厚片，干燥。

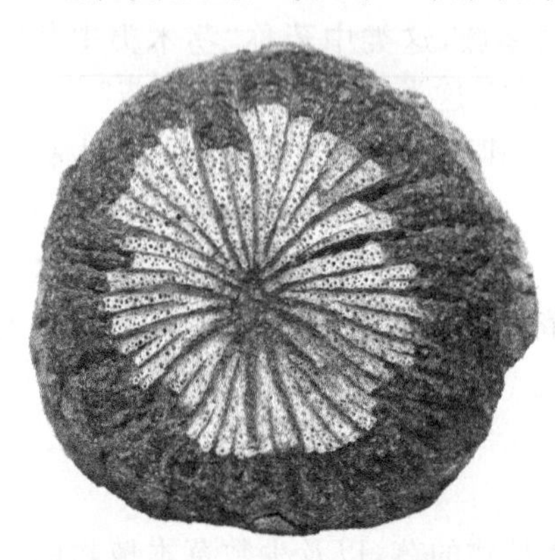

图 2-2-1 大血藤（横切面）

【性状鉴定】

1. 生药 呈圆柱形，略弯曲，长 30～60 cm，直径 1～3 cm。表面灰棕色，粗糙，外皮常呈鳞片状剥落，剥落处显暗红棕色，有的可见膨大的节和略凹陷的枝痕或叶痕。质硬，断面皮部红棕色，有数处向内嵌入木部，木部黄白色，有多数细孔状导管，射线呈放射状排列。气微，味微涩。见图 2-2-1。

以条匀、粗如指、皮部红棕色者为佳。

2. 饮片 为类椭圆形的厚片。外表皮灰棕色，粗糙。切面皮部红棕色，有数处向内嵌入木部，木部黄白色，有多数导管孔，射线呈放射状排列。气微，味微涩。

【功效】 清热解毒，活血，祛风止痛。

鸡血藤

【来源】 为豆科植物密花豆 *Spatholobus suberectus* Dunn 的干燥藤茎。

【产地】 主产于广东、广西，福建、云南、贵州也有生产。

【采收加工】 秋、冬二季采收，除去枝叶，切片，晒干。

(1) 鸡血藤 除去枝叶，锯成 30～60 cm 长段，晒干。

(2) 鸡血藤片 趁鲜切斜厚片，晒干或烘干。

【性状鉴定】

1. 生药 为椭圆形、长矩圆形或不规则的斜切片，厚 0.3～1 cm，栓皮灰棕色，有的可见灰白色斑，栓皮脱落处显红棕色。质坚硬。切面木部红棕色或棕色，导管孔多数；韧皮部有树脂状分泌物呈红棕色至黑棕色，与木部相间排列呈数个同心性椭圆形环或偏心性半圆形环；髓部偏向一侧。气微，味涩。见

图2-2-2。

以条匀、切面有赤褐色层圈、树脂状分泌物多者为佳。

2. 饮片 切面木部呈淡红色或棕色，有多数小孔（导管）；皮部内侧树脂样分泌物红棕色或黑棕色，与木部相间排列呈 3～8 个偏心性半圆环；髓部偏向一侧。气微，味涩。余同生药。

【功效】 活血补血，调经止痛，舒筋活络。

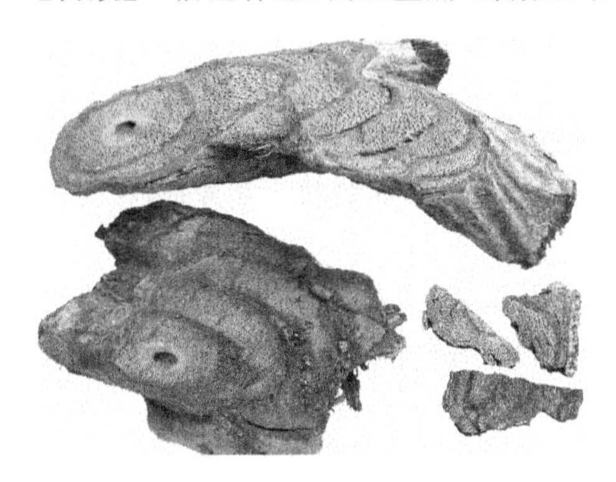

图 2-2-2 鸡血藤

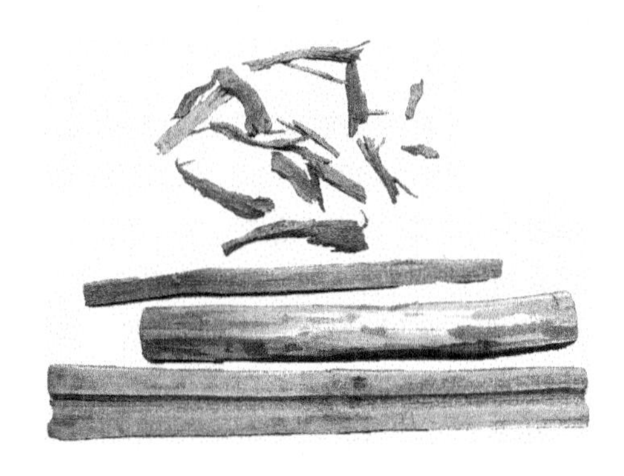

图 2-2-3 苏木

苏 木

【来源】 豆科植物苏木 *Caesalpinia sappan* L. 的干燥心材。

【产地】 我国云南、贵州、四川、广西、广东、福建和台湾省有栽培。原产印度、缅甸、越南、马来半岛及斯里兰卡。

【采收加工】 多于秋季采伐，除去白色边材，干燥。

【性状鉴定】

1. 生药 呈长圆柱形或对剖半圆柱形，长 10～100 cm，直径 3～12 cm。表面黄红色至棕红色，具刀削痕，常见纵向裂缝。质坚硬。断面略具光泽，年轮明显，有的可见暗棕色、质松、带亮星的髓部。气微，味微涩。取小段放入热水中，水被染成桃红色。见图 2-2-3 下。

以粗大、坚实、色红黄者为佳。

2. 饮片 苏木刨片为不规则的长条形，厚约 0.5 mm，宽狭不一，通常宽 1 cm 左右，全体呈红黄色或黄棕色，少数带有黄白色的边材；表面有纵纹。质脆，易断。余同生药。见图 2-2-3 上。

【功效】 活血化瘀，消肿止痛。

降 香

【来源】 为豆科植物降香檀 *Dalbergia odorifera* T. Chen 树干和根的干燥心材。

【产地】 主产于广东、海南。

【采收加工】 全年均可采收，除去边材，阴干。

【性状鉴定】

1. 生药 呈类圆柱形或不规细块状。表面紫红色或红褐色，切面有致密的纹理。断面略具光泽。质硬，有油性。气微香，味微苦。见图 2-2-4。

以色紫红、质坚实、富油性、香气浓者为佳。

2. 饮片 除去杂质，劈成小块，碾成细粉或镑片。余同生药。

【功效】 化瘀止血，理气止痛。

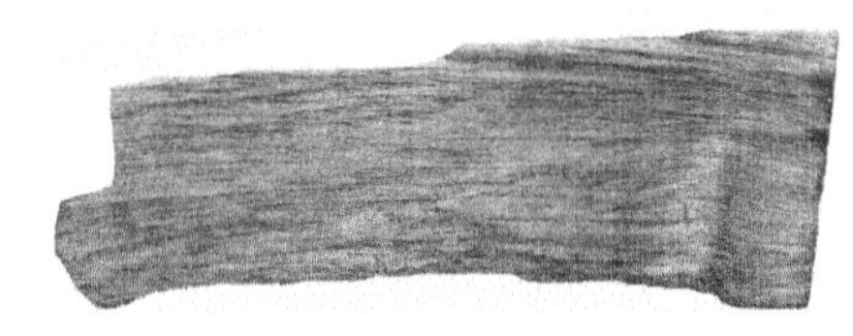

图 2-2-4 降香

沉　香

【来源】 为瑞香科植物白木香 *Aquilaria sinensis Gilg* 含有树脂的木材。

【产地】 白木香主产于广东、海南、广西、福建等省区。

【采收加工】 全年均可采收，割取含树脂的木材，除去不含树脂的部分，阴干。

【性状鉴定】

1. 生药 呈不规则块、片状或盔帽状，有的为小碎块。表面凹凸不平，有刀痕，偶有孔洞，可见黑褐色树脂与黄白色木部相间的斑纹，孔洞及凹窝表面多呈朽木状。质较坚实，断面刺状。气芳香，味苦。燃烧时有油渗出，并有浓烟。见图 2-2-5 左。

以油润、体重、香气浓、能沉水者为佳。注意商品中常混有伪品沉香，系用它种木材加工的伪制品或混充品，呈不规则片状或块状，表面黄白色，可见刀劈痕、伪造的网状纹理及细小的孔洞，无树脂状物，气弱，味淡。注意鉴别。

2. 饮片 除去枯废白木，劈成小块。用时捣碎或研成细粉。余同生药。见图 2-2-5 右。

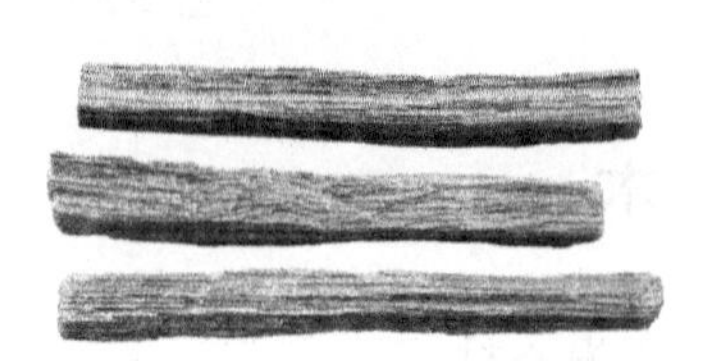

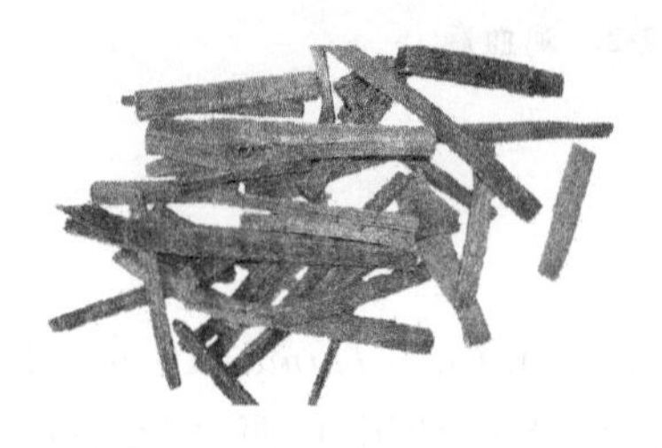

图 2-2-5 沉香

【功效】 行气止痛，温中止呕，纳气平喘。

知识拓展

进口沉香

进口沉香又名沉水香、燕口香、蓬莱香、芝兰香、青桂香等。来自瑞香科植物沉香 *Aquilar agallocha* Roxb. 的含树脂的心材。主产于印度尼西亚、马来西亚、新加坡、越南、柬埔寨、伊朗、泰国等地。性状特征：进口沉香多呈圆柱形或不规则棒状，表面为黄棕色或灰黑色；质坚硬而重，能沉于水或半沉于水；气味较浓，燃之发浓烟，香气强烈。药效比白木香佳。

通　草

【来源】 为五加科植物通脱木 *Tetrapanax papyrifer* 的干燥茎髓。

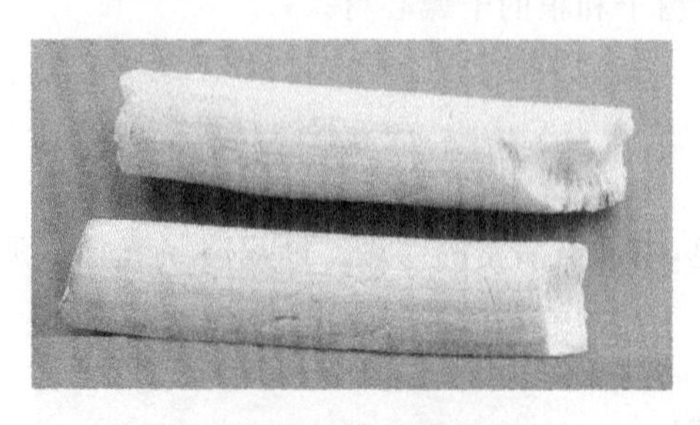

图 2-2-6 通草

【产地】 产于贵州、四川、云南。

【采收加工】 秋季割取茎，截成段，趁鲜取出髓部，理直，晒干。

【性状鉴定】

1. 生药 呈圆柱形，长 20～40 cm，直径 1～2.5 cm。表面白色或淡黄色，有浅纵沟纹。体轻，质松软，稍有弹性，易折断，断面平坦，显银白色光泽，中部有直径 0.3～1.5 cm 的空心或半透明的薄膜，纵剖面呈梯状排列，实心者少见。气微，味淡。见图 2-2-6。

以条粗壮、色洁白、有弹性、空心有隔膜者为佳。

2. 饮片 厚片。中部空心或有半透明的薄膜，纵剖面呈梯状排列。气微，味淡。

【功效】 清热利尿，通气下乳。

钩 藤

【来源】 为茜草科植物钩藤 *Uncaria rhynchophylla* Miq. ex Havil.、大叶钩藤 *Uncaria macrophylla* Wall.、毛钩藤 *Uncaria hirsuta* Havil.、华钩藤 *Uncaria sinensis* Havil. 或无柄果钩藤 *Uncaria sessilifructus* Roxb. 的干燥带钩茎枝。秋、冬二季采收，去叶，切段，晒干。

【产地】 主产于广西、广东、湖北、湖南等省区。

【采收加工】 秋、冬二季采收，去叶，切段，晒干。

【性状鉴定】 茎枝呈圆柱形或类方柱形，长 2～3 cm，直径 0.2～0.5 cm。表面红棕色至紫红色者，具细纵纹，光滑无毛；黄绿色至灰褐色者有的可见白色点状皮孔，被黄褐色柔毛。多数枝节上对生两个向下弯曲的钩(不育花序梗)，或仅一侧有钩，另一侧为突起的瘢痕；钩略扁或稍圆，先端细尖，基部较阔；钩基部的枝上可见叶柄脱落后的窝点状痕迹和环状的托叶痕。质坚韧，断面黄棕色，皮部纤维性，髓部黄白色或中空。气微，味淡。见图 2-2-7。

以质坚、色红褐或棕褐、有钩者为佳。

【功效】 息风定惊，清热平肝。

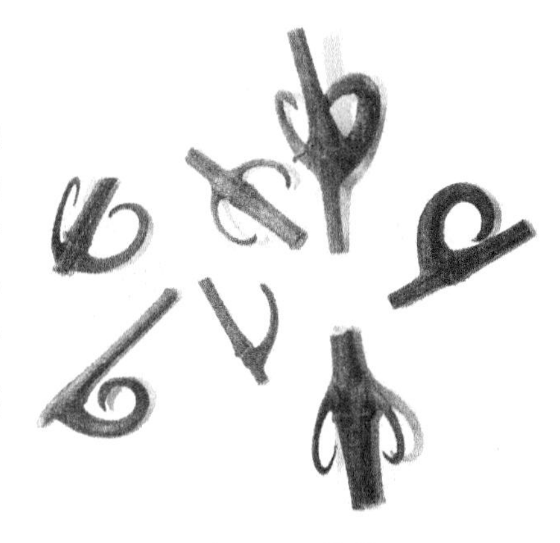

图 2-2-7 钩藤

红 豆 杉

【来源】 红豆杉科植物东北红豆杉 *Taxus cuspidate* Sieb. Et Zucc. 或红豆杉 *T. chinesis* Rehd. 的干燥树皮和枝叶。

【产地】 前者主产于东北，后者主产于西北、西南。

【采收加工】 人工栽培的红豆杉一般在第 3 年后即可适当采收枝叶。鲜叶一年四季均可采收。

【性状鉴定】

东北红豆杉 干皮弯曲或呈浅槽状，粗糙；内表面红棕色，有细纵纹；质硬而脆，断面纤维性。枝皮红褐色，有浅裂；密生稍突起的叶柄残基。枝横断面灰白色至淡棕色，周围有较薄的栓皮，年轮和放射状木部射线可见，髓部细小，棕色，常枯朽。气特异，味苦涩。

红豆杉 树皮微卷，外表面灰褐色，易脱落，内表面红黄色，有纵沟纹；质坚，折断面厚 10～15 mm，不整齐，纤维状。气微，味微涩。

以质坚、外表面色红褐色，内表面红棕色者为佳。

【药用研究】 现代关于红豆杉的药用研究，呈现出“西热中冷”的状况，即西医对红豆杉的有效成分研究、药理研究、动物实验、临床实验做得越来越深入，如在红豆杉属的植物中分离出 20 多个新的紫杉烷类二萜化合物，其中以紫杉醇的抗癌活性最强。根据研究表明，紫杉醇对白血病、乳腺癌的治疗效果最好，对子宫内膜癌、卵巢癌、肺癌、脑癌等也均有不同程度的疗效。同时，还可用于肾炎、糖尿病的治疗。相比之下，中医对红豆杉功用的认识仍然停留在“治食积”“驱虫”等几个简单的功能上。

知识拓展

红豆杉不可随意使用

红豆杉的药用价值在于能从其树皮、根部、枝叶中提取紫杉醇制作抗癌药物，注射给药。直接服用红豆杉并没有明显医疗效果，而且随意服用红豆杉，极易中毒。误食红豆杉可出现头昏、瞳孔放大、恶心、呕吐、肌无力等症状，甚至导致死亡。为了保障民众安全，提高本品的药用利用度，2002 年国家食品药品监督管理局禁止将红豆杉作为保健品、食品原料使用。

桑白皮

【来源】 为桑科植物桑 *Morw alba* L. 的干燥根皮。

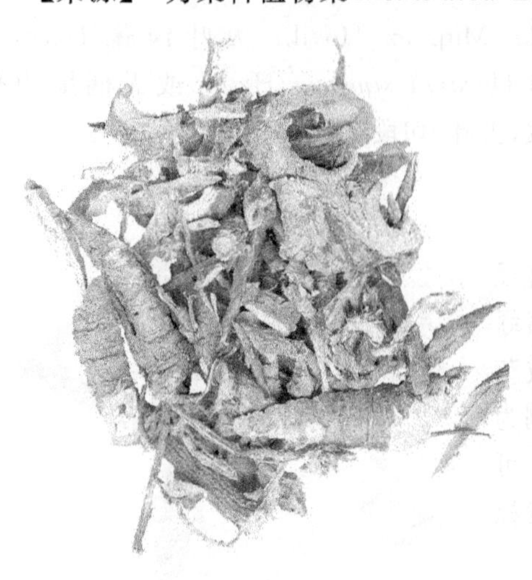

图 2-2-8 桑白皮

【产地】 主产于河南、安徽、四川、湖南、河北、广东。以河南、安徽产量大，并以亳桑皮质量佳。

【采收加工】 秋末叶落时至次春发芽前采挖根部，刮去黄棕色粗皮，纵向剖开，剥取根皮，晒干。

【性状鉴定】

1. 生药 呈扭曲的卷筒状、槽状或板片状，长短宽窄不一，厚 1～4 mm。外表面白色或淡黄白色，较平坦，有的残留橙黄色或棕黄色鳞片状粗皮；内表面黄白色或灰黄色，有细纵纹。体轻，质韧，纤维性强，难折断，易纵向撕裂，撕裂时有粉尘飞扬。气微，味微甘。

以色白、皮厚、柔韧者为佳。

2. 饮片 呈段状，余同生药。见图 2-2-8。

【功效】 泻肺平喘，利水消肿。

牡丹皮

【来源】 为毛茛科植物牡丹 *Paeonia suffruticosa* Andr. 的干燥根皮。

【产地】 主产安徽、四川、河南及山东等省。

【采收加工】 秋季采挖根部，除去细根和泥沙，剥取根皮，晒干或刮去粗皮，除去木心，晒干。前者习称原丹皮或连丹皮，后者习称刮丹皮或粉丹皮。

【性状鉴定】

1. 生药

连丹皮 呈筒状或半筒状，有纵剖开的裂缝，略向内卷曲或张开，长 5～20 cm，直径 0.5～1.2 cm，厚 0.1～0.4 cm。外表面灰褐色或黄褐色，有多数横长皮孔样突起和细根痕，栓皮脱落处粉红色；内表面淡灰黄色或浅棕色，有明显的细纵纹，常见发亮的结晶。质硬而脆，易折断，断面较平坦，淡粉红色，粉性。气芳香，味微苦而涩。

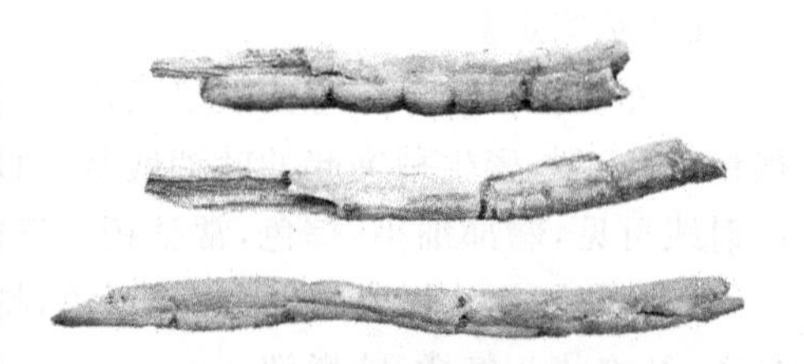

图 2-2-9 牡丹皮（刮丹皮）

刮丹皮 外表面有刮刀削痕，外表面红棕色或淡灰黄色，有时可见灰褐色斑点状残存外皮。见图2-2-9。

以条粗长、皮厚、无木心、断面白色、粉性足、内表面结晶多、香气浓者为佳。

2. 饮片 呈圆形或卷曲形的薄片。连丹皮外表面灰褐色或黄褐色，栓皮脱落处粉红色；刮丹皮外表面红棕色或淡灰黄色。内表面有时可见发亮的结晶。切面淡粉红色，粉性。气芳香，味微苦而涩。

【功效】 清热凉血，活血化瘀。

厚朴

【来源】 木兰科植物厚朴 *Magnolia officinalis* Rehd. et Wils. 或凹叶厚朴 *Magnolia officinalis* Rehd. et Wils. var. biloba Rehd. et Wi ls. 的干燥干皮、根皮及枝皮。

【产地】 厚朴主产于湖北、四川，习称“紫油厚朴”或“川朴”，质最佳；凹叶厚朴主产于浙江，习称“温朴”。

【采收加工】 4—6 月剥取，根皮和枝皮直接阴干；干皮置沸水中微煮后，堆置阴湿处，“发汗”至内表面变紫褐色或棕褐色时，蒸软，取出，卷成筒状，干燥。

【性状鉴定】

1. 生药

干皮　呈卷筒状或双卷筒状，长 30～35 cm，厚 0.2～0.7 cm，习称“筒朴”；近根部的干皮一端展开如喇叭口，长 13～25 cm，厚 0.3～0.8 cm，习称“靴筒朴”。外表面灰棕色或灰褐色，粗糙，有时呈鳞片状，较易剥落，有明显椭圆形皮孔和纵皱纹，刮去粗皮者显黄棕色。内表面紫棕色或深紫褐色，较平滑，具细密纵纹，划之显油痕。质坚硬，不易折断，断面颗粒性，外层灰棕色，内层紫褐色或棕色，有油性，有的可见多数小亮星。气香，味辛辣、微苦。见图 2-2-10 左。

根皮(根朴)　呈单筒状或不规则块片；有的弯曲似鸡肠，习称“鸡肠朴”。质硬，较易折断，断面纤维性。

枝皮(枝朴)　呈单筒状，长 10～20 cm，厚 0.1～0.2 cm。质脆，易折断，断面纤维性。

以皮厚、肉细、油性足、内表面色紫棕而有发亮结晶物、香气浓者为佳。

2. 饮片　呈弯曲的丝条状或单、双卷筒状。外表面灰褐色，有时可见椭圆形皮孔或纵皱纹。内表面紫棕色或深紫褐色，较平滑，具细密纵纹，划之显油痕。切面颗粒性，有油性，有的可见小亮星。气香，味辛辣、微苦。见图 2-2-10 右。

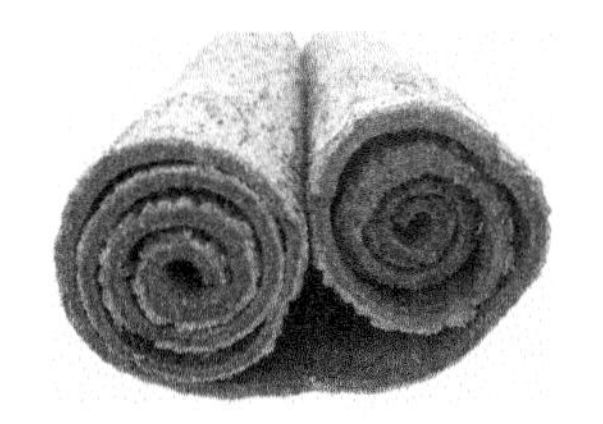

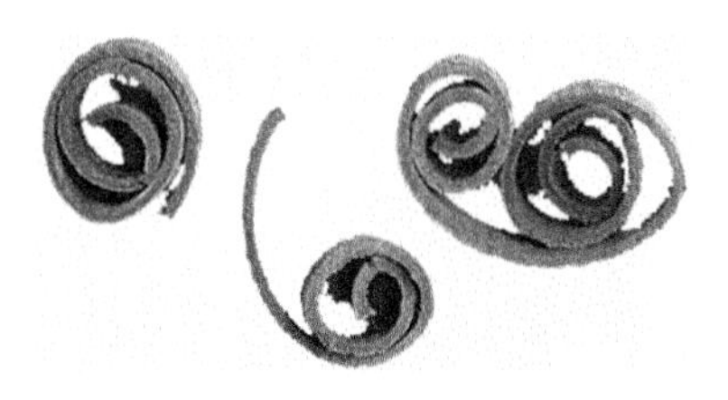

图 2-2-10　厚朴

【功效】 燥湿消痰，下气除满。

肉　桂

【来源】 为樟科植物肉桂 *Cinnamomum cassia* Presl 的干燥树皮。

【产地】 主产于广西、广东等省区。

【采收加工】 多于秋季剥取，阴干。

桂通(官桂)　为剥取栽培 5～6 年生幼树的干皮和粗枝皮，或老树枝皮，不经压制，自然卷曲成筒状。

企边桂　为剥取 10 年生以上的干皮，将两端削成斜面，突出桂心，夹在木质的凹凸板中间，压成两侧向内卷曲的浅槽状。

板桂　剥取老年树最下部近地面的干皮，夹在木质的桂夹内，晒至九成干，经纵横堆叠，加压，约 1 个月完全干燥，成为扁平板状。

桂碎　在桂皮加工过程中碎块。

【性状鉴定】

1. 生药　呈槽状或卷筒状，长 30～40 cm，宽或直径 3～10 cm，厚 0.2～0.8 cm。外表面灰棕色，稍粗糙，有不规则的细皱纹和横向突起的皮孔，有的可见灰内色的斑纹；内表面红棕色，略平坦，有细纵纹，划之显油痕。质硬而脆，易折断，断面不平坦，外层棕色而较粗糙，内层红棕色而油润，两层间有 1 条黄棕色的线纹。气香浓烈，味甜、辣。见图 2-2-11 左。

以不破碎、体重、外皮细、肉厚、断面色紫、油性大、香气浓厚、味甜辣、嚼之渣少者为佳。

2. 饮片　除去杂质及粗皮。用时捣碎。余同生药。见图 2-2-11 右。

【功效】 补火助阳，引火归元，散寒止痛，温通经脉。

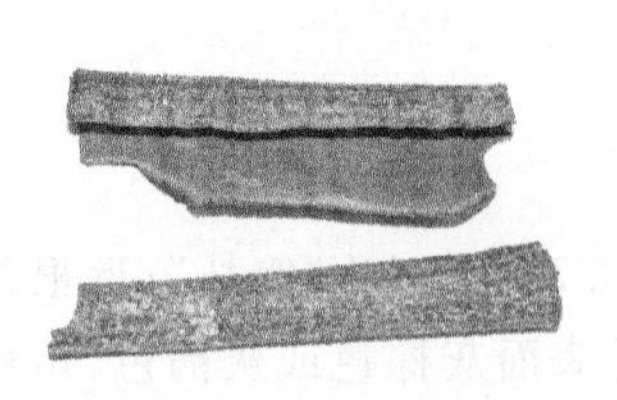
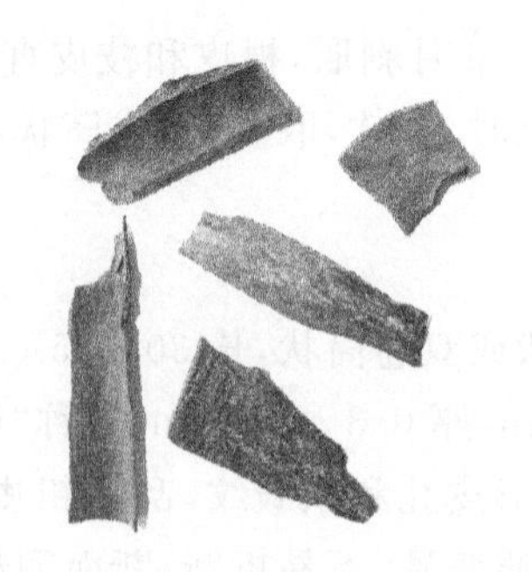

图 2-2-11 肉桂

杜 仲

【来源】 为杜仲科植物杜仲 *Eucommia ulmoides* Oliv. 的干燥树皮。

【产地】 主产于四川、湖北、贵州及河南等省。

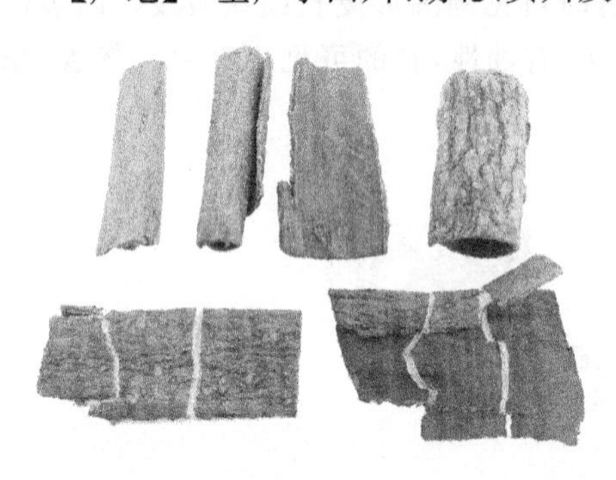

图 2-2-12 杜仲

【采收加工】 4—6 月剥取，刮去粗皮，堆置“发汗”至内皮呈紫褐色，晒干。盐杜仲取杜仲块或丝，照盐炙法炒至断丝、表面焦黑色。

【性状鉴定】

1. 生药 呈板片状或两边稍向内卷，大小不一，厚 3～7 mm。外表面淡棕色或灰褐色，有明显的皱纹或纵裂槽纹，有的树皮较薄，未去粗皮，可见明显的皮孔。内表面暗紫色，光滑。质脆，易折断，断面有细密、银白色、富弹性的橡胶丝相连。气微，味稍苦。见图 2-2-12。

以皮厚、块大、去净粗皮、内表面暗紫色、断面丝多者为佳。

2. 饮片

杜仲 刮去残留粗皮，洗净，切块或丝，干燥。呈小方块或丝状。外表面淡棕色或灰褐色，有明显的皱纹。内表面暗紫色。断面有细密、银白色、富弹性的橡胶丝相连。气微，味稍苦。

盐杜仲 形如杜仲块或丝，表面黑褐色，内表面褐色，折断时胶丝弹性较差。味微咸。余同生药。

【功效】 补肝肾，强筋骨，安胎。

黄 柏

【来源】 为芸香科植物黄皮树 *Phellodendron chinense* Schneid. 的干燥树皮，习称“川黄柏”。

【产地】 主产于四川、贵州等省。

【采收加工】 剥取树皮后，除去粗皮，晒干。盐黄柏取黄柏丝，照盐水炙法炒干。黄柏炭取黄柏丝，照炒炭法炒至表面焦黑色。

【性状鉴定】

1. 生药 呈板片状或浅槽状，长宽不一，厚 1～6 mm。外表面黄褐色或黄棕色，平坦或具纵沟纹，有的可见皮孔痕及残存的灰褐色粗皮；内表面暗黄色或淡棕色，具细密的纵棱纹。体轻，质硬，断面纤维性，呈裂片状分层，深黄色。气微，味极苦，嚼之有黏性。见图 2-2-13 左。

以皮厚、断面色黄者为佳。

2. 饮片

黄柏 呈丝条状。外表面黄褐色或黄棕色。内表面暗黄色或淡棕色，具纵棱纹。切面纤维性，呈裂片状分层，深黄色。味极苦。余同生药。见图 2-2-13 右。

盐黄柏 形如黄柏丝，表面深黄色，偶有焦斑。味极苦，微咸。余同生药。

黄柏炭　形如黄柏丝，表面焦黑色，内部深褐色或棕黑色。体轻，质脆，易折断。味苦涩。余同生药。

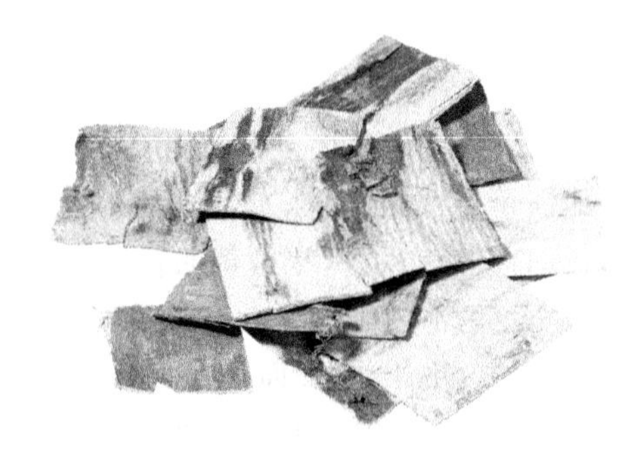
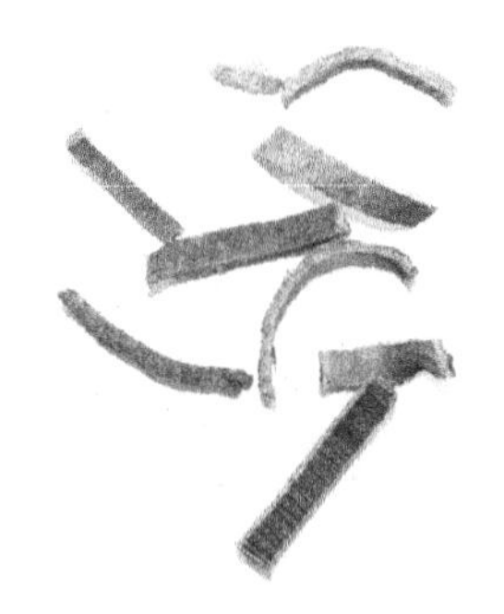

图 2-2-13　黄柏

【功效】 清热燥湿，泻火除蒸，解毒疗疮。

知识拓展

关　黄　柏

关黄柏为芸香科植物黄檗 *Phellodendron amurense* Rupr. 的树皮。呈板片状或浅槽状，长宽不一，厚 2～4 mm。外表面黄绿色或淡棕黄色，较平坦，有不规则的纵裂纹，皮孔痕小而少见，偶有灰白色的粗皮残留。内表面黄色或黄棕色。体轻，质较硬，断面纤维性，有的呈裂片状分层，鲜黄色或黄绿色。气微，味极苦，嚼之有黏性。

秦　皮

【来源】 为木犀科植物苦枥白蜡树 *Fraxinus rhynchophylla* Hance、白蜡树 *Fraxinus chinensis* Roxb.、尖叶白蜡树 *Fraxinus szaboana* Lingelsh. 或宿柱白蜡树 *Praxinus stylosa* Lingelsh. 的干燥枝皮或干皮。

【产地】 主产陕西、四川、宁夏、云南、贵州、河北。

【采收加工】 春、秋二季剥取，晒干。

【性状鉴定】

1. 生药

枝皮　呈卷筒状或槽状，长 10～60 cm，厚 1.5～3 mm。外表面灰白色、灰棕色至黑棕色或相间呈斑状，平坦或稍粗糙，并有灰白色圆点状皮孔及细斜皱纹，有的具分枝痕。内表面黄白色或棕色，平滑。质硬而脆，断面纤维性，黄白色。取本品，加热水浸泡，浸出液在日光下可见碧蓝色荧光。气微，味苦。见图 2-2-14。

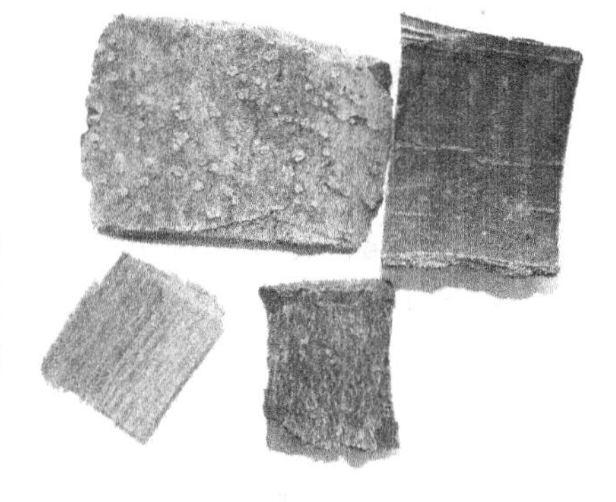

图 2-2-14　秦皮

干皮　为长条状块片，厚 3～6 mm。外表面灰棕色，具龟裂状沟纹及红棕色圆形或横长的皮孔。质坚硬，断面纤维性较强。

以条长呈筒状、外皮薄而光滑、干皮除去皮鳞、味苦浓者为佳。

2. 饮片　为长短不一的丝条状。外表面灰白色、灰棕色或黑棕色。内表面黄白色或棕色，平滑。切面纤维性。质硬。气微，味苦。

【功效】 清热燥湿，收涩止痢，止带，明目。

五　加　皮

【来源】 为五加科植物细柱五加 *Acanthopanax gracilistylus* W. W. Smith 的干燥根皮。

【产地】 主产于湖北、河南、安徽等地。

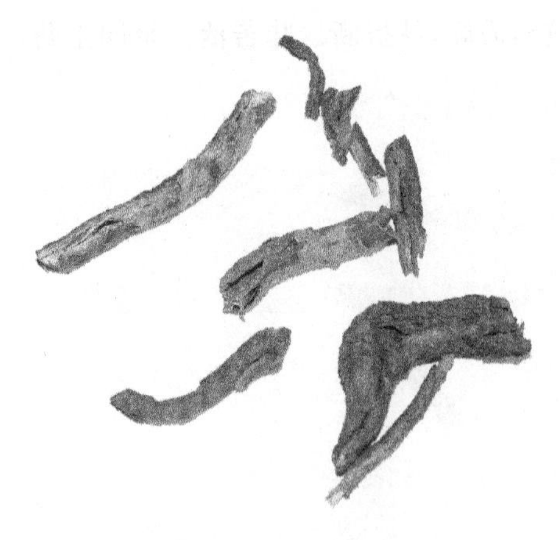
图 2-2-15 五加皮

【采收加工】 夏、秋二季采挖根部,洗净,剥取根皮,晒干。

【性状鉴定】

1. 生药 呈不规则卷筒状,长 5~15 cm,直径 0.4~1.4 cm,厚约 0.2 cm。外表面灰褐色,有稍扭曲的纵皱纹和横长皮孔样瘢痕;内表面淡黄色或灰黄色,有细纵纹。体轻,质脆,易折断,断面不整齐,灰白色。气微香,味微辣而苦。见图 2-2-15。

2. 饮片 呈不规则的厚片。外表面灰褐色,有稍扭曲的纵皱纹及横长皮孔样瘢痕;内表面淡黄色或灰黄色,有细纵纹。切面不整齐,灰白色。气微香,味微辣而苦。余同生药。

以粗长、皮厚、气香、无木心者为佳。

【功效】 祛风除湿,补益肝肾,强筋壮骨,利水消肿。

(蒋 媛)

任务 2-3 常用叶类及花类生药的性状鉴定

【任务介绍】 有若干批若干数量的叶类及花类生药入库,你作为质检人员将利用性状鉴定方法对这些生药进行入库前质量检查验收,出具质量检验报告。对符合质量要求的下达质量检验合格通知书,同意入库。对存在质量问题者应根据具体情况分别提出加工、挑选、退货等处理意见。

【任务解析】 该项任务应在正确完成取样工作基础上,利用性状鉴定方法准确鉴别叶类及花类生药的真伪优劣,把好该类生药入库质量验收关。要求学生能正确取样,能准确把握该类常用生药的来源、药用部位和性状鉴别要点,并能在质量验收中熟练运用。同时,要求学生具备从事相关职业活动所需要的工作方法、自主学习能力和团队协作精神,具有科学的思维习惯和信息判断与选择能力,能有逻辑性地解决问题。在整个任务完成过程中,既要注意充分发挥学生主体作用,又要注重教师的引导作用。

【任务准备】

1. 课前准备 课前教师将具体生药品种入库前质量检查验收任务下达给学生,要求学生以小组为单位,利用本书及有关标准、工具书拟定该批生药质量验收实施方案,包括取样、性状鉴定等具体实施办法。学生根据课前教师布置作业要求以小组为单位共同完成该批生药质量验收实施方案的拟定。

2. 现场准备 ①常用叶类及花类生药的生药与饮片;②解剖镜或放大镜、烧杯、水;③现行版《中国药典》;④有条件的还可模拟来货现场。

【任务实施】 学生扮演生药质检人员完成取样、性状鉴定、出具质检报告。

一、叶类生药概念

叶类生药是指以植物叶入药的生药总称。一般多用完整、已长成的干燥叶,仅少数为嫩叶。药用部位多为单叶,如桑叶;仅少数为复叶的小叶,如番泻叶。叶类生药中,有时为带叶的枝梢,如侧柏叶等。

二、花类生药概念

花类生药通常包括完整的花、花序或花的某一部分。完整的花多为未开放的花蕾(如辛夷、丁香),少数为已开放的花朵(如洋金花、红花);花序包括已开放的花序(如菊花)和未开放的花序(如款冬花);花的某一部分,如柱头(西红花)、雄蕊(莲须)、花柱(玉米须)、花粉粒(松花粉)等。

三、叶类生药的性状鉴定

叶类生药多质地较薄,再经采收、干燥、包装和运输后,常皱缩卷曲或破碎。在性状鉴定时,可将叶片用温水浸泡后展开，必要时可借助解剖镜或放大镜，或对着光线透视观察。主要应注意以下几点：首先应观察大量叶子所显示的颜色和状态，即叶片是完整的还是破碎的，是单叶或是复叶的小叶片，有无茎枝或叶轴，是平坦的还是皱缩的，鉴定时要选择有代表性的样品进行观察。其次应注意叶片的大小、形状、叶缘、叶端、叶基、颜色、叶脉的类型和凹凸、分布情况、质地、表面特征，如有无毛茸和腺点、叶柄的有无及长短、叶翼、叶轴、叶鞘、托叶和茎枝的有无以及叶片的气味等。

四、花类生药的性状鉴定

花类生药因采收、加工、包装和运输等因素的影响，原有形状颜色多较新鲜时稍有改变，多皱缩、破碎，且有些植物的花或花序很小，不易辨认，必要时可在水中浸泡展开后再于放大镜或解剖镜下观察。完整者多为圆锥状、团簇状、棒状、丝状或粉末状等，常具鲜艳的颜色和香气。性状鉴定时应首先辨明入药部位。

(1) 以花朵入药者，要注意观察花托、萼片、花瓣、雄蕊和雌蕊的数目、着生位置、形状、颜色、被毛与否、气味等。

(2) 以花序入药者，除单朵花的观察外，还需注意花序类别、总苞片或苞片的数目等。

(3) 以花的某一部分入药者，则只需观察此部分的形态结构特征。可将干品生药放入水中浸泡后再于放大镜下或解剖镜下观察。

银 杏 叶

【来源】 为银杏科植物银杏 *Ginkgo biloba* L. 的干燥叶。

【产地】 全国大部分地区均产。多为栽培品。

【采收加工】 秋季叶尚绿时采收，及时干燥。

【性状鉴定】 多皱褶或破碎，完整者呈扇形，长 3～12 cm，宽 5～15 cm。黄绿色或浅棕黄色，上缘呈不规则的波状弯曲，有的中间凹入，深者可达叶长的 4/5。具二叉状平行叶脉，细而密，光滑无毛，易纵向撕裂。叶基楔形，叶柄长 2～8 cm。体轻。气微，味微苦。见图 2-3-1。

以叶大、完整、色绿、梗少者为佳。

【功效】 活血化瘀，通络止痛，敛肺平喘，化浊降脂。

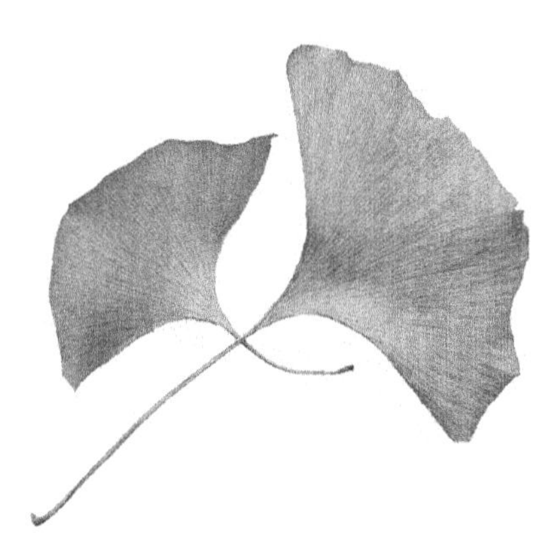

图 2-3-1 银杏叶

大 青 叶

【来源】 为十字花科植物菘蓝 *Isatis indigotica* Fort. 的干燥叶。

【产地】 主产于河北、河南、江苏、安徽等地。多为人工栽培。

【采收加工】 夏、秋二季分 2～3 次采收，除去杂质，晒干。

【性状鉴定】

1. 生药 多皱缩卷曲，有的破碎。完整叶片展平后呈长椭圆形至长圆状倒披针形，长 5～20 cm，宽 2～6 cm；上表面暗灰绿色，有的可见色较深稍突起的小点；先端钝，全缘或微波状，基部狭窄下延至叶柄呈翼状；叶柄长 4～10 cm，淡棕黄色。质脆。气微，味微酸、苦、涩。见图 2-3-2。

以叶片完整、色暗灰绿色者为佳。

2. 饮片 为不规则的碎段。叶片暗灰绿色，叶上表面有的可见色较深稍突起的小点；叶柄碎片淡棕黄色。

【功效】 清热解毒，凉血消斑。

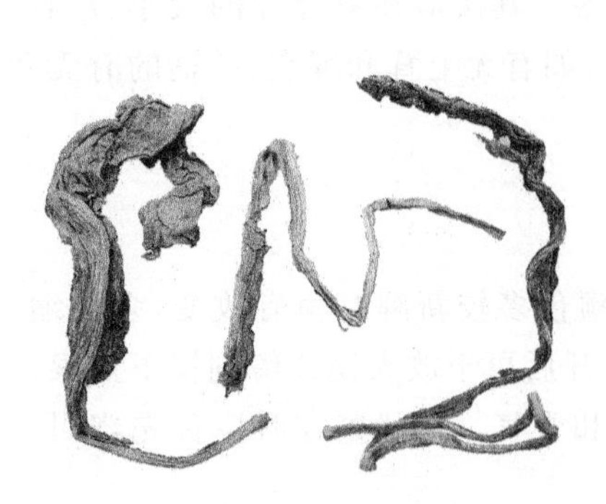

图 2-3-2　大青叶

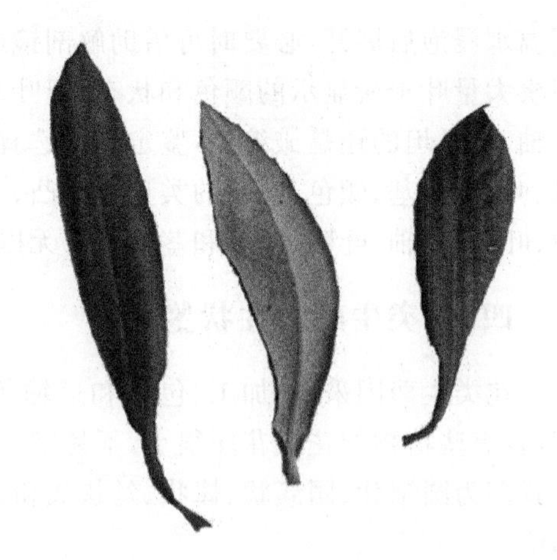

图 2-3-3　枇杷叶

枇 杷 叶

【来源】 为蔷薇科植物枇杷 *Eriobotrya japonica*（Thunb.）Lindl. 的干燥叶。

【产地】 主产于江苏、广东、浙江等地。江苏产量较大，通称“苏杷叶”；广东产质量佳，通称“广杷叶”。主为栽培品。

【采收加工】 全年均可采收，晒至七八成干时，扎成小把，再晒干。

【性状鉴定】

1. 生药 呈长圆形或倒卵形，长 12～30 cm，宽 4～9 cm。先端尖，基部楔形，边缘有疏锯齿，近基部全缘。上表面灰绿色、黄棕色或红棕色，较光滑；下表面密被黄色茸毛，主脉于下表面显著突起，侧脉羽状；叶柄极短，被棕黄色茸毛。革质而脆，易折断。气微，味微苦。见图 2-3-3。

以叶大、完整、叶厚、色灰绿者为佳。

2. 饮片 呈丝条状。表面灰绿色、黄棕色或红棕色，较光滑。下表面可见茸毛，主脉突出。革质而脆。气微，味微苦。

【功效】 清肺止咳，降逆止呕。

番 泻 叶

【来源】 为豆科植物狭叶番泻 *Cassia angustifolia* Vahl 或尖叶番泻 *Cassia acutifolia* Delile 的干燥小叶。

【产地】 狭叶番泻主产于印度南部及埃及，又称“印度番泻叶”；尖叶番泻主产于埃及，又称“亚历山大番泻叶”。我国海南、云南等地亦有栽培。

【采收加工】 狭叶番泻叶在开花前摘下叶片，阴干后压紧打包。尖叶番泻叶于 9 月间果实将成熟时，剪下枝条，摘取叶片晒干，按全叶与碎叶分别包装。

【性状鉴定】

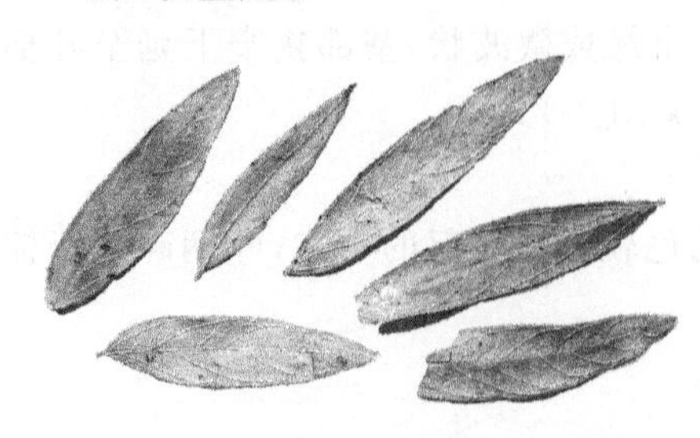

图 2-3-4　番泻叶

狭叶番泻　呈长卵形或卵状披针形，长 1.5～5 cm，宽 0.4～2 cm，叶端急尖，叶基稍不对称，全缘。上表面黄绿色，下表面浅黄绿色，无毛或近无毛，叶脉稍隆起。革质。气微弱而特异，味微苦，稍有黏性。见图 2-3-4。

尖叶番泻　呈披针形或长卵形，略卷曲，叶端短尖或微突，叶基不对称，两面均有细短茸毛。

以叶大、完整、干燥、色绿、枝梗少、无黄叶、碎叶及杂质者为佳。

【功效】 泻热行滞，通便，利水。

罗布麻叶

【来源】 为夹竹桃科植物罗布麻 *Apocynum venetum* L. 的干燥叶。

【产地】 主产于西北、华北及东北。野生或栽培。

【采收加工】 夏季采收，除去杂质，干燥。

【性状鉴定】 多皱缩卷曲，有的破碎，完整叶片展平后呈椭圆状披针形或卵圆状披针形，长 2～5 cm，宽 0.5～2 cm。淡绿色或灰绿色，先端钝，有小芒尖，基部钝圆或楔形，边缘具细齿，常反卷，两面无毛，叶脉于下表面突起；叶柄细，长约 4 mm。质脆。气微，味淡。见图 2-3-5。

以完整、色绿者为佳。

【功效】 平肝安神，清热利水。

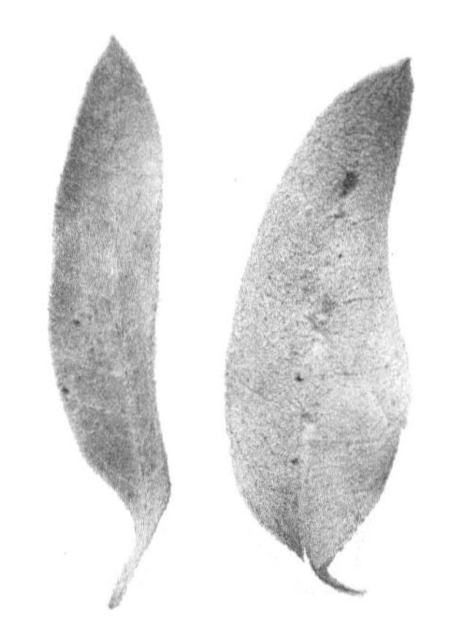

图 2-3-5 罗布麻叶

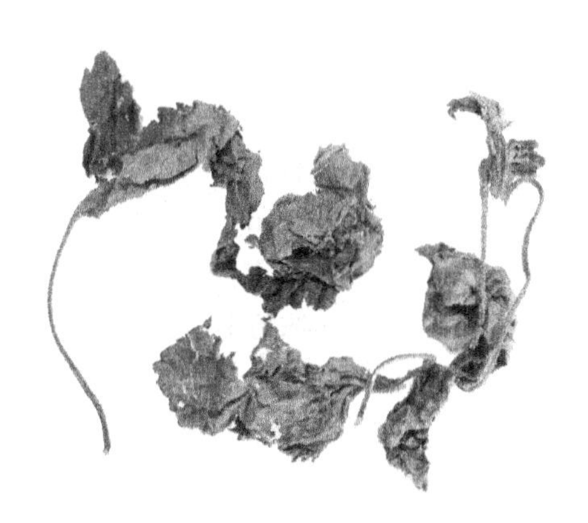

图 2-3-6 紫苏叶

紫苏叶

【来源】 为唇形科植物紫苏 *Perilla frutescens* (L.)Britt. 的干燥叶(或带嫩枝)。

【产地】 主产于江苏、浙江、河北等省，全国大部分地区均产。

【采收加工】 夏季枝叶茂盛时采收，除去杂质，晒干。

【性状鉴定】 叶片多皱缩卷曲、破碎，完整者展平后呈卵圆形，长 4～11 cm，宽 2.5～9 cm。先端长尖或急尖，基部圆形或宽楔形，边缘具圆锯齿。两面紫色或上表面绿色，下表面紫色，疏生灰白色毛，下表面有多数凹点状的腺鳞。叶柄长 2～7 cm，紫色或紫绿色。质脆。带嫩枝者，枝的直径 2～5 mm，紫绿色，断面中部有髓。气清香，味微辛。见图 2-3-6。

以叶片完整、色紫、香气浓者为佳。

【功效】 解表散寒，行气和胃。

艾叶

【来源】 为菊科植物艾 *Artemisia argyi* Levl. et Vant. 的干燥叶。

【产地】 主产于安徽、湖北、山东、河北等地。全国各地均产。

【采收加工】 夏季花未开时采摘，除去杂质，晒干。

【性状鉴定】 多皱缩、破碎，有短柄。完整叶片展平后呈卵状椭圆形，羽状深裂，裂片椭圆状披针形，边缘有不规则的粗锯齿；上表面灰绿色或深黄绿色，有稀疏的柔毛和腺点；下表面密生灰白色茸毛。质柔软。气清香，味苦。见图 2-3-7。

以色青、背面灰白色茸毛多、质地柔软、香气浓郁者为佳。

【功效】 温经止血，散寒止痛；外用祛湿止痒。

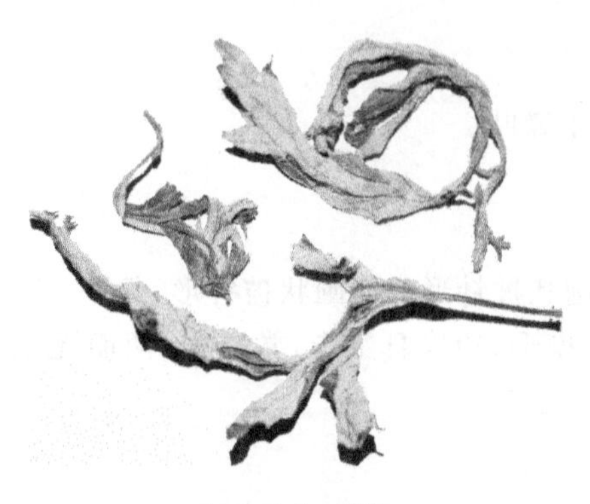

图 2-3-7 艾叶

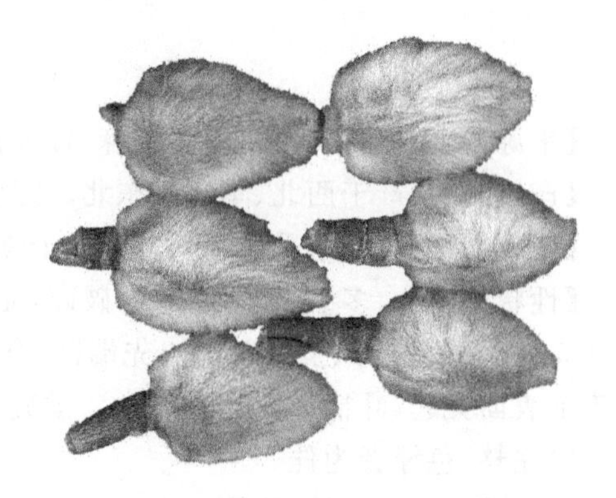

图 2-3-8 辛夷

辛　　夷

【来源】 为木兰科植物望春花 *Magnolia biondii* Pamp.、玉兰 *Magnolia denudata* Desr. 或武当玉兰 *Magnolia sprengeri* Pamp. 的干燥花蕾。

【产地】 主产于河南、安徽、湖北、四川、陕西等省。

【采收加工】 冬末春初花未开放时采收，除去枝梗，阴干。

【性状鉴定】

望春花　呈长卵形，似毛笔头，长 1.2～2.5 cm，直径 0.8～1.5 cm。基部常具短梗，长约 5 mm，梗上有类白色点状皮孔。苞片 2～3 层，每层 2 片，两层苞片间有小鳞芽，苞片外表面密被灰白色或灰绿色茸毛，内表面类棕色，无毛。花被片 9，棕色，外轮花被片 3，条形，约为内两轮长的 1/4，呈萼片状，内两轮花被片 6，每轮 3，轮状排列。雄蕊和雌蕊多数，螺旋状排列。体轻，质脆。气芳香，味辛凉而稍苦。见图2-3-8。

玉兰　长 1.5～3 cm，直径 1～1.5 cm。基部枝梗较粗壮，皮孔浅棕色。苞片外表面密被灰白色或灰绿色茸毛。花被片 9，内外轮同型。

武当玉兰　长 2～4 cm，直径 1～2 cm。基部枝梗粗壮，皮孔红棕色。苞片外表面密被淡黄色或淡黄绿色茸毛，有的最外层苞片茸毛已脱落而呈黑褐色。花被片 10～12(15)，内外轮无显著差异。

均以花蕾完整、紧实、无枝梗、香气浓郁者为佳。

【功效】 散风寒，通鼻窍。

芫　　花

【来源】 为瑞香科植物芫花 *Daphne genkwa* Sieb. et Zucc. 的干燥花蕾。

【产地】 主产于河南、山东、江苏、安徽、四川等地。

【采收加工】 春季花未开放时采收，除去杂质，干燥。

【性状鉴定】 常 3～7 朵簇生于短花轴上，基部有苞片 1～2 片，多脱落为单朵。单朵呈棒槌状，多弯曲，长 1～1.7 cm，直径约 1.5 mm；花被筒表面淡紫色或灰绿色，密被短柔毛，先端 4 裂，裂片淡紫色或黄棕色。质软。气微，味甘、微辛。见图 2-3-9。

以花蕾多、淡紫色、无杂质者为佳。

【功效】 泻水逐饮；外用杀虫疗疮。

丁 香

【来源】 为桃金娘科植物丁香 *Eugenia caryophyllata* Thunb. 的干燥花蕾。

【产地】 主产于坦桑尼亚、马来西亚、印度尼西亚等国。我国海南、广东、广西等地有栽培。

【采收加工】 当花蕾由绿转红时采摘，晒干。

【性状鉴定】 略呈研棒状，长 1～2 cm。花冠圆球形，直径 0.3～0.5 cm，花瓣 4，覆瓦状抱合，棕褐色或褐黄色，花瓣内为雄蕊和花柱，搓碎后可见众多黄色细粒状的花药。萼筒圆柱状，略扁，有的稍弯曲，长 0.7～1.4 cm，直径 0.3～0.6 cm，红棕色或棕褐色，上部有 4 枚三角状的萼片，十字状分开。质坚实，富油性。气芳香浓烈，味辛辣、有麻舌感。见图 2-3-10。

以饱满、完整、个大、油性足、红棕色、香气浓郁、入水下沉者为佳。

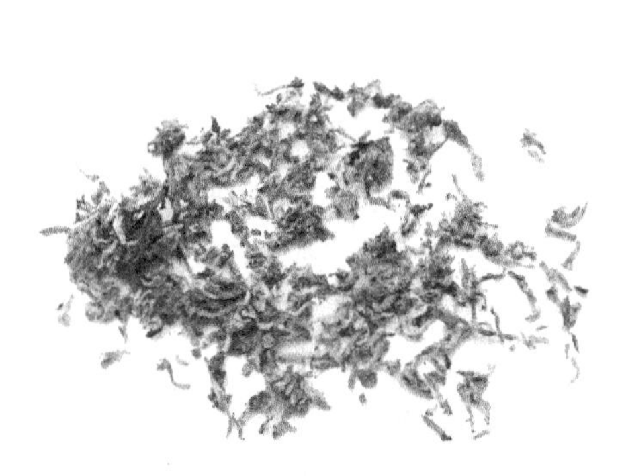

图 2-3-9 芫花

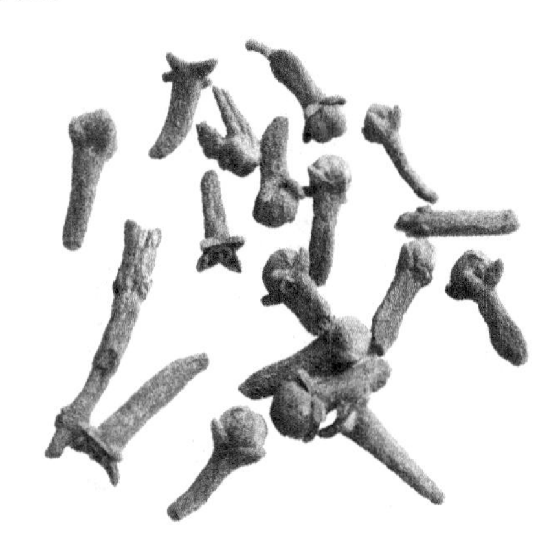

图 2-3-10 丁香

知识拓展

母丁香与丁香油

1. 母丁香：为丁香的干燥成熟果实，又名“鸡舌香”。呈长倒卵形至长椭圆形，顶端有 4 枚齿状萼片，基部具有果柄残痕。表面黄棕色或褐棕色，粗糙，多具细皱纹；果皮与种皮易分离，种仁倒卵形，暗棕色，由两片肥厚的子叶抱合而成，子叶形如鸡舌。质地坚硬，不易破碎；气香，味辛辣。一句话可形象概括与丁香的性状区别，即“公丁没有母丁肥，母丁没有公丁香”。功效与丁香相似但较弱。

2. 丁香油：为丁香干燥花蕾经水蒸气蒸馏后得到的挥发油，为淡黄色或无色的澄明油状物，临床上可用于治疗胃寒胀痛、呃逆、吐泻、痹痛、疝痛、口臭、牙痛等。

【功效】 温中降逆，补肾助阳。

洋 金 花

【来源】 为茄科植物白花曼陀罗 *Datura metel* L. 的干燥花。

【产地】 主产于江苏、浙江、福建、广东等省，多栽培。

【采收加工】 4—11 月花初开时采收，晒干或低温干燥。

【性状鉴定】 多皱缩成条状，完整者长 9～15 cm。花萼呈筒状，长为花冠的 2/5，灰绿色或灰黄色，先端 5 裂，基部具纵脉纹 5 条，表面微有茸毛；花冠呈喇叭状，淡黄色或黄棕色，先端 5 浅裂，裂片有短尖，短尖下有明显的纵脉纹 3 条，两裂片之间微凹；雄蕊 5，花丝贴生于花冠筒内，长为花冠的 3/4；雌蕊 1，柱头棒状。烘干品质柔韧，气特异；晒干品质脆，气微，味微苦。见图 2-3-11。

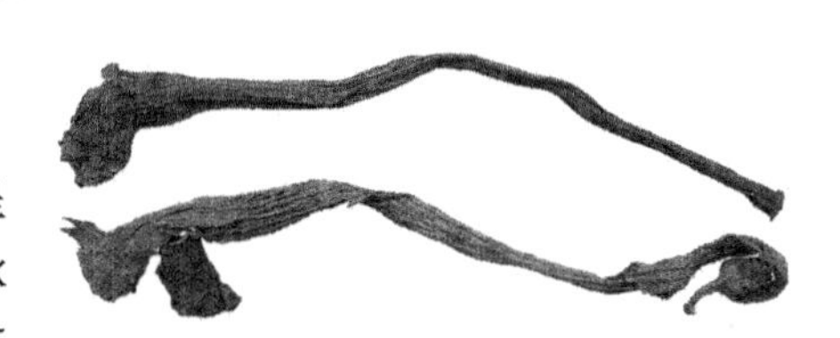

图 2-3-11 洋金花

以朵大、不破碎、花冠肥厚者为佳。

【功效】 平喘止咳，解痉定痛。

案例分析

2004年10月27日，湖南籍年仅7个月的女婴丹丹的父母状告药店索赔。事情起因是丹丹5个月大时患感冒，丹丹父母懂得一些医学知识，便自己开具中药方剂并到药房购药。药店人员在调配时把10 g剧毒的“洋金花”当成了“金银花”，并在丹丹爸爸提出异议时辩称是南方所产的“金银花”，不同于常用的北方所产的“金银花”。丹丹服药后出现全身发烫、瞳孔散大、手足抽搐等中毒症状。“洋金花”与“金银花”一字之差，谬之千里。洋金花属医疗用毒性中药，有剧毒，一般人正常用量为0.3～0.6 g。药店在此类药品的管理上，存在重大漏洞。应专柜加锁、专人保管、专用账册，同时每次处方剂量不得超过2日剂量。另二者性状区别明显，若药店人员掌握生药的基本鉴定知识，也不至于出现此类事件了。

金 银 花

【来源】 为忍冬科植物忍冬 *Lonicera japonica* Thunb.的干燥花蕾或初开的花。

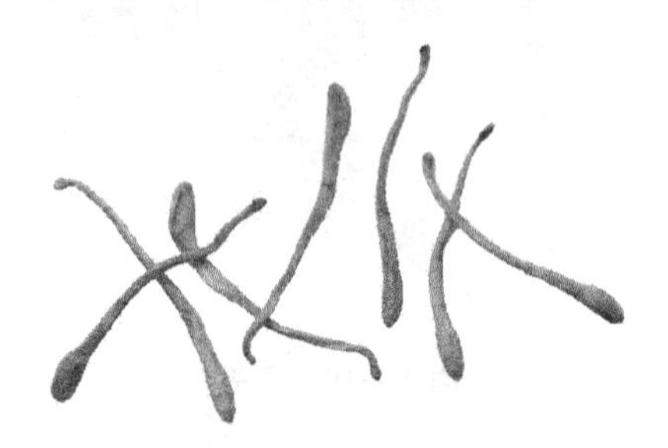

图 2-3-12 金银花

【产地】 主产于山东、河南，全国大部分地区均产。多为栽培。以山东产量大、质优，称“东银花”或“济银花”；河南产者称“密银花”或“怀银花”。

【采收加工】 夏初花开放前采收，干燥。

【性状鉴定】 呈棒状，上粗下细，略弯曲，长2～3 cm，上部直径约3 mm，下部直径约1.5 mm。表面黄白色或绿白色(久贮色渐深)，密被短柔毛。偶见叶状苞片。花萼绿色，先端5裂，裂片有毛，长约2 mm。开放者花冠筒状，先端二唇形；雄蕊5，附于筒壁，黄色；雌蕊1，子房无毛。气清香，味淡、微苦。见图2-3-12。

以花蕾多、色浅、肥大、无枝叶、无杂质、气清香者为佳。

【功效】 清热解毒，疏散风热。

知识拓展

山 银 花

山银花为忍冬科植物灰毡毛忍冬 *Lonicera macranthoides* Hand.-Mazz.、红腺忍冬 *Lonicera hypoglauca* Miq.、华南忍冬 *Lonicera confusa* DC.或黄褐毛忍冬 *Lonicera fulvotomentosa* Hsu et S. C. Cheng 的干燥花蕾或初开的花。功效、主治与金银花相同但药用成分有别，为保护道地生药，《中国药典》2005年版将其单列为另一品种。金银花含绿原酸及木犀草苷，山银花含绿原酸及灰毡毛忍冬皂苷乙和川续断皂苷乙。二者均含绿原酸，但金银花以木犀草苷为主，绿原酸含量低于山银花。山银花颜色比金银花深一些，且手感偏硬，气味不如金银花清香，偏沉着。

红 花

【来源】 为菊科植物红花 *Carthamus tinctorius* L.的干燥花。

【产地】 主产于河南、浙江、四川、云南等地。

【采收加工】 夏季花由黄变红时采摘，阴干或晒干。

【性状鉴别】 为不带子房的管状花，长1～2 cm。表面红黄色或红色。花冠筒细长，先端5裂，裂片呈狭条形，长 5～8 mm；雄蕊 5，花药聚合成筒状，黄白色；柱头长圆柱形，顶端微分叉。质柔软。气微香，味微苦。见图 2-3-13。

以色红而鲜艳、无枝叶杂质、质柔软者为佳。

【功效】 活血通经，散瘀止痛。

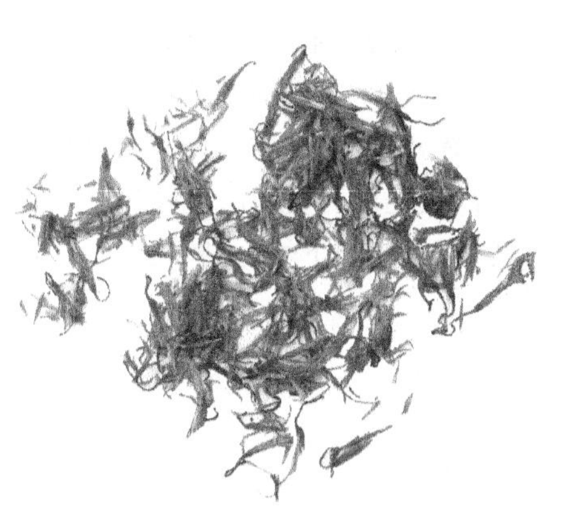
图 2-3-13 红花

菊　花

【来源】 为菊科植物菊 *Chrysanthemum morifolium* Ramat. 的干燥头状花序。

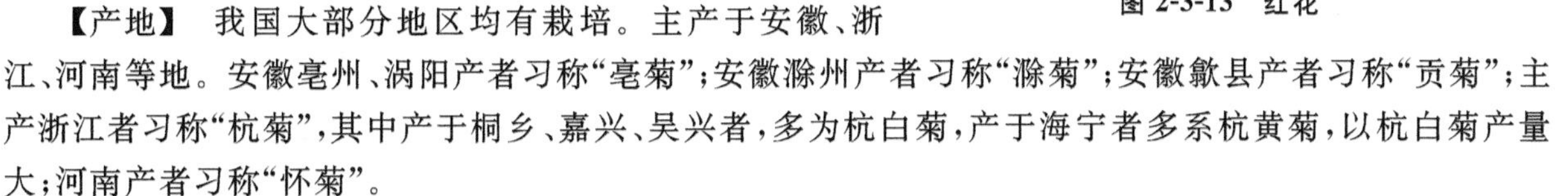
【产地】 我国大部分地区均有栽培。主产于安徽、浙江、河南等地。安徽亳州、涡阳产者习称“亳菊”；安徽滁州产者习称“滁菊”；安徽歙县产者习称“贡菊”；主产浙江者习称“杭菊”，其中产于桐乡、嘉兴、吴兴者，多为杭白菊，产于海宁者多系杭黄菊，以杭白菊产量大；河南产者习称“怀菊”。

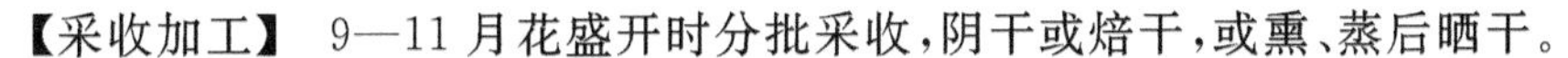
【采收加工】 9—11 月花盛开时分批采收，阴干或焙干，或熏、蒸后晒干。

【性状鉴定】

亳菊　呈倒圆锥形或圆筒形，有时稍压扁呈扇形，直径 1.5～3 cm，离散。总苞碟状；总苞片 3～4 层，卵形或椭圆形，草质，黄绿色或褐绿色，外面被柔毛，边缘膜质。花托半球形，无托片或托毛。舌状花数层，雌性，位于外围，类白色，劲直，上举，纵向折缩，散生金黄色腺点；管状花多数，两性，位于中央，为舌状花所隐藏，黄色，顶端 5 齿裂。瘦果不发育，无冠毛。体轻，质柔润，干时松脆。气清香，味甘、微苦。

滁菊　呈不规则球形或扁球形，直径 1.5～2.5 cm。舌状花类白色，不规则扭曲，内卷，边缘皱缩，有时可见淡褐色腺点；管状花大多隐藏。见图 2-3-14 左。

贡菊　呈扁球形或不规则球形，直径 1.5～2.5 cm。舌状花白色或类白色，斜升，上部反折，边缘稍内卷而皱缩，通常无腺点；管状花少，外露。见图 2-3-14 中。

杭菊　呈碟形或扁球形，直径 2.5～4 cm，常数个相连成片。舌状花类白色或黄色，平展或微折叠，彼此粘连，通常无腺点；管状花多数，外露。见图 2-3-14 右。

怀菊　呈不规则球形或扁球形，直径 1.5～2.5 cm。多数为舌状花，舌状花类白色或黄色，不规则扭曲，内卷，边缘皱缩，有时可见腺点；管状花大多隐藏。

以花序完整、颜色新鲜、气清香、梗叶少、无杂质者为佳。

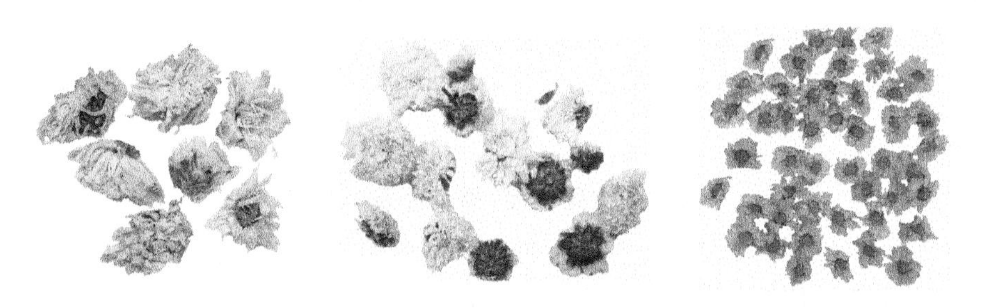
图 2-3-14 菊花

【功效】 散风清热，平肝明目，清热解毒。

款 冬 花

【来源】 为菊科植物款冬 *Tussilago farfara* L. 的干燥花蕾。

【产地】 主产于河南、甘肃、山西、陕西、内蒙古等地。野生或栽培。以河南产量大，甘肃灵台、陕西榆林所产的质量最佳，习称灵台冬花或榆林冬花。

【采收加工】 12 月或地冻前当花尚未出土时采挖，除去花梗和泥沙，阴干。

【性状鉴定】 本品呈长圆棒状。单生或2～3个基部连生（习称“连三朵”），长1～2.5 cm，直径0.5～1 cm。上端较粗，下端渐细或带有短梗，外面被有多数鱼鳞状苞片。苞片外表面紫红色或淡红色，内表面密被白色絮状茸毛。体轻，撕开后可见白色茸毛。气香，味微苦而辛。见图2-3-15。

以蕾大、肥壮、色紫红、花梗短者为佳。

【功效】 润肺下气，止咳化痰。

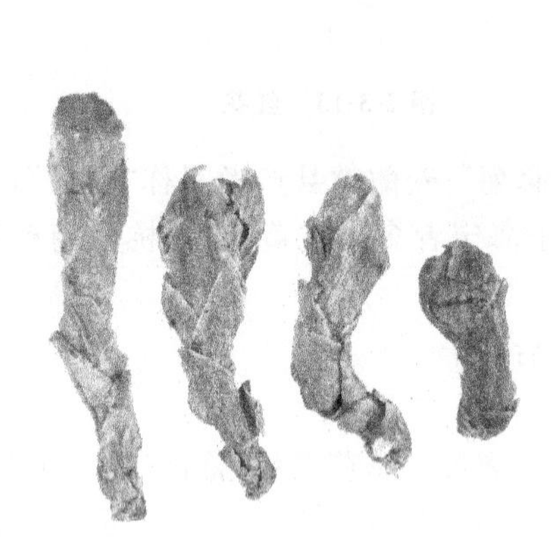

图2-3-15 款冬花

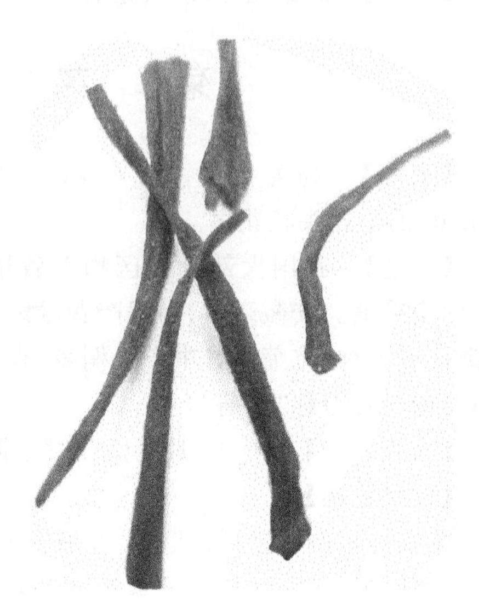

图2-3-16 西红花

西 红 花

【来源】 为鸢尾科植物番红花 *Crocus sativus* L. 的干燥柱头。

【产地】 主产于西班牙、希腊、法国。我国浙江、江苏、上海、北京等地有少量栽培。

【采收加工】 开花期摘取柱头，摊放在竹匾内，盖一张薄吸水纸后晒干，或于40～50 ℃烘干，或在通风处晾干。

【性状鉴定】 呈线形，三分枝，长约3 cm。暗红色，上部较宽而略扁平，顶端边缘显不整齐的齿状，内侧有一短裂隙，下端有时残留一小段黄色花柱。体轻，质松软，无油润光泽，干燥后质脆易断。气特异，微有刺激性，味微苦。见图2-3-16。

以柱头色暗红、黄色花柱少、无杂质、有特异香气者为佳。

【功效】 活血化瘀，凉血解毒，解郁安神。

知识拓展

西红花常见伪品、掺伪品及其鉴别

由于价格昂贵，市场流通环节常见西红花伪品。一些不法商贩常用鸢尾科番红花的雄蕊、睡莲科植物莲的雄蕊、禾本科植物玉蜀黍的柱头及花柱、纸浆等染色制成，牟取暴利。可通过水试，辨别真伪。取样品少许，浸于水中，可见橙黄色成直线下降，并逐渐扩散，水被染成黄色，无沉淀。柱头呈喇叭状，有短缝；在短时间内，用针拨之不破碎。若为染色制成，水溶液常呈红色或橙黄色，而非黄色，同时搅动易折断，无真品水试现象；若掺有油性物质，则水面有油状物漂浮。有时也可借助显微镜、测定灰分含量或水溶性浸出物含量来判断是否为其他植物花丝、花冠狭条染色制成，是否掺有不挥发盐类或水溶性物质如甘油、硝酸铵。

（赵 华）

任务 2-4 常用果实及种子类生药的性状鉴定

【任务介绍】 有若干批若干数量的果实及种子类生药入库，你作为质检人员将利用性状鉴定方法对这些生药进行入库前质量检查验收，出具质量检验报告。对符合质量要求的下达质量检验合格通知书，同意入库。对存在质量问题者应根据具体情况分别提出加工、挑选、退货等处理意见。

【任务解析】 该项任务应在正确完成取样工作基础上，利用性状鉴定方法准确鉴别果实及种子类生药的真伪优劣，把好该类生药入库质量验收关。要求学生能正确取样，能准确把握该类常用生药的来源、药用部位和性状鉴别要点，并能在质量验收中熟练运用。同时，要求学生具备从事相关职业活动所需要的工作方法、自主学习能力和团队协作精神，具有科学的思维习惯和信息判断与选择能力，能有逻辑性地解决问题。在整个任务完成过程中，既要注意充分发挥学生的主体作用，又要注重教师的引导作用。

【任务准备】

1. 课前准备 课前教师将具体生药品种入库前质量检查验收任务下达给学生，要求学生以小组为单位，利用本书及有关标准、工具书拟定该批生药质量验收实施方案，包括取样、性状鉴定等具体实施办法。学生根据课前教师布置作业要求以小组为单位共同完成该批生药质量验收实施方案的拟定。

2. 现场准备 ①常用果实及种子类生药的生药与饮片；②放大镜、刀片；③现行版《中国药典》；④有条件的还可模拟来货现场。

【任务实施】 学生扮演生药质检人员完成取样、性状鉴定、出具质检报告。

一、果实及种子类生药概念

果实及种子类生药是以果实或种子为入药部位的生药。果实及种子虽是植物体中的两种不同器官，但在商品生药中并未严格区分：大多数是果实、种子一起入药，如五味子等；少数仅用种子，但以果实的形式贮存、销售，临用时再剥去果皮，如巴豆等。

二、果实及种子类生药的性状鉴定

1. 观察果实类生药的性状 先看其是否为完整的果实或果实的某一部分。如果是完整的果实，要特别注意果实的类型，然后应注意观察其形状、大小、颜色、顶端、基部、表面、质地、破断面及气味等。

(1) 果实的类型 果实的类型较多，比较复杂，不同类型的果实，其性状有较大的差异。果实作为植物的一种繁殖器官，是植物分类的重要依据，也是植物种的重要特征。

(2) 形状 常呈圆球形、扁圆形或椭圆形。个别果穗如荜茇、桑椹，则呈圆柱形；补骨脂呈肾形；金樱子呈倒卵形。

(3) 大小 差异很大，大者如栝楼，直径可达 10 cm，小者如地肤子等，直径仅 1～3 mm。

(4) 颜色 未成熟的果实一般呈灰绿色、绿褐色或暗绿色，如枳壳、青皮；成熟的果实常呈黄褐色、紫红色或棕红色，如川楝子、五味子等。

(5) 顶端、基部 有的果实类生药带有附属物，如顶端有花柱基，下部有果柄或有果柄脱落的痕迹；有的带有宿存的花被，如地肤子。有的果实顶端开裂，应注意开裂方式，如马兜铃通常沿腹线向下而上开裂成六果瓣，果柄也裂成线状，而其伪品百合果则是顶端三裂，果柄不开裂。

(6) 表面 果实类生药表面大多干缩而有皱纹，肉质果尤为明显；果皮表面常稍有光泽；也有茸毛的；有时可见凹下的油点，如陈皮、吴茱萸。一些伞形科植物的果实，表面具有隆起的肋线，如茴香、蛇床子。有的果实具有纵直棱角，如使君子。有的有网状沟纹，如肉豆蔻。

(7) 质地 不同类型的果实其质地常有较大的变化，肉质果的质地常较柔韧，而干果的质地常干硬。

（8）剖面　注意观察外果皮、中果皮、内果皮的厚薄、质地以及子房室数、胎座类型、种子着生方式、种子数目等，这些对果实类生药的鉴定很有意义。

（9）气味、味道　有的具极特殊气味、味道，如砂仁、吴茱萸气芳香浓烈，乌梅味极酸，鸦胆子味极苦，五味子酸、涩等。

2. 观察种子类生药的性状　种子类生药大多是采用成熟种子，包括种仁和种皮两部分，种仁包括胚乳和胚。观察种子类生药的性状，应注意种子的形状、大小、颜色、表面特征、质地、胚乳、胚及气味等。本类生药一般比较细小，观察时应特别仔细，必要时可借助放大镜观察。除观察整个生药的表观外，还须做横切面、纵切面观察，并可将种皮、胚乳等层层剥离，观察其性状。

（1）形状　一般呈卵圆形或扁圆形，少数呈线形、纺锤形或心形。

（2）大小　一般比较细小，测量时可放在毫米方格线的纸上，每10粒种子紧密排成一行，测量后求其平均值。

（3）颜色　常呈灰黄色、暗棕色、黄棕色、棕红色或红色。

（4）表面特征　应注意观察其表面纹理、种脐、合点、种脊、种孔的位置、形状、大小、凹凸、种阜和假种皮等附属物，如：天仙子表面有隆起的细密网纹；王不留行于放大镜下观察，可见颗粒状突起；槟榔种脐呈新月形或三角形瘢痕；千金子等大戟科植物种子有种阜；砂仁等姜科植物种子有假种皮。

（5）胚乳　注意其有无胚乳以及颜色、质地，内胚乳和外胚乳的特点；有的种子的外胚乳或种皮和外胚乳的折合层不规则地错入内胚乳中，形成错入组织，因外胚乳与内胚乳的颜色不同，所以生药断面常呈现一定的花纹，如槟榔、肉豆蔻。

（6）胚　为种子中尚未发育的幼小植物体，位于种皮和胚乳之内，由胚根、胚轴、胚芽和子叶四部分组成。注意胚的位置、形态、大小，胚根是直立还是弯曲，子叶的形状、颜色、脉序、状态（如直立、弯曲或折叠等）。不同的种子在这些方面都有一定的差异，鉴别时要特别注意。

（7）其他　有的种子浸入水中显黏性，如车前子、葶苈子；有的种子水浸后种皮呈龟裂状，如牵牛子。此外，种子类生药的质地、气味、粒重等特征也应注意。

三、果实及种子类中药饮片的性状鉴定

果实及种子类中药饮片多不切制，经净选或炒炙后直接入药，也有个别较大的切为片状（如木瓜、槟榔饮片）或丝状（如陈皮饮片）的。鉴别此类饮片主要观察其片和丝的形状、颜色、切面特征、质地、气味等。

火 麻 仁

【来源】　为桑科植物大麻 *Cannabis sativa* L. 的干燥成熟果实。

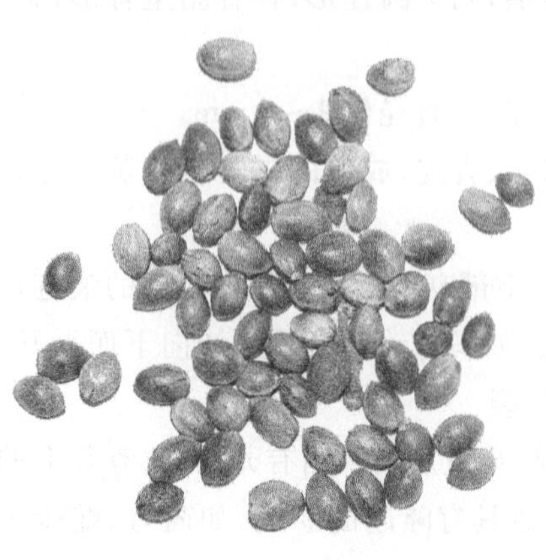

图 2-4-1　火麻仁

【产地】　全国各地均有栽培。

【采收加工】　秋季果实成熟时采收，除去杂质，晒干。

【性状鉴定】

1. 生药　卵圆形，长 4～5.5 mm，直径 2.5～4 mm。表面灰绿色或灰黄色，有微细的白色或棕色网纹，两边有棱，顶端略尖，基部有1个圆形果梗痕。果皮薄而脆，易破碎。种皮绿色，子叶2，乳白色，富油性。气微，味淡。见图 2-4-1。

以粒大、种仁饱满者为佳。

2. 饮片（炒火麻仁）　形如火麻仁生药，色加深，有的果皮破裂，微具香气。

【功效】　润肠通便。

五 味 子

【来源】 为木兰科植物五味子 *Schisandra chinensis* (Turcz.)Baill. 的干燥成熟果实，习称“北五味子”。

【产地】 主产于辽宁、吉林、黑龙江、河北等地。

【采收加工】 秋季果实成熟时采摘，晒干或蒸后晒干，除去果梗和杂质。

【性状鉴定】

1. 生药 本品呈不规则的球形或扁球形，直径5～8 mm。表面红色、紫红色或暗红色，皱缩，显油润；有的表面呈黑红色或出现“白霜”。果肉柔软，种子1～2，肾形，表面棕黄色，有光泽，种皮薄而脆。果肉气微，味酸；种子破碎后，有香气，味辛、微苦。见图2-4-2。

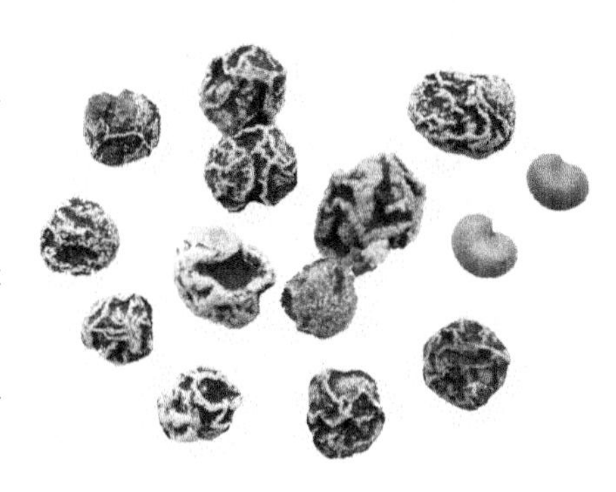

图 2-4-2 五味子

以色红、粒大、肉厚、有油性及光泽者为佳。

2. 饮片(醋五味子) 形如五味子，表面乌黑色，油润，稍有光泽。有醋香气。

【功效】 收敛固涩，益气生津，补肾宁心。

知识拓展

南五味子

为木兰科植物华中五味子 *S. sphenantthera* Rehd. et Wils. 的干燥成熟果实。药材呈球形或扁球形，直径4～6 mm。表面暗红色或棕褐色，干瘪，皱缩，果肉常紧贴于种子上。种子1～2，表面棕黄色，光泽较弱，种皮薄而脆。果肉气微，味微酸。

芥 子

【来源】 为十字花科植物白芥 *Sinapis alba* L. 或芥 *Brassica juncea* (L.)Czern. et Coss. 的干燥成熟种子。前者习称“白芥子”，后者习称“黄芥子”。

【产地】 全国各地皆产。

【采收加工】 夏末秋初果实成熟时采割植株，晒干，打下种子，除去杂质。

【性状鉴定】

1. 生药

白芥子 呈球形，直径1.5～2.5 mm。表面灰白色至淡黄色，具细微的网纹，有明显的点状种脐。种皮薄而脆，破开后内有白色折叠的子叶，有油性。气微，味辛辣。

黄芥子 较小，直径1～2 mm。表面黄色至棕黄色，少数呈暗红棕色。研碎后加水浸湿，则产生辛烈的特异臭气。见图2-4-3。

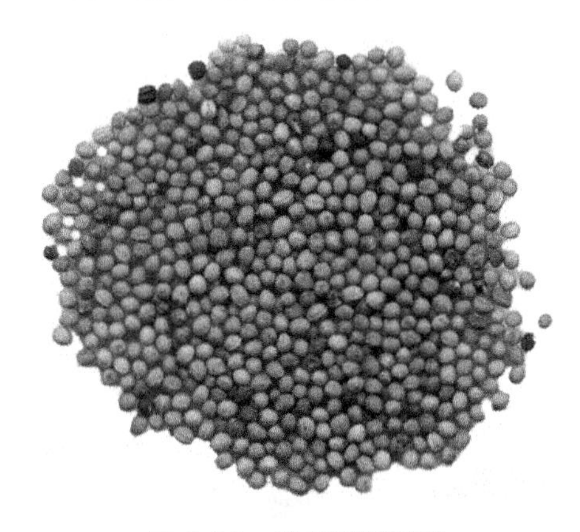

图 2-4-3 芥子(黄芥子)

以子粒饱满、均匀、色鲜黄、无杂质者为佳。

2. 饮片(炒芥子) 形如芥子，表面淡黄色至深黄色(炒白芥子)或深黄色至棕褐色(炒黄芥子)，偶有焦斑。有香辣气。

【功效】 温肺豁痰利气，散结通络止痛。

木 瓜

【来源】 为蔷薇科植物贴梗海棠 *Chaenomeles speciosa* (Sweet)Nakai 的干燥近成熟果实。

【产地】 主产于安徽、浙江、湖北、四川等地。

【采收加工】 夏、秋二季果实绿黄时采收，置沸水中烫至外皮灰白色，对半纵剖，晒干。

【性状鉴定】

1. 生药 本品长圆形，多纵剖成两半，长 4～9 cm，宽 2～5 cm，厚 1～2.5 cm。外表面紫红色或红棕色，有不规则的深皱纹；剖面边缘向内卷曲，果肉红棕色，中心部分凹陷，棕黄色；种子扁长三角形，多脱落。质坚硬。气微清香，味酸。见图 2-4-4 左。

以质坚实、味酸者为佳。

2. 饮片 类月牙形薄片。外表紫红色或棕红色，有不规则的深皱纹。切面棕红色。气微清香，味酸。见图 2-4-4 右。

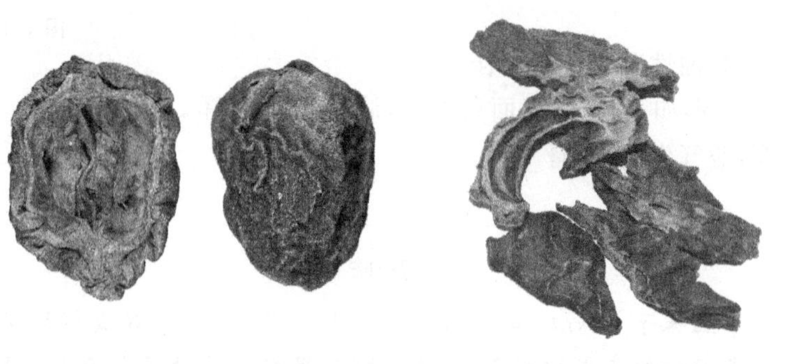

图 2-4-4 木瓜

【功效】 舒筋活络，和胃化湿。

知识拓展

光皮木瓜

光皮木瓜为同属植物木瓜(榠楂)*Chaenomeles sinensis* (Touin.) Koehne 的干燥成熟果实。多纵剖为 2～4 瓣，外表红棕色，光滑无皱或稍粗糙。剖面粗糙，显颗粒性。种子多数，扁三角形。气微，果肉微酸涩。

山 楂

【来源】 为蔷薇科植物山里红 *Crataegus pinnatifida* Bge. var. *major* N. E. Br. 或山楂 *Crataegus pinnatifida* Bge. 的干燥成熟果实。

【产地】 山里红分布于华北及山东、江苏、安徽、河南等地；山楂分布于东北及内蒙古、河北、山西、陕西、山东、江苏、浙江、江南等地。商品称“北山楂”。

【采收加工】 秋季果实成熟时采收，切片，干燥。

【性状鉴定】

1. 生药 呈圆形片，皱缩不平，直径 1～2.5 cm，厚 0.2～0.4 cm。外皮红色，具皱纹，有灰白色小斑点。果肉深黄色至浅棕色。中部横切片具 5 粒浅黄色果核，但核多脱落而中空。有的片上可见短而细的果梗或花萼残迹。气微清香，味酸、微甜。见图 2-4-5 左。

以个匀、色棕红、肉质者为佳。

2. 饮片

净山楂 除去杂质及脱落的核，余同生药。

炒山楂　形如山楂片，果肉黄褐色，偶见焦斑。气清香，味酸、微甜。见图 2-4-5 右。

焦山楂　形如山楂片，表面焦褐色，内部黄褐色。有焦香气。

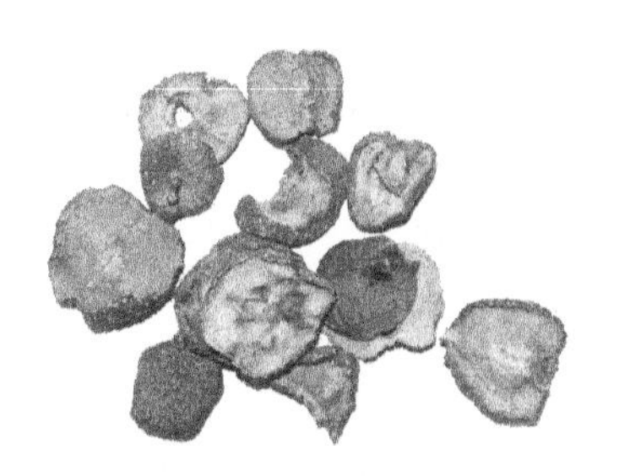

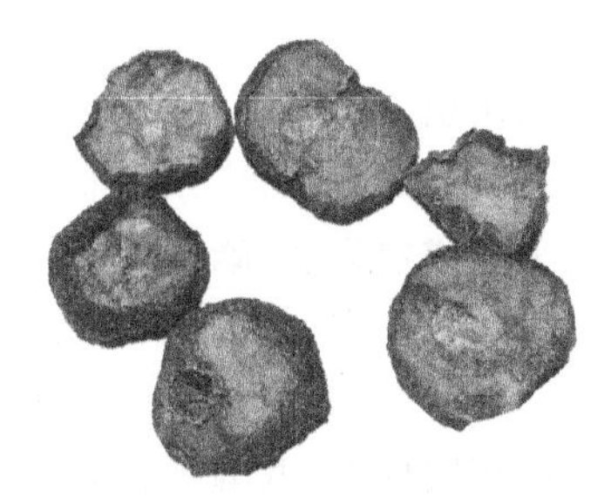

图 2-4-5　山楂

【功效】　消食健胃，行气散瘀，化浊降脂。

知识链接

南　山　楂

南山楂为蔷薇科植物野山楂 *Crataegus cuneata* Sieb. et Zucc. 的干燥成熟果实。秋季果实成熟时采收，置沸水中略烫后干燥或直接干燥。本品呈类球形，直径 0.8～1.4 cm，有的压成饼状。表面棕色至棕红色，并有细密皱纹，顶端凹陷，有花萼残迹，基部有果梗或已脱落，质硬，果肉薄，无臭味，微酸涩。

苦　杏　仁

【来源】　为蔷薇科植物山杏 *Prunus armeniaca* L. var. *ansu* Maxim.、西伯利亚杏 *P. sibirica* L.、东北杏 *P. mandshurica* (Maxim.) Koehne 或杏 *P. armeniaca* L. 的干燥成熟种子。

【产地】　主产内蒙古、吉林、辽宁、河北、山西、陕西。

【采收加工】　夏季采收成熟果实，除去果肉和核壳，取出种子，晒干。

【性状鉴定】

1. 生药　呈扁心形，长 1～1.9 cm，宽 0.8～1.5 cm，厚 0.5～0.8 cm。表面黄棕色至深棕色，一端尖，另一端钝圆，肥厚，左右不对称，尖端一侧有短线形种脐，圆端合点处向上具多数深棕色的脉纹。种皮薄，子叶 2，乳白色，富油性。气微，味苦。见图 2-4-6 左。

2. 饮片

焯苦杏仁　呈扁心形。表面乳白色或黄白色，一端尖，另端钝圆，肥厚，左右不对称，富油性。有特异的香气，味苦。见图 2-4-6 右。

炒苦杏仁　形如焯苦杏仁，表面黄色至棕黄色，微带焦斑。有香气，味苦。

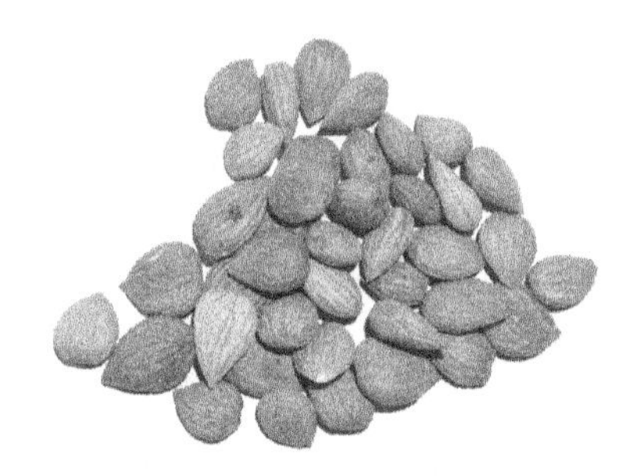

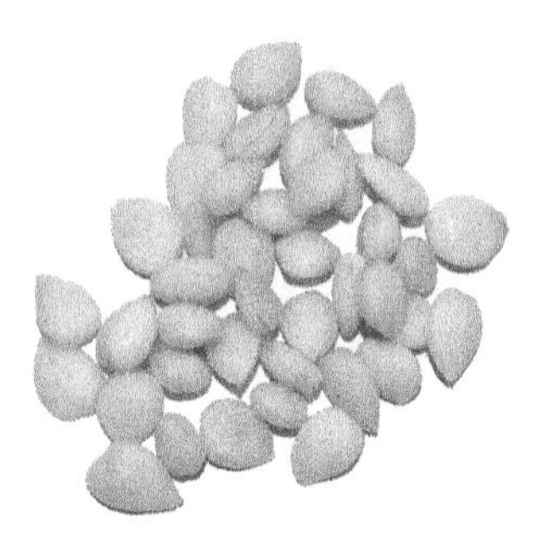

图 2-4-6　苦杏仁

【功效】　降气止咳平喘，润肠通便。

决 明 子

【来源】 为豆科植物决明 *Cassia obtusifolia* L. 或小决明 *Cassia tora* L. 的干燥成熟种子。

【产地】 主产于安徽、江苏、浙江、广东等省。

【采收加工】 秋季采收成熟果实，晒干，打下种子，除去杂质。

【性状鉴定】

1. 生药

决明　略呈菱方形或短圆柱形，两端平行倾斜，长 3～7 mm，宽 2～4 mm。表面绿棕色或暗棕色，平滑有光泽。一端较平坦，另一端斜尖，背腹面各有 1 条突起的棱线，棱线两侧各有 1 条斜向对称而色较浅的线形凹纹。质坚硬，不易破碎。种皮薄，子叶 2，黄色，呈"S"形折曲并重叠。气微，味微苦。见图 2-4-7左。

小决明　呈短圆柱形，较小，长 3～5 mm，宽 2～3 mm。表面棱线两侧各有 1 片宽广的浅黄棕色带。

以颗粒均匀、饱满、黄褐色者为佳。

2. 饮片(炒决明子)　形如决明子，微鼓起，表面绿褐色或暗棕色，偶见焦斑。微有香气。见图 2-4-7右。

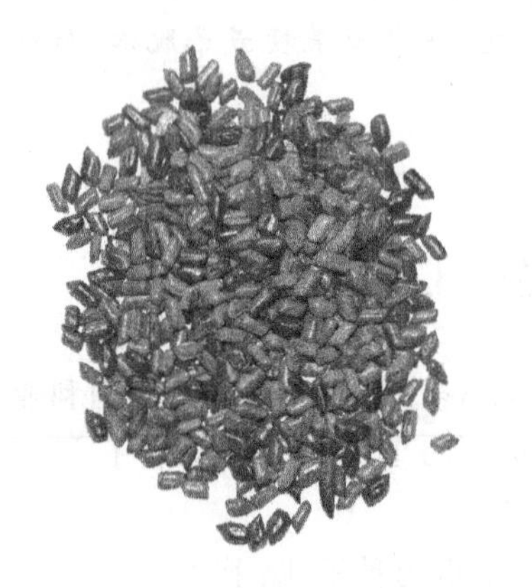
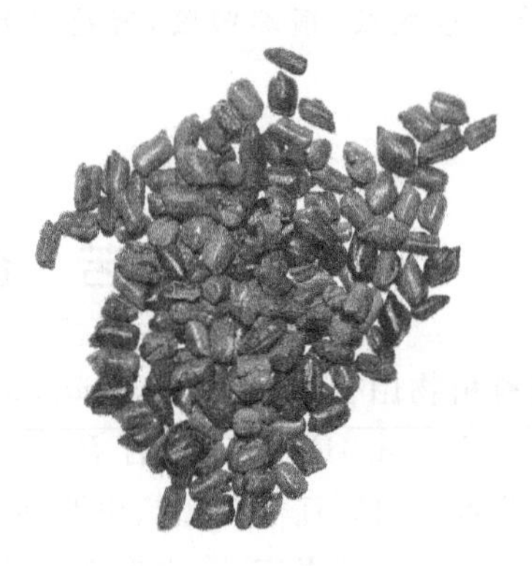

图 2-4-7　决明子

【功效】 清热明目，润肠通便。

补 骨 脂

【来源】 为豆科植物补骨脂 *Psoralea corylifolia* L. 的干燥成熟果实。

【产地】 主产四川、河南、陕西、安徽等地。

【采收加工】 秋季果实成熟时采收果序，晒干，搓出果实，除去杂质。

【性状鉴定】

1. 生药　呈肾形，略扁，长 3～5 mm，宽 2～4 mm，厚约 1.5 mm。表面黑色、黑褐色或灰褐色，具细微网状皱纹。顶端圆钝，有一个小突起，凹侧有果梗痕。质硬。果皮薄，与种子不易分离；种子 1 枚，子叶 2，黄白色，有油性。气香，味辛、微苦。见图 2-4-8。

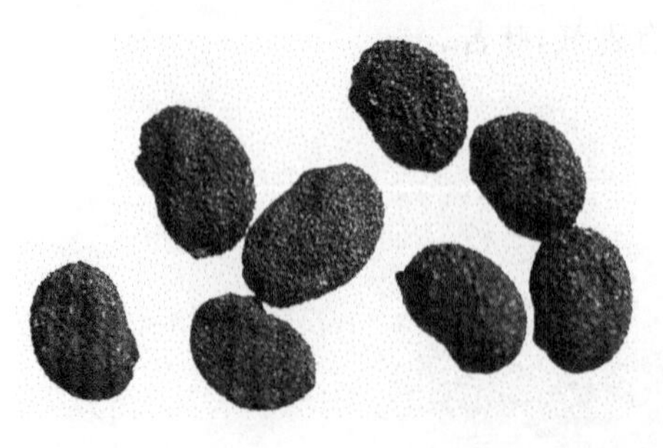

图 2-4-8　补骨脂生药

以饱满、坚实、无杂质者为佳。

2. 饮片(盐补骨脂)　形如补骨脂。表面黑色或黑褐色，微鼓起。气微香，味微咸。

【功效】 温肾助阳，纳气平喘，温脾止泻；外用消风祛斑。

枳　　壳

【来源】 为芸香科植物酸橙 *Citrus aurantium* L. 及其栽培变种的干燥未成熟果实。

【产地】 主产四川、江西、江苏、浙江等地。

【采收加工】 7月果皮尚绿时采收，自中部横切为两半，晒干或低温干燥。

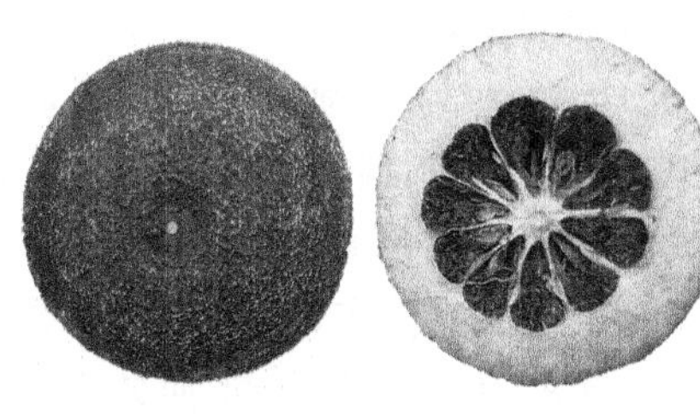

图 2-4-9　枳壳

【性状鉴定】

1. 生药　呈半球形，直径3～5 cm。外果皮棕褐色至褐色，有颗粒状突起，突起的顶端有凹点状油室；有明显的花柱残迹或果梗痕。切面中果皮黄白色，光滑而稍隆起，厚0.4～1.3 cm，边缘散有1～2列油室，瓤囊7～12瓣，少数至15瓣，汁囊干缩呈棕色至棕褐色，内藏种子。质坚硬，不易折断。气清香，味苦、微酸。见图2-4-9。

以外果皮色绿褐、果肉厚、质坚硬、香气浓者为佳。

2. 饮片

枳壳　呈不规则弧状条形薄片。切面外果皮棕褐色至褐色，中果皮黄白色至黄棕色，近外缘有1～2列点状油室，内侧有的有少量紫褐色瓤囊。

麸炒枳壳　形如枳壳片，色较深，偶有焦斑。

【功效】 理气宽中，行滞消胀。

陈　　皮

【来源】 为芸香科植物橘 *Citrus reticulata* Blanco 及其栽培变种的干燥成熟果皮。

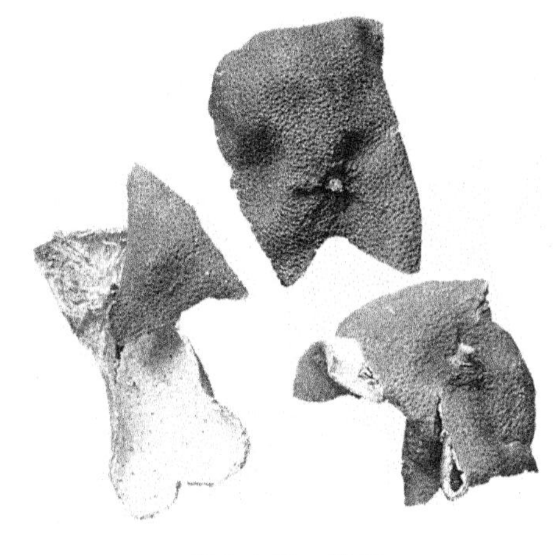

图 2-4-10　陈皮

【产地】 产于福建、浙江、广东、广西、江西、湖南、贵州、云南、四川等地。

【采收加工】 10—12月果实成熟时，采摘，剥取果皮，晒干或低温干燥。生药分为“陈皮”和“广陈皮”。

【性状鉴定】

1. 生药

陈皮　常剥成数瓣，基部相连，有的呈不规则的片状，厚1～4 mm。外表面橙红色或红棕色，有细皱纹及凹下的点状油室；内表面浅黄白色，粗糙，附黄白色或黄棕色筋络状维管束。质稍硬而脆。气香，味辛、苦。见图2-4-10。

广陈皮　常3瓣相连，形状整齐，厚度均匀，约1 mm。点状油室较大，对光照射，透明清晰。质较柔软。

以瓣大、完整、颜色鲜、油润、质柔软、气浓、辛香、味稍甜后感苦辛者为佳。

2. 饮片　呈不规则的条状或丝状。外表面橙红色或红棕色。有细皱纹及凹下的点状油室；内表面浅黄白色，粗糙，附黄白色或黄棕色筋络状维管束。气香，味辛、苦。

【功效】 理气健脾，燥湿化痰。

吴 茱 萸

【来源】 为芸香科植物吴茱萸 *Euodia rutaecarpa* (Juss.) Benth.、石虎 *Euodia rutaecarpa* (Juss.) Benth. var. *officinalis* (Dode) Huang 或疏毛吴茱萸 *Euodia rutaecarpa* (Juss.) Benth. var. *bodinieri*

(Dode) Huang 的干燥近成熟果实。

【产地】 产于贵州、广西、湖南、四川、云南、陕西等地。以贵州、广西产量较大，湖南常德产者质量最好，销全国各地，并出口。

【采收加工】 8—11 月果实尚未开裂时，剪下果枝，晒干或低温干燥，除去枝、叶、果梗等杂质。

【性状鉴定】

1. 生药 呈球形或略呈五角状扁球形，直径 2～5 mm。表面暗黄绿色至褐色，粗糙，有多数点状突起或凹下的油点。顶端有五角星状的裂隙，基部残留被有黄色茸毛的果梗。质硬而脆，横切面可见子房 5 室，每室有淡黄色种子 1 粒。气芳香浓郁，味辛辣而苦。见图 2-4-11。

以粒小、饱满坚实、色绿、香气浓烈者为佳。

2. 饮片(制吴茱萸) 形如吴茱萸，表面棕褐色至暗褐色。

【功效】 散寒止痛，降逆止呕，助阳止泻。

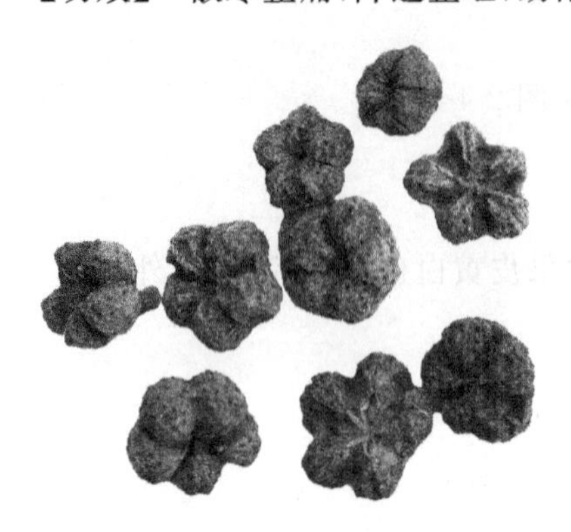

图 2-4-11 吴茱萸

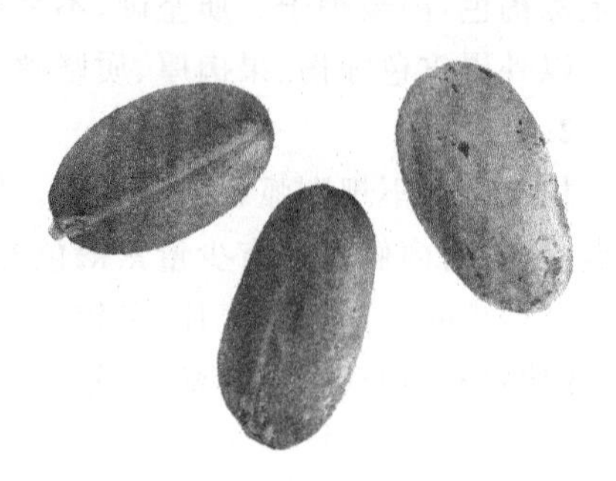

图 2-4-12 巴豆

巴 豆

【来源】 为大戟科植物巴豆 *Croton tiglium* L. 的干燥成熟果实。

【产地】 主产于四川、广西、云南、贵州。以四川产量最大，质量较佳。此外，广东、福建等地亦产。

【采收加工】 秋季果实成熟时采收，堆置 2～3 天发汗，摊开，干燥。

【性状鉴定】 呈卵圆形，一般具三棱，长 1.8～2.2 cm，直径 1.4～2 cm。表面灰黄色或稍深，粗糙，有纵线 6 条，顶端平截，基部有果梗痕。破开果壳，可见 3 室，每室含种子 1 粒。种子呈略扁的椭圆形，长1.2～1.5 cm，直径 0.7～0.9 cm，表面棕色或灰棕色，一端有小点状的种脐及种阜的瘢痕，另一端有微凹的合点，其间有隆起的种脊；外种皮薄而脆，内种皮呈白色薄膜；种仁黄白色，油质。气微，味辛辣。有毒，不宜口尝。见图 2-4-12。

以种子饱满、种仁色黄白者为佳。

【功效】 外用蚀疮。

知识拓展

巴 豆 霜

为巴豆的炮制品，按《中国药典》2015 年版制霜法制霜，或取仁碾细后，测定脂肪油含量，加适量的淀粉，使脂肪油含量符合规定，混匀，即得。为粒度均匀、疏松的淡黄色粉末，显油性。功效为峻下冷积，逐水退肿，豁痰利咽；外用蚀疮。

酸 枣 仁

【来源】 本品为鼠李科植物酸枣 *Ziziphus jujuba* Mill. var. *spinosa* (Bunge) Hu ex H. F. Chou 的干

燥成熟种子。

【产地】 主产河北、陕西、辽宁、河南。此外，内蒙古、甘肃、山西、山东、安徽、江苏等地亦产。

【采收加工】 秋末冬初采收成熟果实，除去果肉和核壳，收集种子，晒干。

【性状鉴定】

1. 生药 呈扁圆形或扁椭圆形，长 5～9 mm，宽 5～7 mm，厚约 3 mm。表面紫红色或紫褐色，平滑有光泽，有的有裂纹。有的两面均呈圆隆状突起；有的一面较平坦，中间有 1 条隆起的纵线纹；另一面稍突起，一端凹陷，可见线形种脐；另一端有细小突起的合点。种皮较脆，胚乳白色，子叶 2，浅黄色，富油性。气微，味淡。见图 2-4-13。

以粒大、饱满、有光泽、外皮红棕色、种仁色黄白者为佳。

2. 饮片(炒酸枣仁) 形如酸枣仁。表面微鼓起，具有焦斑。略具焦香气。

【功效】 养心补肝，宁心安神，敛汗，生津。

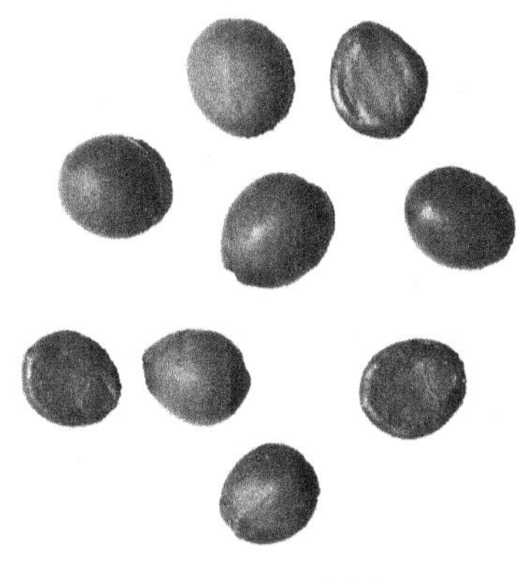

图 2-4-13 酸枣仁

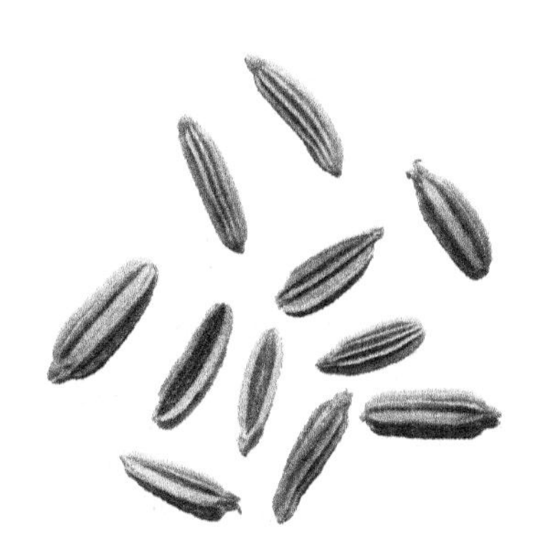

图 2-4-14 小茴香

小 茴 香

【来源】 为伞形科植物茴香 *Foeniculumvu Lgare* Mill. 的干燥成熟果实。

【产地】 我国各地均有栽培。原产地中海地区。

【采收加工】 秋季果实初熟时采割植株，晒干，打下果实，除去杂质。

【性状鉴定】

1. 生药 为双悬果，呈圆柱形，有的稍弯曲，长 4～8 mm，直径 1.5～2.5 mm。表面黄绿色或淡黄色，两端略尖，顶端残留有黄棕色突起的柱基，基部有时有细小的果梗。分果呈长椭圆形，背面有纵棱 5 条，接合面平坦而较宽。横切面略呈五边形，背面的四边约等长。有特异香气，味微甜、辛。见图 2-4-14。

以粒大饱满、黄绿色、气味浓者为佳。

2. 饮片(盐小茴香) 形如小茴香，微鼓起，色泽加深，偶有焦斑，味微咸。

【功效】 散寒止痛，理气和胃。

山 茱 萸

【来源】 为山茱萸科植物山茱萸 *Cornus officinalis* Sieb. et Zucc. 的干燥成熟果肉。

【产地】 主产于山西、陕西、甘肃、山东、江苏、浙江、安徽、江西、河南、湖南等省。目前产量较大能供应市场的主要是河南省的西峡县和内乡县。

【采收加工】 秋末冬初果皮变红时采收果实，用文火烘或置沸水中略烫后，及时除去果核，干燥。

【性状鉴定】

1. 生药 呈不规则的片状或囊状，长 1～1.5 cm，宽 0.5～1 cm。表面紫红色至紫黑色，皱缩，有光泽。顶端有的有圆形宿萼痕，基部有果梗痕。质柔软。气微，味酸、涩、微苦。见图 2-4-15。

以无核、皮肉肥厚、色红油润者佳。

2. 饮片（酒萸肉） 形如山茱萸，表面紫黑色或黑色，质滋润柔软。微有酒香气。

【功效】 补益肝肾，收涩固脱。

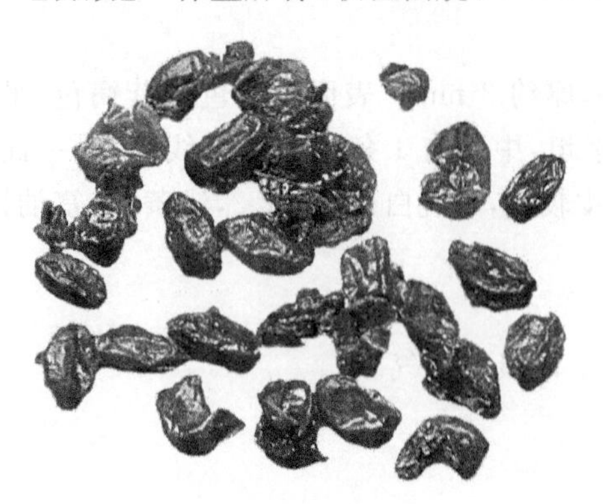

图 2-4-15 山茱萸

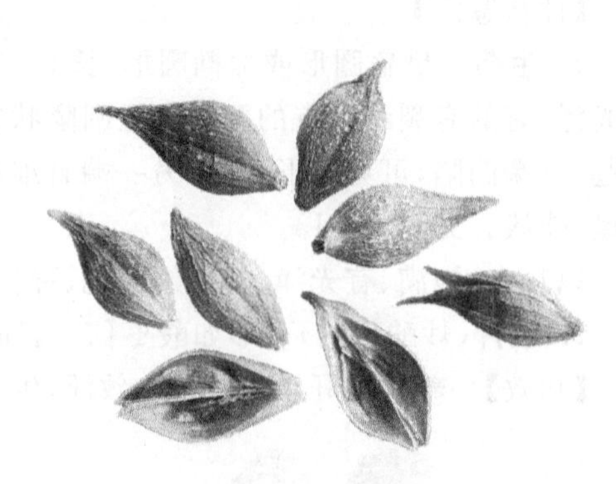

图 2-4-16 连翘

连 翘

【来源】 为木樨科植物连翘 *Forsythia suspensa*（Thunb.）Vahl 的干燥果实。

【产地】 主产于山西、河南、陕西、山东等地。多为栽培。

【采收加工】 秋季果实初熟尚带绿色时采收，除去杂质，蒸熟，晒干，习称“青翘”；果实熟透时采收，晒干，除去杂质，习称“老翘”。

【性状鉴定】

老翘 呈长卵形至卵形，稍扁，长 1.5～2.5 cm，直径 0.5～1.3 cm。表面黄棕色或红棕色，有不规则的纵皱纹及多数凸起的小斑点，两面各有 1 条明显的纵沟。顶端锐尖，自顶端开裂或裂成两瓣，内表面多为浅黄棕色，平滑，具一纵隔。质脆。种子多数，种子棕色，多已脱落。气微香，味苦。见图 2-4-16。

青翘 多不开裂，表面绿褐色，凸起的灰白色小斑点较少，质硬。种子黄绿色，细长，一侧有翅。

青翘以色青绿、无枝梗者为佳；老翘以色黄、壳厚、无种子、纯净者为佳。

【功效】 清热解毒，消肿散结，疏散风热。

马 钱 子

【来源】 为马钱科植物马钱 *Strychnos nux-vomica* L. 的干燥成熟种子。

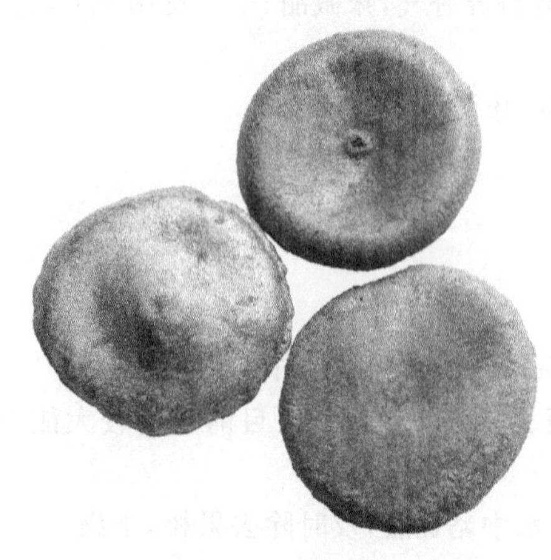

图 2-4-17 马钱子

【产地】 生长于热带。主产于印度、越南、缅甸、泰国、斯里兰卡、中国云南省等地。

【采收加工】 冬季采收成熟果实，取出种子，洗净附着的果肉，晒干。

【性状鉴定】

1. 生药 呈纽扣状圆板形，常一面隆起，一面稍凹下，直径 1.5～3 cm，厚 0.3～0.6 cm。表面密被灰棕或灰绿色绢状茸毛，自中间向四周呈辐射状排列，有丝样光泽。边缘稍隆起，较厚，有突起的珠孔，底面中心有突起的圆点状种脐。质坚硬，平行剖面可见淡黄色白色胚乳，角质状，子叶心形，叶脉 5～7 条。气微，味极苦。有大毒，不宜口尝。见图 2-4-17。

以个大饱满、质坚肉厚、色灰黄、有细密茸毛者为佳。

2. 饮片

生马钱子　同药材。

制马钱子　形如马钱子，两面均膨胀鼓起，边缘较厚，表面棕褐色或深棕色，质坚脆，平行剖面可见棕褐色或深棕色的胚乳。微有香气，味极苦。

【功效】　通络止痛，散结消肿。

枸　杞　子

【来源】　为茄科植物宁夏枸杞 *Lycium barbarum* L. 的干燥成熟果实。

【产地】　主产于宁夏、新疆、陕西等地，以宁夏的中宁和中卫县枸杞子量大质优。

【采收加工】　夏、秋二季果实呈红色时采收，热风烘干，除去果梗。或晾至皮皱后，晒干，除去果梗。遇阴雨可用微火烘干。晾晒时，不宜用手翻动，以免变黑。

【性状鉴定】　呈类纺锤形或椭圆形，长 6～20 mm，直径 3～10 mm。表面红色或暗红色，顶端有小凸起状的花柱痕，基部有白色的果梗痕。果皮柔韧，皱缩；果肉肉质，柔润。种子 20～50 粒，类肾形，扁而翘，长 1.5～1.9 mm，宽 1～1.7 mm，表面浅黄色或棕黄色。气微，味甜。见图 2-4-18。

以粒大、色红、肉厚、质柔润、籽少、味甜者为佳。

【功效】　滋补肝肾，益精明目。

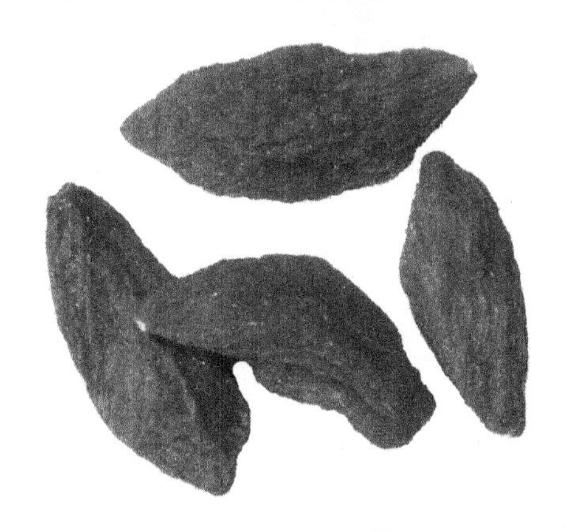

图 2-4-18　枸杞子

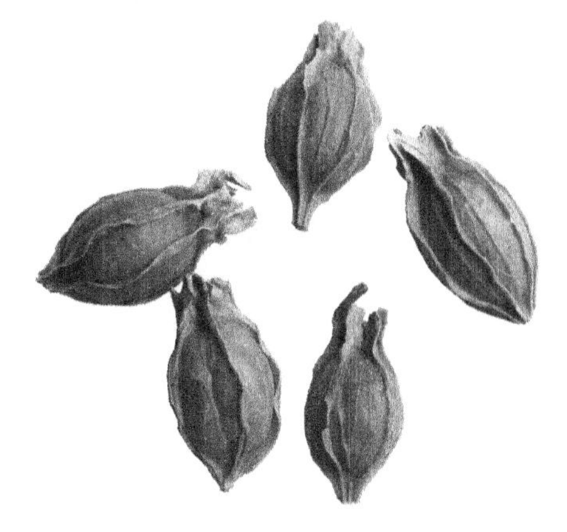

图 2-4-19　栀子

栀　　子

【来源】　为茜草科植物栀子 *Gardenia jasminoides* Ellis 的干燥成熟果实。

【产地】　主产于浙江、江西、湖南、福建等地。

【采收加工】　9—11 月果实成熟呈红黄色时采收，除去果梗及杂质，蒸至上汽或置沸水中略烫，取出，干燥。

【性状鉴定】

1. 生药　呈长卵圆形或椭圆形，长 1.5～3.5 cm，直径 1～1.5 cm。表面红黄色或棕红色，具 6 条翅状纵棱，棱间常有 1 条明显的纵脉纹，并有分枝。顶端残存萼片，基部稍尖，有残留果梗。果皮薄而脆，略有光泽；内表面色较浅，有光泽，具 2～3 条隆起的假隔膜。种子多数，扁卵圆形，集结成团，深红色或红黄色，表面密具细小疣状突起。气微，味微酸而苦。见图 2-4-19。

以皮薄、饱满、色红黄者为佳。

2. 饮片(炒栀子)　形如栀子碎块，黄褐色。

【功效】　泻火除烦，清热利湿，凉血解毒；外用消肿止痛。

车前子

【来源】 为车前科植物车前 *Plantago asiatica* L. 或平车前 *Plantago depressa* Willd. 的干燥成熟种子。

【产地】 车前产于全国各地。平车前产于东北、华北及西北等地。

【采收加工】 夏、秋二季种子成熟时采收果穗，晒干，搓出种子，除去杂质。

【性状鉴定】

1. 生药 呈椭圆形、不规则长圆形或三角状长圆形，略扁，长约 2 mm，宽约 1 mm。表面黄棕色至黑褐色，有细皱纹，一面有灰白色凹点状种脐。质硬。气微，味淡。见图 2-4-20。

以颗粒饱满、色黄棕、纯净者为佳。

2. 饮片(盐车前子) 形如车前子，表面黑褐色。气微香，味微咸。

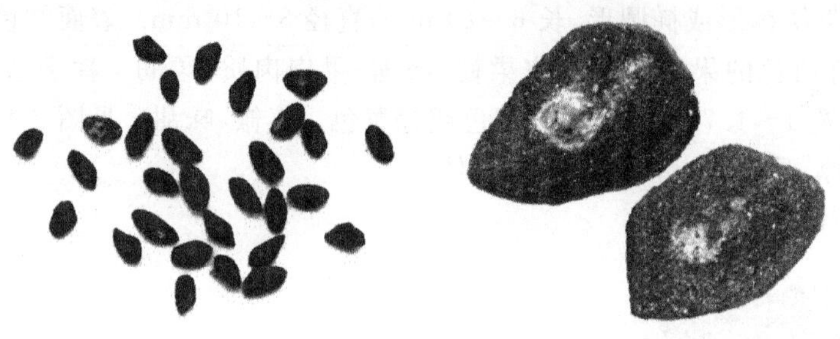

图 2-4-20 车前子

【功效】 清热利尿通淋，渗湿止泻，明目，祛痰。

薏苡仁

【来源】 为禾本科植物薏苡 *Coix lacryma-jobi* L. var. *mayuen* (Roman.)Stapf 的干燥成熟种仁。

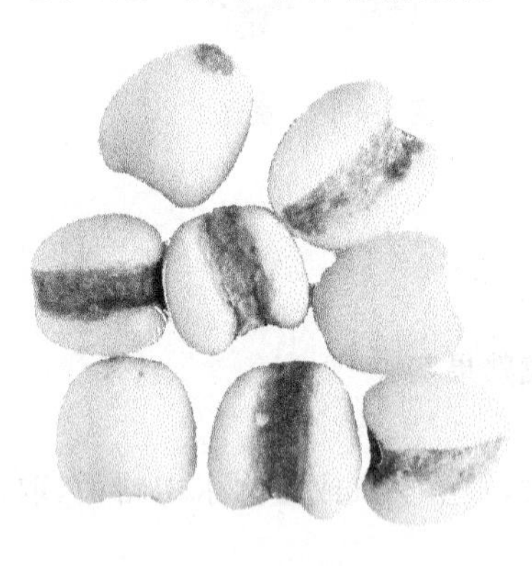

图 2-4-21 薏苡仁

【产地】 主产福建、河北、辽宁。

【采收加工】 秋季果实成熟时采割植株，晒干，打下果实，碾去外壳，除去外皮和杂质，收集种仁。

【性状鉴定】

1. 生药 呈宽卵形或长椭圆形，长 4～8 mm，宽 3～6 mm。表面乳白色，光滑，偶有残存的黄褐色种皮。一端钝圆，另一端较宽而微凹，有淡棕色点状种脐。背面圆凸，腹面有 1 条较宽而深的纵沟。质坚实，断面白色，粉性。气微，味微甜。见图 2-4-21。

以粒大、饱满、无破碎、色白者为佳。

2. 饮片(麸炒薏苡仁) 形如薏苡仁，微鼓起，表面微黄色。

【功效】 利水渗湿，健脾止泻，除痹，排脓，解毒散结。

槟榔

【来源】 为棕榈科植物槟榔 *Areca catechu* L. 的干燥成熟种子。

【产地】 主产于广东、云南、台湾、广西、福建等地。国外以印度尼西亚、印度、斯里兰卡、菲律宾等地产量最多。

【采收加工】 春末至秋初采收成熟果实，用水煮后，干燥，除去果皮，取出种子，干燥。

【性状鉴定】

1. 生药 呈扁球形或圆锥形，高 1.5～3.5 cm，底部直径 1.5～3 cm。表面淡黄棕色或淡红棕色，具稍凹下的网状沟纹，底部中心有圆形凹陷的珠孔，其旁有一明显瘢痕状种脐。质坚硬，不易破碎，断面可见棕色种皮与白色胚乳相间的大理石样花纹。气微，味涩、微苦。见图 2-4-22 左。

以果大体重、坚实、不破裂者为佳。

2. 饮片

槟榔片 为类圆形薄片，切面呈棕白相间的大理石样花纹；周边淡黄棕色或红棕色。质坚脆易碎。气微，味涩、微苦。见图 2-4-22 右。

炒槟榔 形如槟榔片，表面微黄色，可见大理石样花纹。

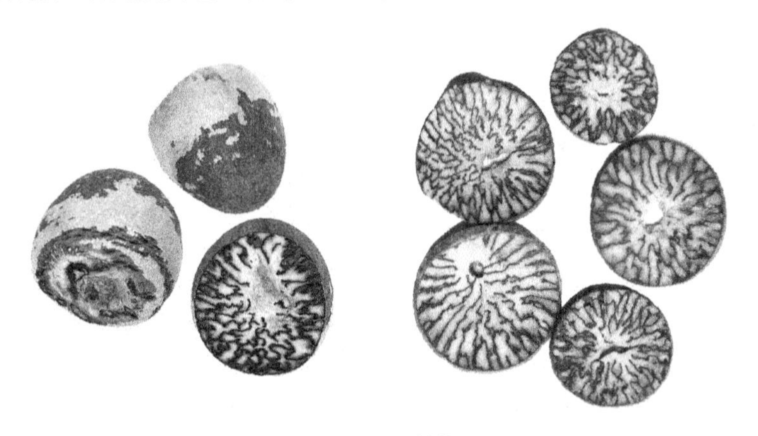

图 2-4-22 槟榔

【功效】 杀虫，消积，行气，利水，截疟。

砂 仁

【来源】 为姜科植物阳春砂 *Amomum villosum* Lour.、绿壳砂 *Amomum villosum* Lour. var. *xanthioides* T. L. Wu et Senjen 或海南砂 *Amomum longiligulare* T. L. Wu 的干燥成熟果实。

【产地】 阳春砂仁主产于广东、广西等地。绿壳砂主产于云南等地。海南砂主产于海南等地。

【采收加工】 夏、秋果实成熟时采收，晒干或低温干燥。

【性状鉴定】

阳春砂、绿壳砂 呈椭圆形或卵圆形，有不明显的三棱，长 1.5～2 cm，直径 1～1.5 cm。表面棕褐色，密生刺状突起，顶端有花被残基，基部常有果梗。果皮薄而软。种子结集成团，具三钝棱，中有白色隔膜，将种子团分成 3 瓣，每瓣有种子 5～26 粒。种子为不规则多面体，直径 2～3 mm；表面棕红色或暗褐色，有细皱纹，外被淡棕色膜质假种皮；质硬，胚乳灰白色。气芳香而浓烈，味辛凉、微苦。见图 2-4-23。

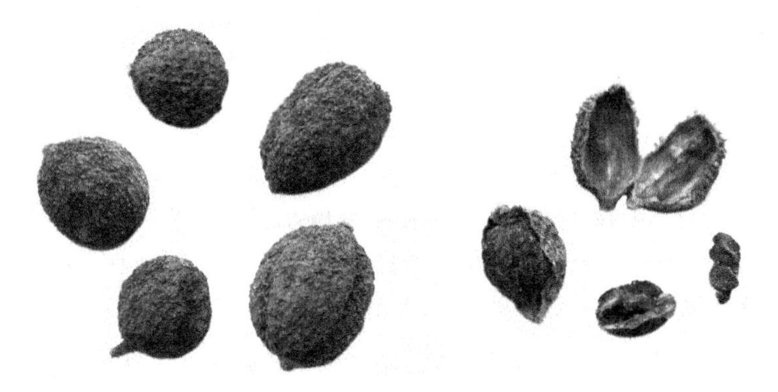

图 2-4-23 砂仁

海南砂 呈长椭圆形或卵圆形，有明显的三棱，长 1.5～2 cm，直径 0.8～1.2 cm。表面被片状、分枝的软刺,基部具果梗痕。果皮厚而硬。种子团较小,每瓣有种子 3～24 粒;种子直径 1.5～2 mm。气味稍淡。

以个大、坚实、仁饱满、气香浓者为佳。

【功效】 化湿开胃,温脾止泻,理气安胎。

豆　蔻

【来源】 为姜科植物白豆蔻 *Amomum kravanh* Pierre ex Gagnep. 或爪哇白豆蔻 *Amomum compactum* Soland ex Maton 的干燥成熟果实。按产地不同分为"原豆蔻"和"印度尼西亚白豆蔻"。

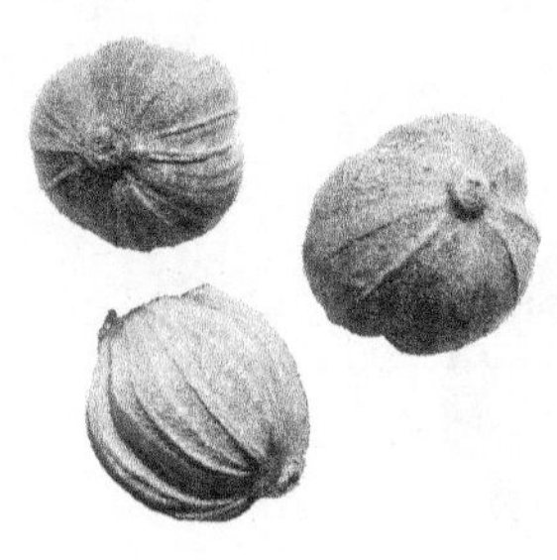

图 2-4-24　豆蔻(白豆蔻)

【产地】 白豆蔻由柬埔寨、泰国、缅甸、越南等国进口。我国海南省和云南南部有少量栽培。爪哇白豆蔻多由印度尼西亚进口,我国海南省和云南南部有栽培。

【采收加工】 夏、秋果实成熟时采收,晒干或低温干燥。用时除去果皮,取种子打碎。

【性状鉴定】

原豆蔻　呈类球形,直径 1.2～1.8 cm。表面黄白色至淡黄棕色,有 3 条较深的纵向槽纹,顶端有突起的柱基,基部有凹下的果柄痕,两端均具有浅棕色绒毛。果皮体轻,质脆,易纵向裂开,内分 3 室,每室含种子约 10 粒;种子呈不规则多面体,背面略隆起,直径 3～4 mm,表面暗棕色,有皱纹,并被有残留的假种皮。气芳香,味辛凉略似樟脑。见图 2-4-24。

印度尼西亚白蔻　个略小。表面黄白色,有的微显紫棕色,果皮较薄,种子瘦瘪。气味较弱。

均以个大、饱满、果皮薄而洁白、气味浓者为佳。

【功效】 化湿行气,温中止呕,开胃消食。

(杨卫丽　史国玉)

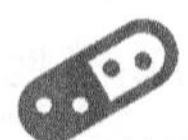

任务 2-5　常用全草类生药的性状鉴定

【任务介绍】 有若干批若干数量的全草类生药入库,你作为质检人员将利用性状鉴定方法对这些生药进行入库前质量检查验收,出具质量检验报告。对符合质量要求的下达质量检验合格通知书,同意入库。对存在质量问题者应根据具体情况分别提出加工、挑选、退货等处理意见。

【任务解析】 该项任务应在正确完成取样工作基础上,利用性状鉴定方法准确鉴别全草类生药的真伪优劣,把好该类生药入库质量验收关。要求学生能正确取样,能准确把握该类常用生药的来源、药用部位和性状鉴别要点,并能在质量验收中熟练运用。同时,要求学生具备从事相关职业活动所需要的工作方法、自主学习能力和团队协作精神,具有植物学的思维习惯和信息判断与选择能力,能有逻辑性地解决问题。在整个任务完成过程中,既要注意充分发挥学生主体作用,又要注重教师的引导作用。

【任务准备】

1. 课前准备　课前教师将具体生药品种入库前质量检查验收任务下达给学生,要求学生以小组为单位,利用本书及有关标准、工具书拟定该批生药质量验收实施方案,包括取样、性状鉴定等具体实施办法。学生根据课前教师布置作业要求以小组为单位共同完成该批生药质量验收实施方案的拟定。

2. 现场准备　①常用全草类生药的生药与饮片;②放大镜、刀片;③现行版《中国药典》;④有条件的还可模拟来货现场。

【任务实施】 学生扮演生药质检人员完成取样、性状鉴定、出具质检报告。

一、全草类生药概念

全草类生药是可供药用的草本植物的全体或地上部分。有的是全植物体，如细辛、车前草、金钱草、紫花地丁、白花蛇舌草，有的来源于地上部分，如益母草、薄荷、淫羊藿、青蒿、穿心莲等；有的是小灌木或草本植物草质枝梢或草质茎，如麻黄、石斛；有的为带花序的地上部分。全草类生药的鉴定应按所涉及的植物体器官分别观察，包括根与根茎、叶、花、果实与种子的观察，因为该类生药常是由植物全体或地上部分直接干燥而来，原植物特征能反映生药性状特征，可以利用植物分类学进行鉴定。

二、全草类生药的性状鉴定

全草类生药一般以色绿、叶多及气味明显者为佳。全草类生药性状鉴定一般按下列顺序进行：形状→表面→质地→断面→气味。其中，茎形状、表面和气味特征一般比较稳定，往往是鉴别真伪的重要依据。

1. 观察茎形状 全草类生药通常为圆柱形或方柱形等。如麻黄茎呈细长圆柱形，肉苁蓉茎呈扁圆柱形，鱼腥草、金钱草、茵陈、青蒿、贯叶金丝桃茎呈圆柱形，广藿香茎略呈钝方柱形，荆芥、益母草、薄荷、穿心莲茎呈方柱形，绞股蓝和绵茵陈茎纤细。

2. 观察表面 有的有纵棱线、纵皱纹或皱纹，如麻黄、石斛、金钱草，有的表面粗糙如细辛，有的下表面被毛，如淫羊藿、柔毛淫羊藿。

3. 观察颜色 通常为绿色，也有其他颜色，如石斛为金黄色，荆芥为紫红色。

4. 观察叶序和花序 叶互生，如广金钱草、苦地丁、绞股蓝、青蒿等，或对生，如淫羊藿、广地丁、金钱草、广藿香、荆芥、益母草、穿心莲、薄荷等。花序多样，有伞形花序如甜地丁，穗状轮伞花序如荆芥，轮伞花序如益母草，穗状花序如车前草，头状花序如蒲公英等。

5. 嗅气尝味 一般为气微，味微苦，如蒲公英、车前草、紫花地丁、麻黄等，有的味甜，如石斛、肉苁蓉、甜地丁等，有的气辛香，味辛辣、麻舌，如细辛等，有的味极苦，如穿心莲等。

麻　　黄

【来源】 为麻黄科植物草麻黄 *Ephedra sinica* Stapf、中麻黄 *Ephedra intermedia* Schrenk et C. A. Mey. 或木贼麻黄 *Ephedra equisetina* Bge. 干燥草质茎。

【产地】 草麻黄主产于内蒙古等地，中麻黄主产于甘肃等地，木贼麻黄主产于新疆等地。

【采收加工】 秋季割取绿色的草质茎，晒干。草麻黄为主要商品类型。

【性状鉴定】

1. 生药

草麻黄　呈细长圆柱形，少分枝，直径 0.1～0.2 cm，有的带少量棕色木质茎。表面淡绿色至黄绿色，有细纵脊线。节明显，节间长 2～6 cm，节上有膜质鳞叶，长 0.3～0.4 cm，上部 2 裂（稀 3 裂），锐三角形，先端灰白色，反曲。体轻，质脆，易折断，断面，略呈纤维性，周边为绿黄色，髓部红棕色，近圆形。气微香，味涩、微苦。

中麻黄　分枝较多，略呈三角形，直径 0.15～0.3 cm，细纵脊线较草麻黄略多。节间长 2～6 cm，膜质鳞叶长 0.2～0.3 cm，上部 3 裂（稀 2 裂），先端锐尖，稍反曲。断面髓部略呈三角状圆形。见图 2-5-1 左。

木贼麻黄　分枝较多，直径 0.1～0.15 cm，细纵脊线不明显。节间长 1.5～3 cm，膜质鳞叶长 0.1～0.2 cm，上部 2 裂（稀 3 裂），上部呈短三角形，灰白色，先端钝，多不反曲，断面髓部类圆形。

2. 饮片 呈圆柱形的段，表面淡黄绿色至黄绿色，粗糙，有细纵脊线，节上有细小鳞叶，切面中心显红黄色。气微香，味涩，微苦。见图 2-5-1 右。

麻黄以茎粗，色淡绿或黄绿、髓部红棕色、味苦涩者为佳。

【功效】 发汗散寒，宣肺平喘，利水消肿。

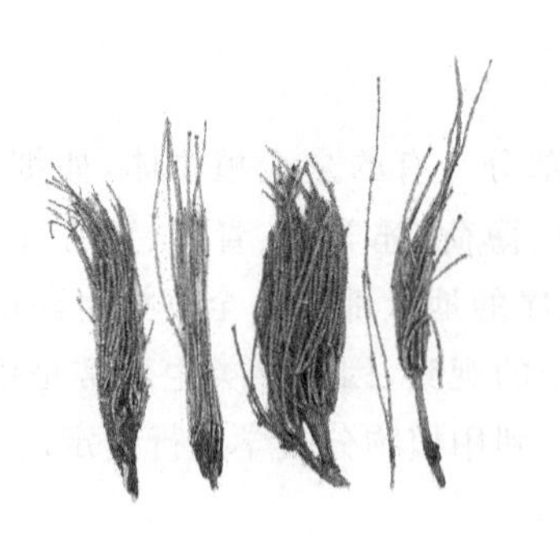
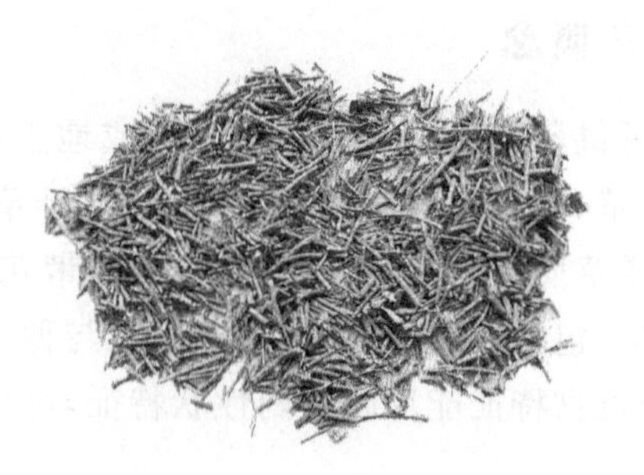

图 2-5-1 麻黄

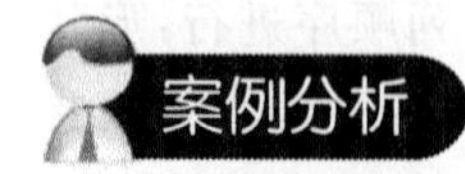

某学生家境比较贫寒，得知当时麻黄需求量大，而家乡有人曾经种植过麻黄，于是购买麻黄苗准备栽培，但是被公安部门没收并罚款，该学生很是委屈。麻黄富含生物碱，具有发汗散寒，宣肺平喘，利水消肿。用于风寒感冒、胸闷喘咳、支气管哮喘。有不法分子，收购麻黄或麻黄碱制剂，经结构改造为甲基苯丙胺即冰毒，危害社会，麻黄的种植，收购，销售都有严格规定，须经有关部门批准，不得擅自种植和经营。

金 钱 草

【来源】 为报春花科植物过路黄 *Lysimachia christinae* Hance 干燥全草。

【产地】 主产于四川省。

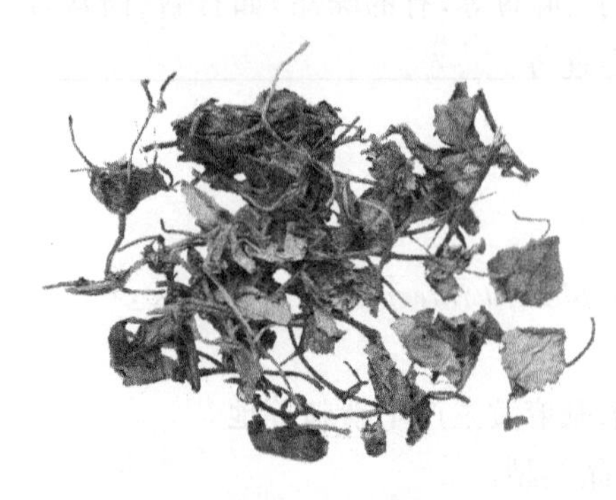

图 2-5-2 金钱草

【采收加工】 夏、秋采收，除去杂质，晒干。

【性状鉴定】

1. 生药 全株无毛或被疏柔毛，常缠结成团。茎扭曲，表面具皱纹，棕色或暗棕红色。叶对生，水浸后宽心形或卵形，长 1～4 cm，宽 1～5 cm，基部微凹，全缘；黄绿色或棕褐色，下表面颜色较浅，主脉突起，用水浸后，对光透视叶子可见黑色或褐色条纹。叶腋有时可见黄色花或球形蒴果。质脆易碎，断面实心。气微，味淡。见图 2-5-2。

2. 饮片 本品为不规则的段，余同生药。

金钱草以叶大，须根少为佳。

【功效】 利湿退黄，利尿通淋，解毒消肿。

知识拓展

广 金 钱 草

为豆科植物广金钱草 *Desmodium styracifolium* (Osb.) Merr. 干燥地上部分，主产于广东。茎圆柱形，长 1 m，表面浅棕黄色，密被黄色伸展的短柔毛。羽状复叶，黄绿色或灰绿色互生，小叶 1 枚或 3 枚，圆形或矩圆形，先端微凹，基部心形或钝圆，全缘，上表面无毛，下表面有紧贴的灰白色茸毛，托叶披针形，2 片。质稍脆，断面中部有髓，气微香，味微甘。

贯叶金丝桃

【来源】 为藤黄科植物贯叶金丝桃 *Hypericum perforatum* L. 的干燥地上部分。

【产地】 主产贵州、山东、四川、新疆等省。

【采收加工】 夏、秋二季开花时采割，阴干或低温烘干。

【性状鉴定】 生药茎圆柱形，长 10～100 cm，多分枝，分枝与茎两侧各有一条纵棱，小枝细瘦，叶腋处对生。单叶对生，抱茎，无柄，叶片披针形或长椭圆形，长 1～2 cm，宽 0.3～0.7 cm，有透明或黑色的腺点，尤以叶片边缘或近顶端为多。黄色聚伞花序顶生，花冠长圆形或披针形，边缘有黑色腺点，5 片，多数雄蕊合生为 3 束，花柱 3。气微，味微苦涩。

以茎粗、叶多、味苦者为佳。

【功效】 疏肝解郁，清热利湿，消肿通乳。

广 藿 香

【来源】 为唇形科植物广藿香 *Pogostemon cablin* (Blanco)Benth. 干燥地上部分。

【产地】 主产海南省及广东石牌。前者为海南广藿香，后者为石牌广藿香。

【采收加工】 枝叶茂盛时采削，日晒夜闷，反复至干。

【性状鉴定】

1. 生药 全株被有白色或灰白色柔毛。茎稍曲折，多分枝，嫩茎灰黄色或灰绿色，略呈钝方柱形，质脆，易折断，中部有髓，老茎类圆柱形，被灰褐色栓皮，质较坚硬。叶对生，多皱缩成团，水浸展开后呈椭圆形或卵形，长 4～9 cm，宽 3～7 cm，基部楔形或钝圆，先端短尖或钝圆，边缘具不整齐钝锯齿，叶柄细。气香特异，味微苦。

海南广藿香 枝条较粗壮，灰棕色至浅紫棕色，表面较平坦，枝条近下部始有栓皮，纵皱纹较浅，断面呈钝方形。叶片大而薄，浅棕褐色或浅黄棕色。见图 2-5-3 左。

以茎粗、叶多、香气浓者为佳。

2. 饮片 呈不规则的段，余同生药。见图 2-5-3 右。

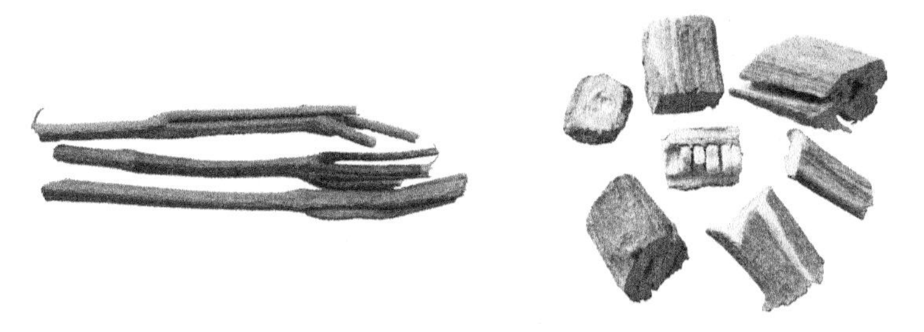

图 2-5-3 广藿香

【功效】 芳香化浊，和中止呕，发表解暑。

荆 芥

【来源】 为唇形科植物荆芥 *Schizonepeta tenuifolia* Briq. 干燥地上部分。

【产地】 全国大部均有栽培，主产于江苏、河北、江西、浙江等省。

【采收加工】 夏、秋两季花开到顶、穗绿时采割，除去杂质，晒干。

【性状鉴定】

1. 生药 茎方柱形，上部有分枝，长 50～80 cm，直径 0.2～0.4 cm，表面淡黄绿色或淡紫红色，被短柔毛。叶对生，多已脱落，叶片 3～5 羽状分裂，裂片细长。穗状轮伞花序顶生，长 2～9 cm，直径约 0.7 cm。花冠多已脱落，宿萼钟形，顶端 5 齿裂，淡棕色或黄绿色，被短柔毛。小坚果棕黑色。体轻，质脆，断面类白色。气芳香，味微涩而辛凉。见图 2-5-4 左。

荆芥以色淡黄绿、穗长而密、香气浓者为佳。

2. 饮片 呈不规则的段，余同生药。见图 2-5-4 右。

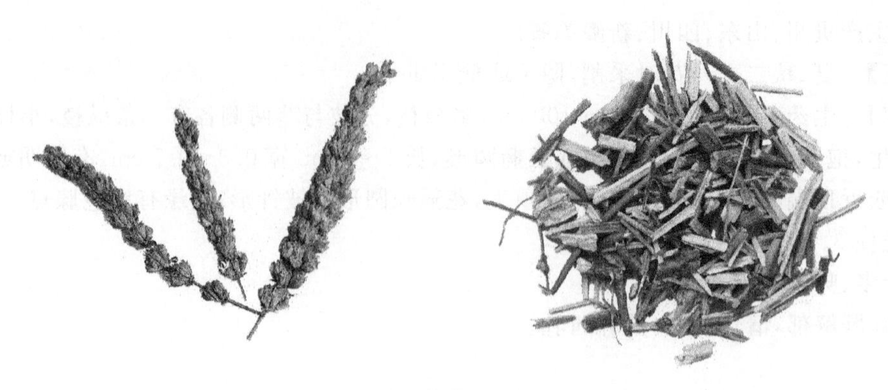

图 2-5-4　荆芥

【功效】 解表散风，透疹，消疮。

益 母 草

【来源】 为唇形科植物益母草 *Leonurus heterophyllus* Sweet 新鲜或干燥地上部分。

【产地】 全国各地均有分布。

【采收加工】 鲜品春季幼苗期至初夏花前期采割，干品夏季茎叶茂盛、花未开或初开时采割，晒干，或切段晒干。

【性状鉴定】

1. 生药

鲜品　幼苗期无茎，基生叶圆心形，5～9 浅裂，每裂片有 2～3 个钝齿。花前期茎方柱形，上部多分枝，四面凹下成纵沟，长 30～60 cm，直径 0.2～0.5 cm，表面青绿色。叶交互对生，有柄，叶片青绿色，质鲜嫩，揉之有汁；下部茎生叶掌状 3 裂；上部叶羽状深裂或浅裂成 3 片，裂片全缘或具少数锯齿。质鲜嫩，断面有髓。气微，味微苦。

干益母草　茎灰绿色或黄绿色，叶灰绿色，多皱缩、破碎，易脱落。腋生轮伞花序，花小淡紫色，花萼筒状，花冠二唇形。体轻，质韧，断面中部有髓。见图 2-5-5 左。

以质嫩、叶多、色灰绿者为佳。

2. 饮片　呈长约 2 cm 段，余同生药。见图 2-5-5 右。

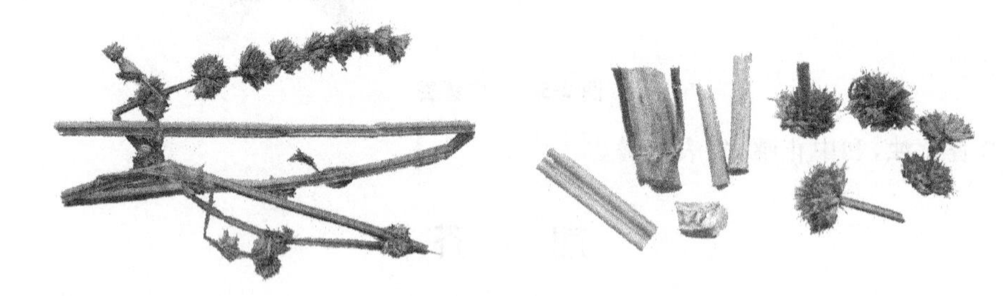

图 2-5-5　益母草

【功效】 活血调经，利尿消肿，清热解毒。

薄　荷

【来源】 为唇形科植物薄荷 *Mentha haplocalyx* Briq. 干燥地上部分。

【产地】 主产江苏、安徽等省。

【采收加工】 夏、秋二季茎叶茂盛或花开至三轮时，选晴天，分次采割，晒干或阴干。

【性状鉴定】

1. 生药　茎方柱形，分枝对生，长 15～40 cm，直径 0.2～0.4 cm，表面紫棕色或淡绿色，有节和棱。

叶对生,多卷缩破碎,水浸后呈宽披针形、长椭圆形或卵形,长 2～7 cm,宽 1～3 cm,上表面深绿色,下表面灰绿色,稀被茸毛,有凹点状腺鳞。轮伞花序腋生,钟状花萼,先端 5 齿裂,花冠淡紫色。质脆,易折断,断面白色,髓部中空。揉搓后有特殊的清凉香气,味辛、凉。见图 2-5-6 左。

以叶多、色绿深、气味浓者为佳。

2. 饮片 本品呈不规则的段,余同生药。见图 2-5-6 右。

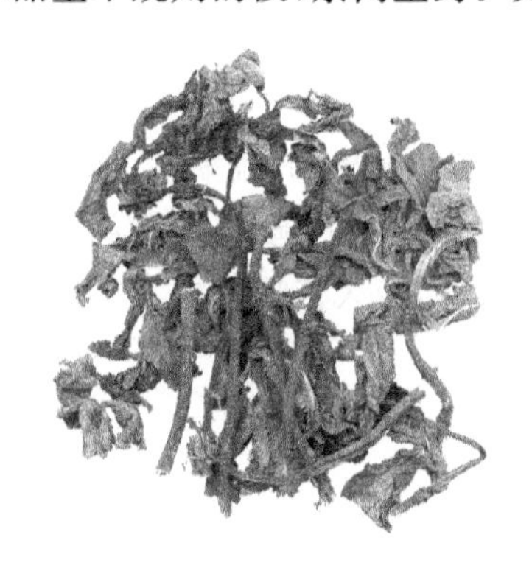
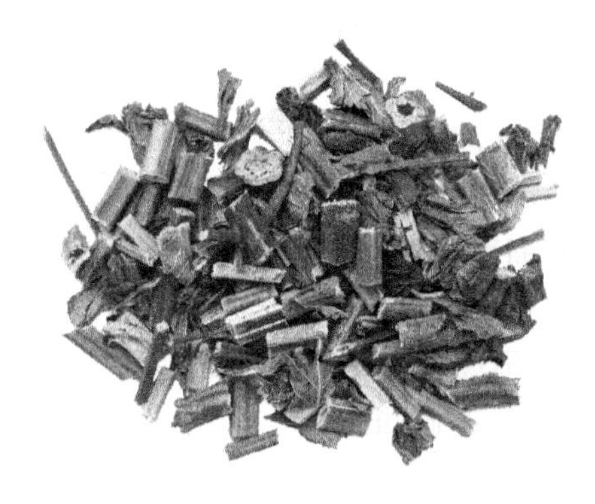

图 2-5-6 薄荷

【功效】 疏散风热,清利头目,利咽,透疹,疏肝行气。

肉 苁 蓉

【来源】 为列当科植物肉苁蓉 *Cistanche deserticola* Y. C. Ma 或管花肉苁蓉 *Cistan. che tubulosa* (Schrenk) Wight 的干燥带鳞叶肉质茎。

【产地】 主产内蒙古、宁夏、甘肃和新疆。

【采收加工】 春季苗刚出土时或秋季冻土之前采挖,除去茎尖。切段,晒干。

【性状鉴定】

1. 生药

肉苁蓉 呈扁圆柱形,稍弯曲,长 3～15 cm,直径 2～8 cm,表面棕褐色或灰棕色,密被覆瓦状排列的肉质鳞片,通常鳞片先端已断。断面棕褐色,有淡棕色点状维管束,排列成放射状或波状环纹,有时中空。体重,质硬,微有柔性,不易折断。气微,味甜、微苦。见图 2-5-7 左。

管花肉苁蓉 呈类纺锤形、扁纺锤形或扁柱形,稍弯曲,长 5～25 cm,直径 2.5～9 cm,表面棕褐色至黑褐色。断面颗粒状,灰棕色至灰褐色,散生点状维管束。

以条粗壮、色棕褐、密被鳞片、质柔润者为佳。

2. 饮片

肉苁蓉片 呈不规则形的厚片,切面有排列成波状环纹淡棕色或棕黄点状维管束,余同生药。见图 2-5-7 右。

管花肉苁蓉片 呈不规则形的厚片,切面有散生点状维管束,余同生药。

【功效】 补肾阳,益精血,润肠通便。

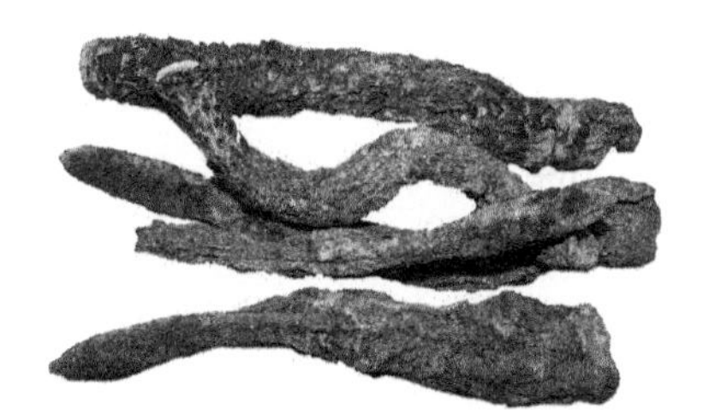
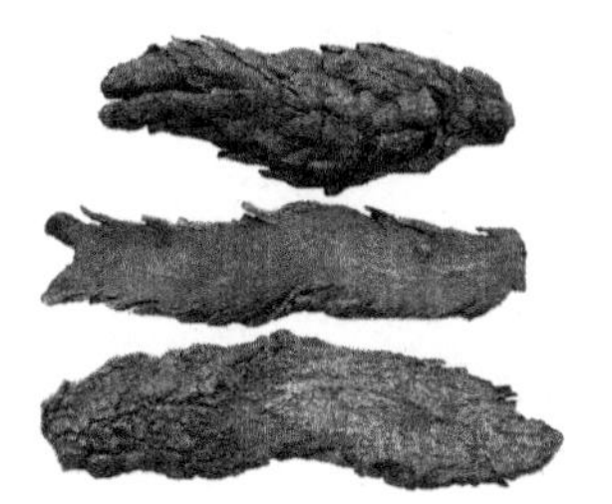

图 2-5-7 肉苁蓉

穿 心 莲

【来源】 为爵床科植物穿心莲 *Andrographis paniculata* (Burm. f.) Nees 干燥地上部分。

【产地】 主产于广东、广西、福建等省。

【采收加工】 秋初茎叶茂盛时采割，晒干。

【性状鉴定】

1. 生药 茎方柱形，多分枝，长 50～70 cm，节稍膨大。单叶对生，叶片皱缩，水浸后呈披针形或卵状披针形，长 3～12 cm，宽 2～5 cm，全缘或波状，先端渐尖，基部楔形下延，上表面绿色，下表面灰绿色，无毛。质脆，易折断，折断面有白色髓部。气微，味极苦，苦至喉部，经久苦味不减。

以色绿、叶多、味极苦者为佳。

2. 饮片 本品呈不规则的段，余同生药。见图 2-5-8。

【功效】 清热解毒，凉血，消肿。

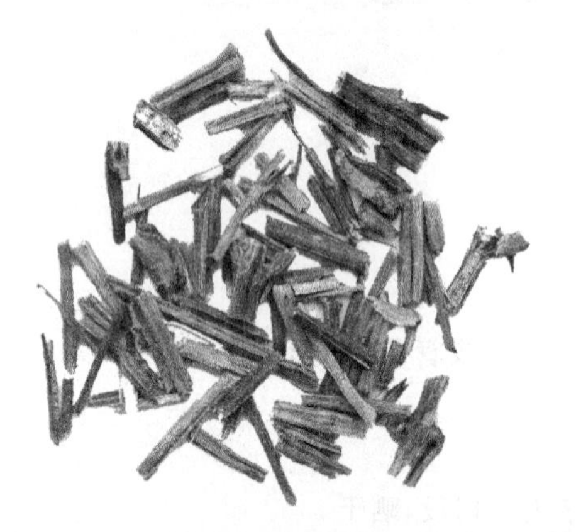

图 2-5-8 穿心莲

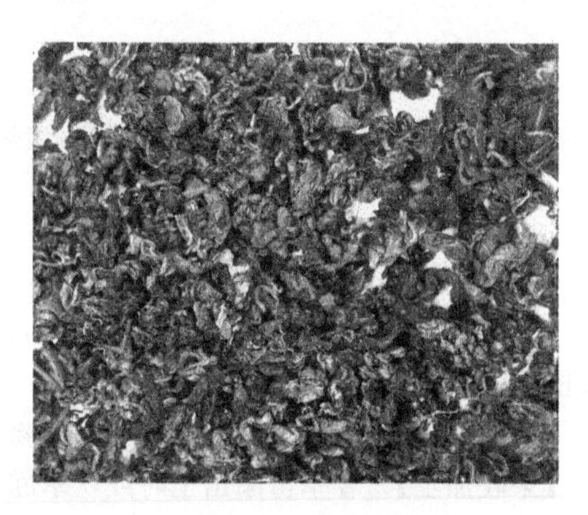

图 2-5-9 绞股蓝

绞 股 蓝

【来源】 为葫芦科植物绞股蓝 *Gynostemma pentaphyllum* (Thunb.)Mak. 干燥全草。

【产地】 各地多有栽培，主产于安徽、浙江、江西、福建等省。

【采收加工】 秋季采收，晒干。

【性状鉴定】

1. 生药 茎细长，表面棕色或暗棕色，被稀疏毛茸或无，茎卷须 2 裂或不裂。叶互生，叶柄长，小叶 5～7，水浸后展开，叶鸟趾状，小叶膜质，长卵圆形或披针形，中央小叶较大，边缘有锯齿，上面深绿色，下面淡绿色，两面被粗毛。果实球形，直径约 0.5 cm。具草香气，味苦。见图 2-5-9。

以质嫩、色绿、叶全、无杂质者为佳。

2. 饮片 本品呈不规则的段，余同生药。

【功效】 消炎解毒，止咳祛痰。

茵 陈

【来源】 为菊科植物滨蒿 *Artemisia scoparia* Waldst. et Kit.、茵陈蒿 *Artemisia capillaris* Thunb 地上干燥部分。

【产地】 主产于陕西、山西、安徽等省。

【采收加工】 春季采收的称“绵茵陈”，秋季采收的称“花茵陈”，晒干。

【性状鉴定】

绵茵陈　多卷曲成团状,灰白色或灰绿色,全株密被灰白色茸毛,绵软如绒。茎细小有纵纹,长 1.5～2.5 cm,直径 0.1～0.2 cm,水浸后叶片呈一至三回羽状分裂,叶片长 1～3 cm,宽约 1 cm,小裂片卵形或稍呈倒披针形、条形,先端锐尖。质脆,易折断。气清香,味微苦。见图 2-5-10。

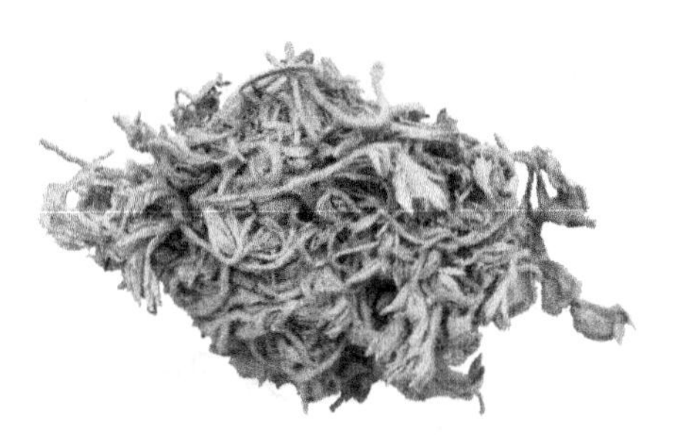

图 2-5-10　茵陈

花茵陈　茎呈圆柱形,多分枝,长 30～100 cm,直径 0.2～0.8 cm,表面淡紫色或紫色,有纵条纹,被柔毛。叶密集,或多脱落,下部叶二至三回羽状深裂,裂片条形或细条形,两面密被白色柔毛;茎生叶一至二回羽状全裂,基部抱茎,裂片细丝状。头状花序卵形,多集成圆锥状,长 0.12～0.15 cm,直径 0.1～0.12 cm,有短梗,总苞片 3～4 层,卵形,苞片 3 裂,外层雌花 6～15 个,内层两性花 2～10 个。瘦果长圆形,黄棕色。体轻,质脆,断面类白色。气芳香,味微苦。

以质嫩、绵软、色灰白、香气浓者为佳。

【功效】　清利湿热,利胆退黄。

石　斛

【来源】　本品为兰科植物金钗石斛 *Dendrobium nobile* Lindl.、鼓槌石斛 *Dendrobium chrysotorum* Lindl. 或流苏石斛 *Den-drobium imbriatum* Hook. 的栽培品及其同属植物近似种的新鲜或干燥茎。

【产地】　主产于广西、云南、贵州、四川等省。

【采收加工】　全年可采收。鲜用者采收后用湿沙贮存。干用者采收后,除去杂质,用开水略烫或烘软,再边搓边烘晒,至叶鞘搓净,干燥。

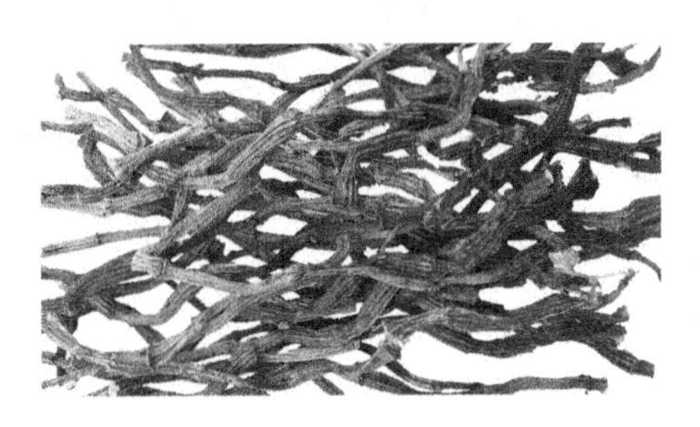

图 2-5-11　石斛

【性状鉴定】

1. 生药

鲜石斛　茎圆柱形或扁圆柱形,长约 30 cm,直径 0.4～1.2 cm,节明显,节上有膜质叶鞘,表面光滑或有纵皱纹,黄绿色。肉质多汁,易折断,断面绿色,较平坦。气微,味微苦而回甜,嚼之带黏性。

金钗石斛　呈扁圆柱形,长 20～40 cm,直径 0.4～0.6 cm,节间长 2.5～3 cm。表面金黄色或黄中带绿色,有深纵沟。质硬而脆,断面较平坦而疏松。气微,味苦。见图 2-5-11。

鼓槌石斛　呈粗纺锤形,中部直径 1～3 cm,具 3～7 节。表面金黄色,光滑,有明显凸起的棱。质轻而松脆,断面海绵状。气微,味淡,嚼之有黏性。

流苏石斛　呈长圆柱形,长 20～150 cm,直径 0.4～1.2 cm,节明显,节间长 2～6 cm。表面黄色至暗黄色,有深纵槽。质疏松,断面平坦或呈纤维性。气微,味淡或微苦,嚼之有黏性。

干品以色金黄、有光泽、质柔韧者为佳。

2. 饮片　本品呈扁圆柱形或圆柱形的段,余同生药。

【功效】　益胃生津,滋阴清热。

知识链接

铁皮石斛

铁皮石斛为同属植物铁皮石斛 *Dendrobium officinale* Kimura et Migo 的干燥茎。11 月至翌年 3 月采收,除去杂质,剪去部分须根,边加热边扭成螺旋形或弹簧状,烘干;或切成段,干燥或低温烘干,前者习称“铁皮枫斗”(耳环石斛),后者习称“铁皮石斛”。①呈螺旋形或弹簧状,通常为 2～6 个旋纹,茎拉直后长 3.5～8 cm,直径 0.2～0.4 cm。表面黄绿色或略带金黄色,有细纵皱纹,节明显,节上有时可见残留的灰白色叶鞘；一端可见茎基部留下的短须根。质坚实，易折断，断面平坦，灰白色至灰绿色，略角质状。气微，味淡，嚼之有黏性。②本品呈圆柱形的段，长短不等。

（郑　丽）

任务 2-6　常用藻、菌、地衣、树脂及其他类生药的性状鉴定

【任务介绍】 一家生药经营企业新购进一批藻、菌、地衣、树脂及其他类生药，你作为质检人员将利用性状鉴定方法对这批生药进行入库前质量检查验收，并对质量检验结果作出评定。对符合质量要求的出具质量检验合格报告单，同意入库。对存在质量问题者应根据具体情况分别提出加工、挑选、退货等处理意见。

【任务解析】 该项任务是生药经营企业的入库验收工作，应在正确完成取样工作基础上，利用性状鉴定方法对藻、菌、地衣、树脂及其他类生药的真伪优劣进行准确鉴别，把好该类生药入库质量验收关。要求学生能正确、规范取样，能准确把握常用藻、菌、地衣、树脂及其他类生药的来源、药用部位和性状鉴别要点，并能在质量验收中熟练运用。同时，要求学生具备从事相关职业活动所需要的工作方法、自主学习能力和团队协作精神，具有科学的思维习惯和信息判断与选择能力，能有逻辑性地解决问题。在整个任务完成过程中，既要注意充分发挥学生的主体作用，又要注重教师的引导作用。

【任务准备】

1. 课前准备　课前教师将具体生药品种入库前质量检查验收任务下达给学生，要求学生以小组为单位，利用本书及相关标准、工具书拟定该批生药质量验收实施方案，包括取样、性状鉴定等具体实施办法。学生根据课前教师布置作业要求以小组为单位共同完成该批生药质量验收实施方案的拟定。

2. 现场准备　①常用藻、菌、地衣、树脂及其他类的生药与饮片；②放大镜、刀片；③现行版《中国药典》；④有条件的还可模拟来货现场。

【任务实施】 学生扮演生药质检人员完成取样、性状鉴定工作，并出具质检报告。

一、藻、菌、地衣、树脂及其他类生药概述

（一）藻、菌、地衣类生药

低等植物又称无胚胎植物，是藻类、菌类和地衣类的合称。它们的共同特征是：形态上没有根、茎、叶的分化，是单细胞或多细胞的叶状体或菌丝体；构造上一般没有组织的分化，没有维管束和胚胎。

1. 藻类　藻类植物主要生长在水中，是植物界最原始的低等植物。藻类植物细胞内含有叶绿素、胡萝卜素、叶黄素、藻蓝素、藻红素、藻褐素等多种色素，能进行光合作用，属自养型植物。植物体内常含有多种具广泛药理作用的活性成分，如氨基酸、多聚糖、糖醛酸、胆碱、蛋白质、碘、钙、钾等。我国藻类植物有数千种，药用藻类主要来自绿藻门、红藻门和褐藻门。

（1）绿藻门　绿藻大多生活在淡水中。藻体呈蓝绿色。贮存的养分主要为淀粉，其次是油类。细胞壁由内层的纤维素和外层的果胶质组成，少数具有膜质鞘。常见的药用绿藻有石莼（海白菜）和孔石莼等。

（2）红藻门　红藻绝大多数生活在海水中。植物体多为假薄壁组织体，少数为丝状体。藻体红色至紫色。贮存的养分主要为不溶性的红藻淀粉或可溶性红藻糖。红藻淀粉是一种肝糖类多糖，常以小颗粒状存在于细胞质中，遇碘试液变成葡萄红色至紫色。细胞壁分两层，内层为纤维素，外层为藻胶层，含琼胶、海萝胶等红藻特有的果胶化合物。常见的药用红藻有鹧鸪菜、海人草、紫菜、石花菜等。

（3）褐藻门　褐藻是藻类植物中较高级的一个类群，绝大多数生活在海水中。藻体常呈褐色。贮存的养分主要为可溶性的褐藻淀粉和甘露醇，还有油类和少量还原糖。细胞内常含碘，如海带细胞内含碘

量为 0.3%～0.5%，比海水中的碘浓度提高约 10 万倍。细胞壁内层由纤维素组成，外层为褐藻胶。常见的药用褐藻有昆布、海藻、海蒿子、羊栖菜等。

2. 菌类 菌类植物是一类不含叶绿素、不能进行光合作用、生活环境比较广泛、腐生或寄生的异养型低等植物。常含多糖、氨基酸、蛋白质、生物碱、抗生素等成分。可分为细菌门、黏菌门和真菌门三类，药用菌类主要来自于细菌门和真菌门。

（1）细菌门 细菌是一种单细胞原核生物体，有细胞壁，没有明显的细胞核。细胞壁主要由蛋白质、类脂质、多糖复合物组成，一般不具有纤维素壁。临床广泛使用的抗生素主要由放线菌产生，如氯霉素、链霉素、四环素、金霉素等。

（2）真菌门 真菌是一类具有真正细胞核和细胞壁的真核生物。细胞壁的成分大多为甲壳素，少数为纤维素。贮存的养分主要为肝糖、油脂和菌蛋白，不含淀粉。真菌的营养体一般是由分枝或不分枝、分隔或不分隔的菌丝交织在一起所形成的菌丝体，少数为原始种类的单细胞。菌丝常为圆管状，直径一般在 10 μm 以下。菌丝组织有两种形式：一种是菌丝呈长条形细胞并近平行排列，称为“疏丝组织”；另一种菌丝细胞为椭圆形、类圆形或类多角形，称为“拟薄壁组织”。进行营养功能的菌丝或菌丝体是疏松的，一旦环境不良或进行繁殖，菌丝则相互密结，菌丝体变态为菌丝组织体，常见的有根状菌索、菌核、子座、子实体等。根状菌索是密结成绳索状、外形似根的菌丝体，如蜜环菌等。菌核是由菌丝紧密连接交织而成、抵御外界不良环境的坚硬团块状休眠体，条件良好时可萌发并产生子实体，如茯苓、猪苓、马勃、雷丸等。子座即某些高等真菌的子实体下面或周围菌丝组成的紧密组织，是容纳子实体的褥座，是真菌从营养阶段到繁殖阶段的一种过渡的菌丝体组织。子座形成后，常在其上或其内产生子实体。子实体是某些高等真菌在生殖时期形成的具一定形态、结构，能产生孢子的菌丝体，如冬虫夏草、灵芝等。

真菌是植物界中很大的一个类群，我国大约有 4 万种。真菌常含多糖、氨基酸、蛋白酶、抗生素等成分。药用真菌大多分布在子囊菌纲和担子菌纲。子囊菌纲的特征是有性生殖产生子囊，子囊中形成子囊孢子，如冬虫夏草等。担子菌纲的特征是有性生殖时由担子形成担孢子进行繁殖，如灵芝、马勃等。

3. 地衣类 地衣属多年生植物，是真菌和藻类组成的共生复合体，在生物学上具有独特的形态、结构、生理和遗传特性。构成地衣的真菌大多为子囊菌，少数为担子菌；藻类主要是蓝藻和绿藻。地衣的形态几乎完全由菌类决定，有壳状、叶状或枝状。地衣含有其特有的地衣酸，还有地衣多糖、蒽醌类、地衣色素、地衣淀粉等成分。药用地衣常分布于松萝科、石蕊科和梅衣科，有松萝、长松萝、石蕊、石梅衣等。

（二）树脂类生药

树脂类生药是一类由植物体分泌、多种化学成分组成的天然产物。树脂多存在于种子植物的果实、根、茎等的分泌细胞、树脂道、导管或细胞间隙中。树脂的产生方式分正常代谢产物和非正常代谢产物两类。正常代谢产物是植物体在正常生长发育过程中产生的分泌物，如阿魏、血竭等；非正常代谢产物是植物体因受到外来损伤而产生的分泌物，如苏合香、安息香等；也有一些植物受损伤后会增加树脂的分泌，如松油脂等。

1. 树脂的采收 除少部分自然渗出收集的树脂外，一般是用刀切割含有树脂的植物器官，再收集从伤口流出的树脂，经加工处理而成。有些植物经一次切割可持续很长时间不断产生树脂，有些植物需经常切割才可不断产生树脂。切割方法依植物而定，多为自下而上的等距切口。

2. 树脂的化学组成 树脂所含的化学成分主要包括以下四类：①树脂烃类：主要是含氧中性倍半萜烯和多萜烯的衍生物或氧化物。②树脂酸类：主要是二萜酸、三萜酸及其衍生物，常含羧基或酚羟基，如松香中的松香酸、乳香中的 α-乳香酸等。③树脂醇类：可分为树脂醇和树脂鞣醇两类，多与肉桂酸、苯甲酸、阿魏酸、水杨酸等芳香酸结合成酯存在于植物体内，少数游离。④树脂酯类：主要是树脂醇或树脂鞣醇与树脂酸或芳香酸所结合形成的酯。游离存在于树脂中的芳香酸则称为香脂酸，它们大多是香树脂中的主要成分，如苏合香、安息香等。

3. 树脂的通性 树脂大多是无定形固体，少数呈半固体或流体状。表面微有光泽，质地硬脆。不溶于水或吸水后膨胀，易溶于醇、乙醚、氯仿等有机溶剂。加热到一定温度发生软化熔融，并具黏性，冷却后又变硬。燃烧时产生浓烟和明亮的火焰并有特异的香气或臭气。

4. 树脂的分类 树脂常和树胶、挥发油、游离芳香酸等共存。根据树脂的组成不同可分为如下几种。①单树脂类：不含或很少含挥发油、树胶和游离芳香酸的树脂，如松香、血竭、枫香脂等。②胶树脂类：含树脂和树胶的树脂，如藤黄。③油树脂类：含树脂和挥发油的树脂，如松油脂、加拿大油树脂等。④油胶树脂类：含树脂、挥发油和树胶的树脂，如乳香、没药、阿魏等。⑤香树脂类：含树脂、挥发油和游离芳香酸的树脂，如安息香、苏合香等。

（三）其他类生药

其他类生药包括本书所列分类范围内未能收载的生药，它们直接或间接来源于植物。主要有以下几类。①蕨类植物成熟的孢子，如海金沙等。②直接用植物体的某一或某些部分或间接用植物的某些制品为原料，经不同的加工处理后得到的产品，如青黛、芦荟、樟脑、冰片等。③某些昆虫寄生在某些植物器官上形成的虫瘿，如五倍子等。④植物体分泌或渗出的非树脂类混合物，如天竺黄等。⑤植物经燃烧后收集的残留物，如百草霜等。⑥某些发酵制品，如神曲等。

二、藻、菌、地衣、树脂及其他类生药的性状鉴定

1. 藻类 藻类生药性状鉴定一般按下列顺序进行：形状→颜色→表面→质地→气味。其中，形状和颜色是藻类生药比较稳定的特征，可作为鉴别真伪的重要依据。

2. 菌类 菌类生药性状鉴定一般按下列顺序进行：形状→颜色→表面→质地→断面→气味。其中，形状和表面特征是菌类生药比较稳定的特征，可作为鉴别真伪的重要依据。

3. 地衣类 地衣类生药性状鉴定一般按下列顺序进行：形状→颜色→表面→质地。其中，形状和颜色是地衣类生药比较稳定的特征，可作为鉴别真伪的重要依据。

4. 树脂类 树脂类生药的鉴定，除了采用性状鉴定的方法外，还需要结合理化鉴定法。性状鉴定一般按下列顺序进行：形状→颜色→表面特征→质地→破碎面→光泽→透明度→气味→水试→火试。其中，形状、颜色、破碎面、气味、水试现象和火试现象是树脂类生药比较稳定的特征，可作为鉴别真伪的重要依据。

5. 其他类 其他类生药的鉴定方法因品种而不同。不具生物组织结构的，可采用性状鉴定和理化鉴定相结合的方法；具生物组织结构的，除性状、理化方法外，还可增加显微鉴定法。性状鉴定一般按下列顺序进行：形状→颜色→质地→气味→水试→火试。其中，形状、气味、水试现象和火试现象是其他类生药比较稳定的特征，可作为鉴别真伪的重要依据。

三、藻、菌、地衣、树脂及其他类生药饮片的性状鉴定

藻、菌、地衣、树脂及其他类生药饮片有的打成碎粒或碎块（如血竭饮片、芦荟饮片），也有的加工成段（如海藻饮片）、丝（如昆布饮片）、片（如五倍子片）、小块（如马勃片、茯苓块）或炮制品（如醋没药），还有的净选后直接入药（如冬虫夏草、海金沙）的。鉴别此类饮片主要观察其块、段、片、丝的形状、颜色、切面特征、质地、光泽、气味、水试现象、火试现象等。其中，形状、颜色、质地、气味是藻类、菌类、地衣类生药饮片鉴定时需要多观察的地方，颜色、切面特征、气味、水试现象、火试现象是树脂类及其他类生药饮片最具鉴别意义的地方，应特别注意观察。许多饮片经炮制后，其形状、色泽、质地、气味等特征会发生一定变化，应重点观察切面、边缘（周边）、色泽、气味等。

螺 旋 藻

【来源】 为颤藻科植物螺旋藻 *Spirulina* 的干燥丝状体。

【产地】 主产于云南、广西、福建、山东等地。

【采收加工】 当螺旋藻液呈墨绿色时采收，晒干。产量以每天每立方米产螺旋藻干粉的重量（克数）来表示。

【性状鉴定】

生药　藻体是由单细胞或多细胞组成的丝状体，体长 200～500 μm，宽 5～10 μm，圆柱形，呈疏松或紧密的有规则的螺旋形弯曲。以形成藻殖段的方式进行繁殖。无异形胞和后壁孢子。

以藻体均匀螺旋状、颜色深绿或墨绿色、叶绿素没被破坏呈现自然色、无杂质者为佳。

【功效】 抗衰老、抗缺氧、抗疲劳、抗辐射、降血脂、降血压、养肝护胃等。

知识拓展

螺　旋　藻

螺旋藻在分类学上属于蓝藻门蓝藻纲颤藻目颤藻科，是一种古老的低等原核单细胞水生植物，也称浮游性原始藻类植物。螺旋藻只是其中的一个“属”，有 36～38 种，其中多数为淡水种类，仅有 4 种分布在海洋中。它们与细菌一样，细胞内没有真正的细胞核，所以又称蓝细菌。

螺旋藻在许多热带湖泊、池塘中广泛分布，但生物量很少，不形成水华，它们只有在热带盐碱湖泊中才大量繁殖。目前国内外均有大规模人工培育，主要为钝顶螺旋藻、极大螺旋藻和盐泽螺旋藻三种，生产的质量参差不齐。中国丽江程海湖是世界三大、中国唯一的出产天然螺旋藻的地区。

昆　布

【来源】 为海带科植物海带 *Laminaria japonica* Aresch. 或翅藻科植物昆布 *Ecklonia kurome* Okam. 的干燥叶状体。

【产地】 海带主产于山东、辽宁等沿海地区；昆布主产于福建、浙江等沿海地区。

【采收加工】 夏、秋二季采捞，晒干。

【性状鉴定】

1. 生药

海带　卷曲折叠成团状，或缠结成把。全体呈黑褐色或绿褐色，表面附有白霜。用水浸软则膨胀成扁平长带状，长 50～150 cm，宽 10～40 cm，中部较厚，边缘较薄而呈波状。质厚，类革质而黏滑，残存柄部扁圆柱状。气腥，味咸。用水浸泡即膨胀，表面黏滑，附着透明黏液质，手捻不分层。见图 2-6-1 左。

昆布　卷曲皱缩成不规则团状。全体呈黑色，质薄，表面附有白霜。用水浸软则膨胀呈扁平的叶状，长宽为 16～26 cm，厚约 1.6 mm；两侧呈羽状深裂，裂片呈长舌状，边缘有小齿或全缘。质柔滑，用手捻之可分层。见图 2-6-1 中。

以色黑、质厚者为佳。

2. 饮片　呈不规则宽丝状。余同生药。见图 2-6-1 右。

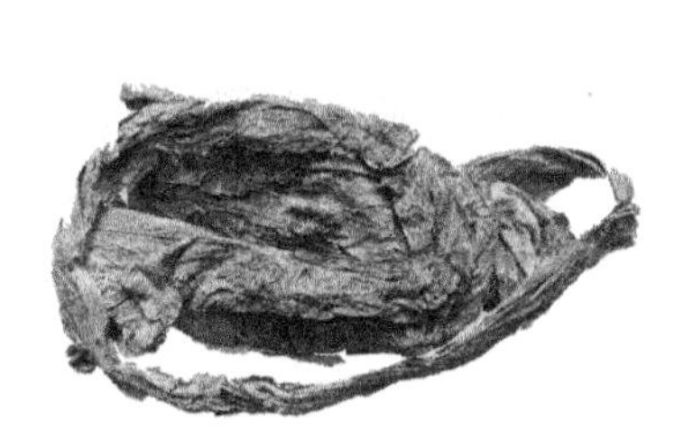
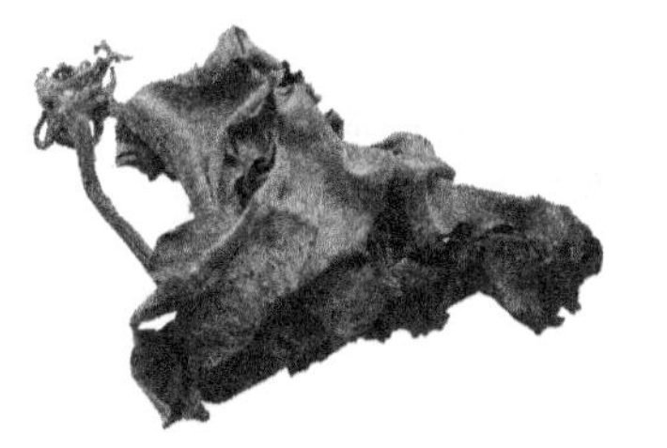
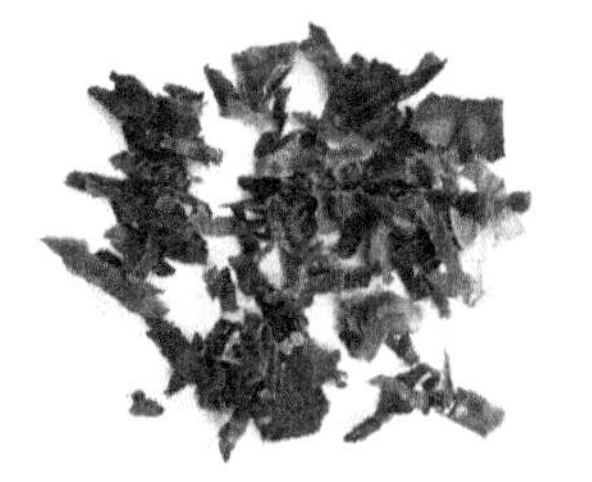

图 2-6-1　昆布

【功效】 消痰软坚散结，利水消肿。

海　藻

【来源】 为马尾藻科植物海蒿子 *Sargassum pallidum* (Turn.) C. Ag. 或羊栖菜 *Sargassum fusiforme* (Harv.)Setch. 的干燥藻体。前者习称“大叶海藻”,后者习称“小叶海藻”。

【产地】 海蒿子主产于山东、辽宁等沿海地区;羊栖菜主产于浙江、福建等沿海地区。

【采收加工】 夏、秋二季采捞,除去杂质,洗净,晒干。

【性状鉴定】

1. 生药

大叶海藻　全体皱缩卷曲,黑褐色,有的被白霜,长 30~60 cm。主干呈圆柱状,具圆锥形突起,主枝自主干两侧生出,侧枝自主枝叶腋生出,具短小的刺状突起。初生叶(基部的叶)披针形或倒卵形,长 5~7 cm,宽约 1 cm,全缘或具粗锯齿;次生叶(上部的叶)呈条形或披针形,叶腋间有着生条状叶的小枝。气囊黑褐色,球形或卵圆形,有的有柄,顶端钝圆,有的具细短尖。质脆,潮润时柔软;水浸后膨胀,肉质,黏滑。气腥,味微咸。见图 2-6-2 左。

小叶海藻　较小,长 15~40 cm。分枝互生,无刺状突起。叶条形或细匙形,先端稍膨大,中空。气囊腋生,纺锤形或球形,囊柄较长。质较硬。见图 2-6-2 右。

以条长、色黑褐、身干、枝嫩无杂质者为佳。

2. 饮片　呈不规则段状。余同生药。

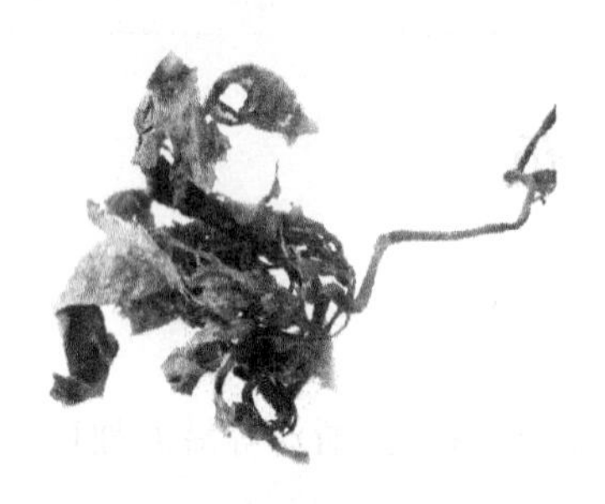
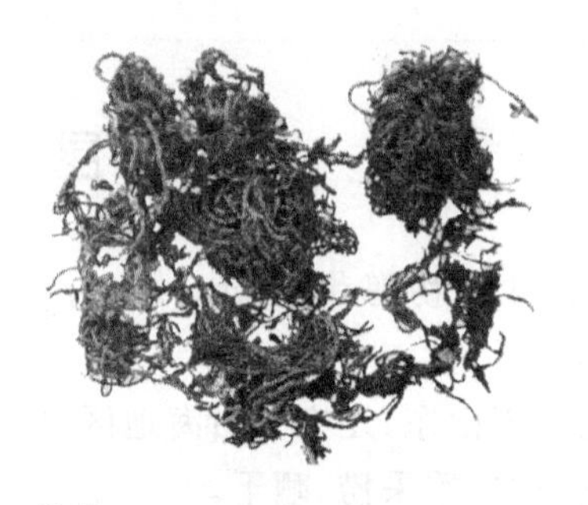

图 2-6-2　海藻

【功效】 消痰软坚散结,利水消肿。

知识拓展

海藻的混用品

海藻始载于《神农本草经》,为治疗瘿瘤、瘰疬之要药。目前,仍有多种同属其他植物在不同地区被混作海藻使用,常见的有闽奥马尾藻、鼠尾藻、瓦氏马尾藻和海带根等,前两种习称为“野海藻”,应注意鉴别。

1. 闽奥马尾藻　枝纤细、无刺无沟,主枝长达 90 cm;叶呈长披针形,有疏齿;气囊球状,固着器盘状。

2. 鼠尾藻　主枝长 50~70 cm,生有多数短分枝,棕褐色;叶呈鳞片状或丝状;气囊较小,固着器扁平盘状;质柔韧。

3. 瓦氏马尾藻　长 30~90 cm,主枝下部扁平;叶呈长披针形,中肋,有的在顶端消失;气囊球状,固着器盘状。

4. 海带根　为海带或昆布的固着器,多数由轮叉状的假根组成,质较硬;其上无叶、气囊等组织。

冬虫夏草

【来源】 为麦角菌科真菌冬虫夏草菌 *Cordyceps sinensis* (BerK.)Sacc. 寄生在蝙蝠蛾科昆虫幼虫上的子座和幼虫尸体的干燥复合体。

【产地】 主产于四川、青海、西藏等地,云南、甘肃、贵州等省亦有产。

【采收加工】 夏初子座出土、孢子未发散时挖取,晒至六七成干,除去似纤维状附着物及杂质,晒干或低温干燥。

【性状鉴定】 由虫体与从虫头部长出的真菌子座相连而成。虫体似蚕，长 3～5 cm，直径 0.3～0.8 cm；表面深黄色至黄棕色，有环纹 20～30 个，近头部的环纹较细；头部红棕色；全身有足 8 对，近头部 3 对，近尾部 1 对，中部 4 对较明显；尾如蚕尾；质脆，易折断，断面略平坦，淡黄白色。子座细长圆柱形，长 4～7 cm，直径约 0.3 cm；表面深棕色至棕褐色，有细纵皱纹，上部稍膨大，放大镜下可见多数疣状突起（子囊）密布，先端部分具无子囊壳的不育顶端；质柔韧，断面类白色。气微腥，味微苦。见图 2-6-3。

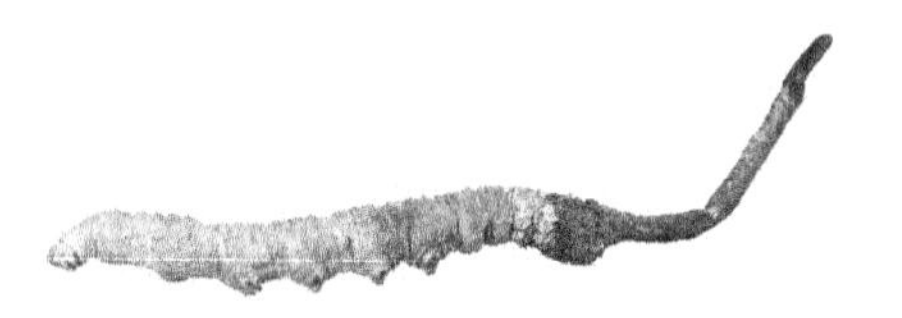

图 2-6-3 冬虫夏草

以完整、虫体丰满肥大、外表黄亮、断面色白、子座短者为佳。

【功效】 补肾益肺，止血化痰。

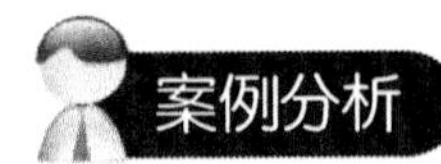

有游客在云南香格里拉旅游时，在一个特产店购买特产，店主极力推荐云南产的正宗冬虫夏草（简称虫草），价格也比较实惠。游客了解到，云南迪庆、怒江、丽江等少部分地区也产冬虫夏草，属于低海拔虫草，但不能依海拔判断虫草的真假，于是近拍高清多角度照片求助专业人士辨别。经过细致鉴别对比，游客得知此虫草是亚香棒虫草，属于伪品。此虫草虫体头部棕褐色，腹部足不明显；子座粗细均匀，无不育顶端。

知识拓展

冬虫夏草的混用品、伪品和掺伪品

冬虫夏草又名虫草，是我国民间惯用的一种名贵滋补生药，具有很高的营养价值。由于虫草资源稀缺，价格昂贵，市场上混用品、伪品和掺伪品也层出不穷，应注意鉴别。

常见混用品如下。①亚香棒虫草：虫体表面黄棕色或黄白色，头部棕褐色，断面中央有稍明显的灰棕色"一"字纹；子座无不育顶端，有的为双子座。②凉山虫草：虫体表面棕褐色，环纹 9～12 个，虫体被棕褐色绒毛，头部红褐色，足 9～10 对，不甚明显；子座细长圆柱形，长 10～30 cm，上部不膨大。③蛹虫草，习称"北虫草"或"蛹草"，虫体表面黄褐色，呈椭圆形的蛹，子座橙黄色，顶端钝圆，柄细长圆柱形。

常见伪品和掺伪品：①地蚕：唇形科植物地蚕的干燥块茎。②草石蚕：唇形科植物草石蚕的干燥块茎。块茎梭形，略弯曲，环节 3～15 个，外表面淡黄色；质脆；断面类白色；水浸泡易膨胀，呈明显结节状。③模型压制伪品：用面粉、玉米粉、豆粉、淀粉、石膏等经压制后，再染色雕刻加工成伪品虫草。外表面黄白色，虫体光滑，环纹明显，断面淡白色，整齐；体重，久尝粘牙；遇碘液显蓝色。④掺伪品：在虫体内插入铁丝等金属，或浸入明矾水中以增加重量，或将金属粉和泥掺和涂抹于虫体和子座上而成。

灵 芝

【来源】 为多孔菌科真菌赤芝 *Ganoderma lucidum* (Leyss. ex Fr.) Karst. 或紫芝 *Ganoderma sinense* Zhao Xu et Zhang 的干燥子实体。

【产地】 赤芝主产于华东、西南及河北、山西、江西、广西等地；紫芝主产于浙江、江西、湖南、广西、福建等地。两者现有人工繁殖。

【采收加工】 全年采收，除去杂质，剪除附有朽木、泥沙或培养基质的下端菌柄，阴干或在 40～50 ℃烘干。

【性状鉴定】

赤芝　外形呈伞状，菌盖木栓质，肾形、半圆形或近圆形，直径 10～18 cm，厚 1～2 cm。皮壳坚硬，黄褐色至红褐色，有光泽，具环状棱纹和辐射状皱纹，边缘薄而平截，常稍内卷。菌肉白色至淡棕色，由众多菌管构成。菌柄圆柱形，侧生，少偏生，长 7～15 cm，直径 1～3.5 cm，红褐色至紫褐色，光亮。菌管内有大量孢子，孢子细小，黄褐色。气微香，味苦涩。见图 2-6-4 左。

紫芝　子实体形状和赤芝很相似，皮壳紫黑色，有漆样光泽。菌肉锈褐色。菌柄长 17～23 cm。见图 2-6-4 右。

栽培品　子实体较粗壮、肥厚，直径 12～22 cm，厚 1.5～4 cm。皮壳外常被有大量粉尘样的黄褐色孢子。

以子实体个大完整、菌盖厚实、色赤褐、有漆样光泽、菌柄短者为佳。

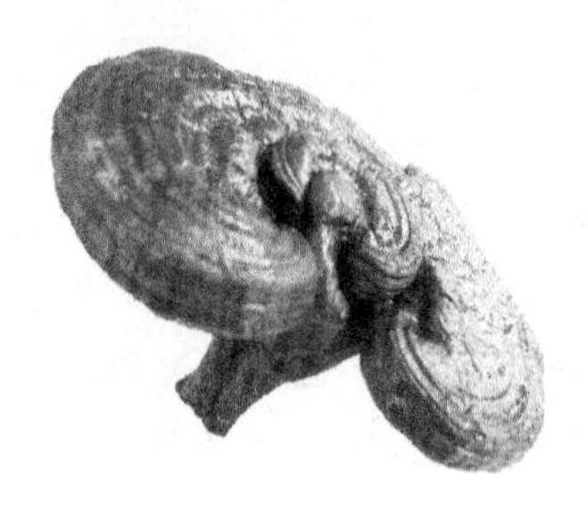
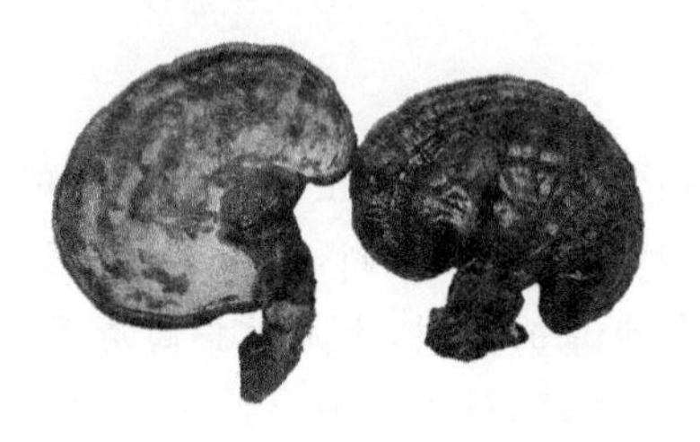

图 2-6-4　灵芝

【功效】　补气安神，止咳平喘。

茯　苓

【来源】　为多孔菌科真菌茯苓 *Poria cocos* (Schw.) Wolf 的干燥菌核。

【产地】　主产于湖北、安徽、河南、云南、贵州等地。栽培或野生，栽培者以湖北、安徽产量较大，野生者以云南产者质优，称“云苓”。

【采收加工】　多于 7—9 月采挖，挖出后除去泥沙，堆置“发汗”后，摊开晾至表面干燥，再“发汗”，反复数次至现皱纹、内部水分大部散失后，阴干，称为“茯苓个”；或将鲜茯苓按不同部位切制，阴干，分别称为“茯苓块”和“茯苓片”；皮为“茯苓皮”。

【性状鉴定】

1. 生药

茯苓个　呈类球形、椭圆形、扁圆形或不规则团块，大小不一。外皮薄而粗糙，棕褐色至黑褐色，有明显的皱缩纹理。体重，质坚实，不易破碎，断面颗粒性，有的具裂隙，外层淡棕色，内部白色，少数淡红色，有的中间抱有松根。气微，味淡，嚼之粘牙。见图 2-6-5 左。

茯苓块　为去皮后切制的茯苓，呈立方块状或方块状厚片，大小不一，白色（习称“白茯苓”）、淡红色或淡棕色（习称“赤茯苓”），有的附有切断的一块松根（习称“茯神”）。

茯苓片　为去皮后切制的茯苓，呈不规则厚片，厚薄不一，白色、淡红色或淡棕色。

以体重质坚实、外皮色棕褐、皮纹细、无裂隙、断面细腻、粘牙力强者为佳。

茯苓皮　为加工“茯苓块”或“茯苓片”时削下的茯苓外皮阴干后所得。呈长条形或不规则块片，大小不一。外表面棕褐色至黑褐色，有疣状突起，内表面淡棕色并带有白色或淡红色的皮下部分。质较松软，略具弹性。气微，味淡，嚼之粘牙。见图 2-6-5 中。

2. 饮片　呈立方块、方块状厚片或不规则厚片，白色、淡红色或淡棕色，有些附有切断的一块松根。余同生药。见图 2-6-5 右。

【功效】　利水渗湿，健脾，宁心。

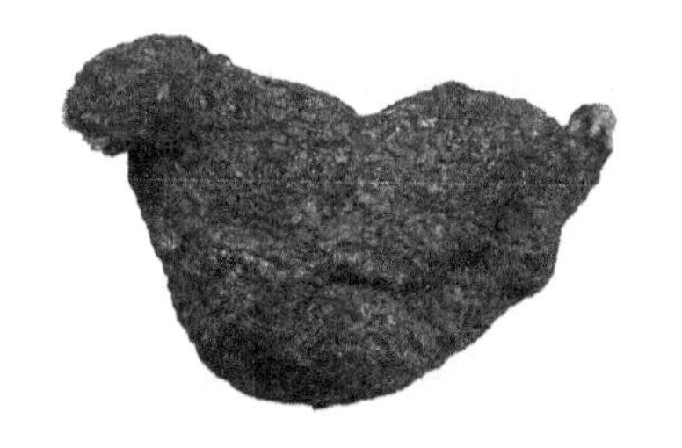
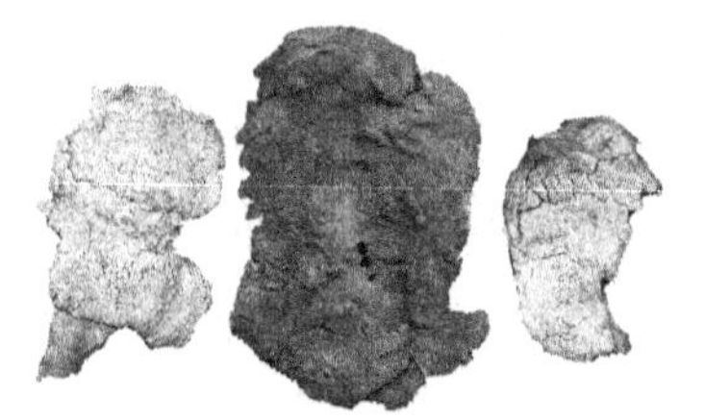
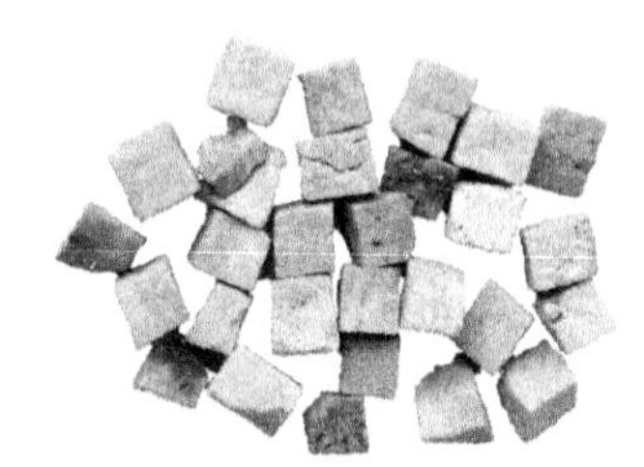

图 2-6-5 茯苓

猪 苓

【来源】 为多孔菌科真菌猪苓 *Polyporus umbellatus* (Pers.)Fries 的干燥菌核。

【产地】 主产于陕西、云南、河南、甘肃、山西等地。以野生为主,人工栽培已取得成功。

【采收加工】 春、秋二季采挖,除去泥沙,干燥。

【性状鉴定】

1. 生药 呈不规则条形、类圆形或扁块状,有的有分枝,长 5~25 cm,直径 2~6 cm。表面黑色、灰黑色或棕黑色,皱缩或有瘤状突起。体轻,质硬,能浮于水面,断面类白色或黄白色,略呈颗粒状。气微,味淡。见图 2-6-6 左。

以个大、皮黑、断面色白、无黑心空洞、杂质少者为佳。

2. 饮片 呈类圆形或不规则的厚片。外表皮黑色或棕黑色,皱缩。切面类白色或黄白色,略呈颗粒状。余同生药。见图 2-6-6 右。

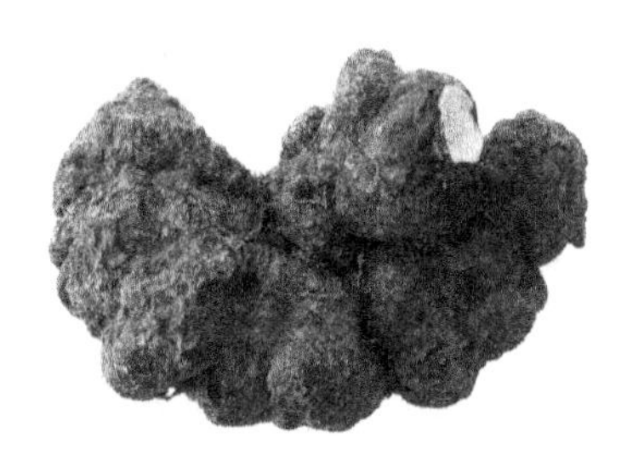
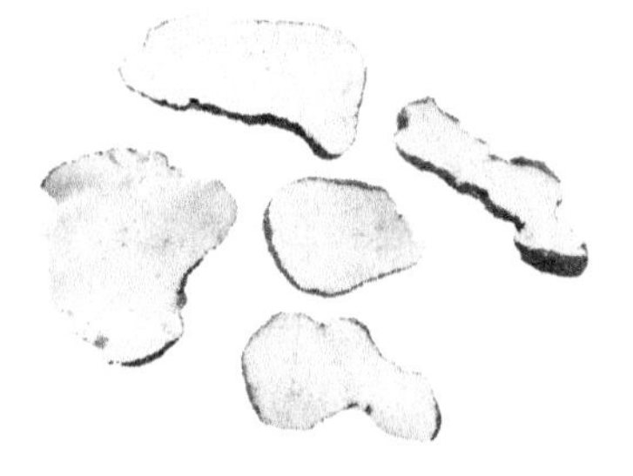

图 2-6-6 猪苓

【功效】 利水渗湿。

马 勃

【来源】 为灰包科真菌脱皮马勃 *Lasiosphaera fenzlii* Reich. 、大马勃 *Calvatia gigantea* (Batsch ex Pers.)Lloyd 或紫色马勃 *Calvatia lilacina* (Mont. et Berk.)Lloyd 的干燥子实体。

【产地】 脱皮马勃主产于辽宁、甘肃、江苏、安徽等地;大马勃主产于内蒙古、青海、河北、甘肃等地;紫色马勃主产于广东、广西、江苏、湖北等地。

【采收加工】 夏、秋二季子实体成熟时及时采收,除去泥沙,干燥。

【性状鉴定】

1. 生药

脱皮马勃 呈扁球形或类球形,无不孕基部,直径 15~20 cm。包被灰棕色至黄褐色,纸质,常破碎呈块片状,或已全部脱落。孢体灰褐色或浅褐色,紧密,有弹性,用手撕之,内有灰褐色棉絮状的丝状物。触之则孢子呈尘土样飞扬,手捻有细腻感。臭似尘土,无味。

大马勃 呈扁球形,或已压扁呈不规则块状物,直径 15 cm 以上。不孕基部小或无。残留的包被由黄棕色的膜状外包被和较厚的灰黄色的内包被所组成,光滑,质硬而脆,成块脱落。孢体浅青褐色,手捻

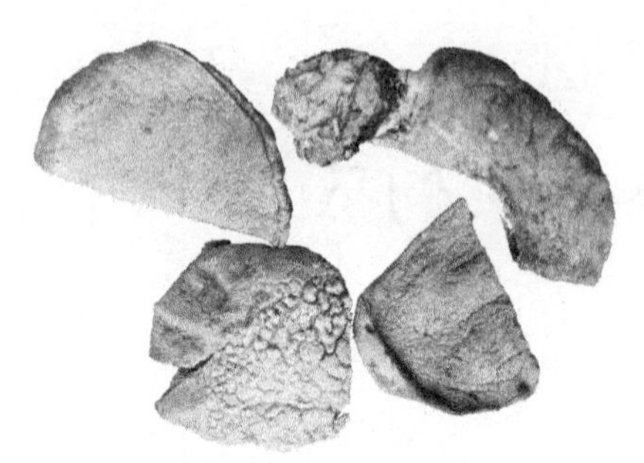

图 2-6-7 马勃

有润滑感。

紫色马勃 呈陀螺形，或已压扁呈扁圆形，直径 5～12 cm，不孕基部发达。包被薄，两层，紫褐色，粗皱，有圆形凹陷，外翻，上部常裂成小块或已部分脱落。孢体紫色。

取本品置于火焰上方，轻轻抖动，可见微细的火星飞扬，熄灭后，即产生大量白色浓烟。均以个大饱满、皮薄、质轻、松泡有弹性者为佳。

2. 饮片 呈不规则小块状。余同生药。见图 2-6-7。

【功效】 清肺利咽，止血。

松 萝

【来源】 为松萝科植物松萝 *Usnea diffracta* Vain. 和长松萝 *Usnea longissima* Ach. 的干燥地衣体。

【产地】 松萝主产于湖北、湖南、贵州、四川等地，习称"节松萝"；长松萝主产于广西、四川、云南等地，习称"蜈蚣松萝"。

【采收加工】 全年可采，除去杂质，晒干。

【性状鉴定】

1. 生药

松萝 呈丝状缠绕成团，表面灰绿色或黄绿色。体长 10～40 cm，长短不一，主枝基部直径 0.8～1.5 cm，向下呈二叉状分枝，愈近前端分枝愈多愈细。粗枝表面有明显的环状裂纹。质柔韧，略有弹性，不易折断，断面可见中央有线状强韧的中轴。气微，味酸。见图 2-6-8。

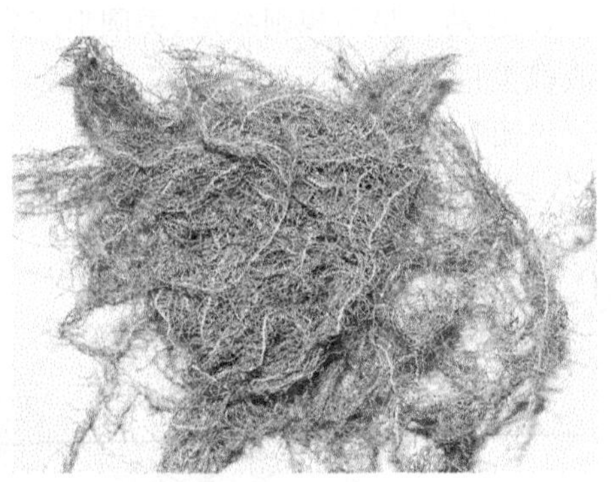

图 2-6-8 松萝

长松萝 呈丝状，体长达 1.3 m。主轴单一，不呈二叉分枝，主枝两侧密生细短的侧枝，侧枝长 0.3～1.5 m。灰绿色，柔软。

松萝以身干、色灰绿、拉之有弹性者为佳；长松萝以身干、色灰绿、无杂质者为佳。

2. 饮片 呈不规则段状。余同生药。

【功效】 止咳平喘，活血通络，清热解毒。

苏 合 香

【来源】 为金缕梅科植物苏合香树 *Liquidambar orientalis* Mill. 的香树脂。

【产地】 主产于土耳其、伊朗等国，现中国广西等南方地区有少量引种栽培。

【采收加工】 当树龄有 4～5 年时可以采集。初夏将树皮击伤或割破，深达木部，使分泌香脂，浸润皮部。至秋季剥下树皮，榨取香脂；残渣加水煮后再榨，除去杂质，即为苏合香的初制品。如再将此种初制品溶解于乙醇中，过滤，蒸去乙醇，则成精制苏合香。

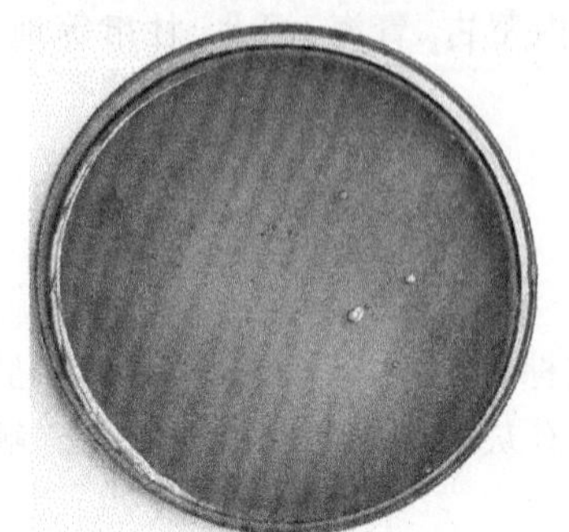

图 2-6-9 苏合香

【性状鉴定】

苏合香为半流动性的浓稠液体，棕黄色或暗棕色，半透明。质黏稠，挑起时呈胶样，连绵不断。较水重。气芳香，味苦、辣，嚼之粘牙。见图2-6-9。

以黏稠似饴糖、质细腻、半透明、挑之成丝、无杂质、香气浓者为佳。

【功效】 开窍，辟秽，止痛。

知识拓展

苏合香商品规格及其鉴别

目前市场上的苏合香商品主要有大粒水蜜丸或褐色的大蜜丸，主要成分为苏合香、安息香、冰片、水牛角浓缩粉、麝香、檀香、沉香、丁香、香附、木香、乳香(制)、荜茇等 15 味。苏合香在 90%乙醇、二硫化碳、氯仿或冰醋酸中溶解，在乙醚中微溶。含大量桂皮酸(粗制品含游离桂皮酸 17%～23%，精制品含总香脂酸达 47%)，另含树脂约 36%。理化鉴别：取苏合香 1 g 与细砂 3 g 混合后，置试管中，加高锰酸钾试液 5 mL，微热，即产生显著的苯甲醛香气。

乳　香

【来源】 为橄榄科植物卡氏乳香树 *Boswellia carterli* Birdwood 及同属其他数种植物皮部切伤后渗出的油胶树脂。

【产地】 产于北埃塞俄比亚、索马里以及南阿拉伯半岛苏丹、埃及、土耳其等地。

【采收加工】 春、夏均可采收，以春季为盛产期。采收时，于树干的皮部由下向上顺序切伤，并开一狭沟，使树脂从伤口渗出，流入沟中，数天后凝成干硬的固体，即可采收。亦有落于地面者，可以捡起药用，但易黏附泥土杂质，品质较劣。

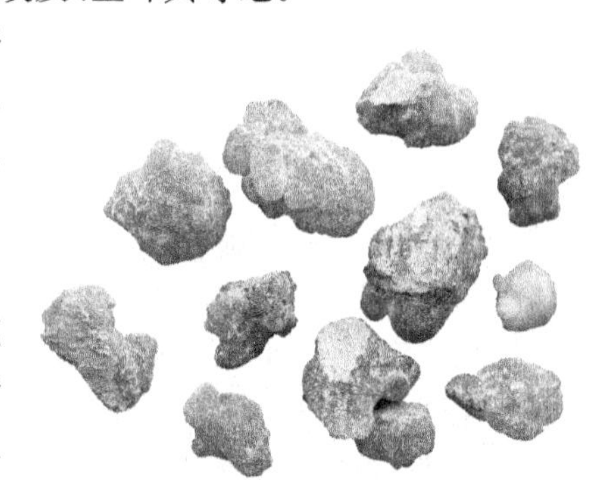

图 2-6-10　乳香

【性状鉴定】

1. 生药　呈乳头状或不规则泪滴状(称"滴乳香")、碎粒状或黏合成大小不等的不规则块状物(原乳香)。大者长达 2 cm(乳香珠)或 5 cm(原乳香)。表面黄白色，半透明，被有黄白色粉末，久存则颜色加深。质脆，遇热软化。破碎面有玻璃样或蜡样光泽。具特异香气，味微苦。嚼之软化而粘牙。燃烧时显油性，冒黑烟，有香气(但无松香气)。与水共研，形成白色或黄白色乳状液。见图 2-6-10。

以淡黄色、颗粒状、半透明、无砂石树皮杂质、粉末黏性、气芳香者为佳。

2. 饮片(醋制乳香)　呈小圆珠或圆粒状，表面淡黄色，显油亮，质坚脆，稍具醋气。

【功效】 活血定痛，消肿生肌。

没　药

【来源】 为橄榄科植物地丁树 *Commiphora myrrha* Engl. 或哈地丁树 *Commiphora molmol* Engl. 的干燥树脂。分为天然没药和胶质没药。

【产地】 生药主产于索马里、埃塞俄比亚及阿拉伯半岛南部等地，以索马里所产者最佳。

【采收加工】 每年 11 月至次年 2 月间将树刺伤，树脂由伤口或裂缝口自然渗出(没药树干的韧皮都有多数离生树脂道，受伤后，附近的细胞逐渐破坏，形成大型溶生树脂腔，内含油胶树脂)。初为淡黄白色液体，在空气中渐变为红棕色硬块。采后除去杂质。

【性状鉴定】

1. 生药

天然没药　呈不规则颗粒性团块，大小不等，大者直径达 6 cm 以上。表面黄棕色或红棕色，近半透明部分呈棕黑色，被有黄色粉尘。质坚脆，破碎面不整齐，无光泽。有特异香气，味苦而微辛。与水共研，形成黄棕色乳状液。见图 2-6-11。

胶质没药　呈不规则块状和颗粒，多黏结成大小不等的团块，大者直径达 6 cm 以上，表面棕黄色至棕褐色，不透明，质坚实或疏松，有特异香气，味苦而有黏性。

以块大、色红棕透明、微黏手、香气浓而持久，杂质少者为佳。

2. 饮片（醋没药）　呈不规则小块状或类圆形颗粒状，表面黑褐色或棕褐色，有光泽。微有醋香气。

【功效】　散瘀定痛，消肿生肌。

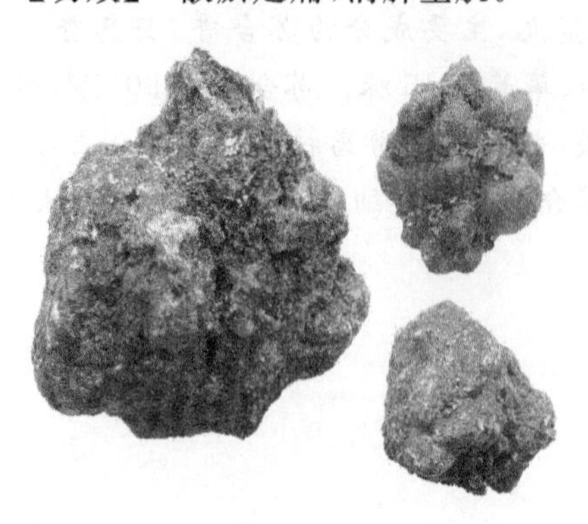

图 2-6-11　没药

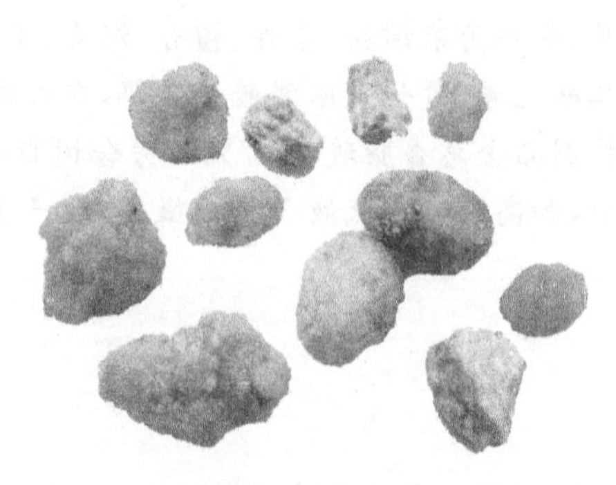

图 2-6-12　阿魏

阿　魏

【来源】　为伞形科植物新疆阿魏 *Ferula sinkiangensis* K. M. Shen 或阜康阿魏 *Ferula fukanensis* K. M. Shen 的树脂。

【产地】　主产于新疆。

【采收加工】　春末夏初盛花期至初果期，分次由茎上部往下斜割，收集渗出的乳状树脂，阴干。

【性状鉴定】　呈不规则的块状和脂膏状。颜色深浅不一，表面蜡黄色至棕黄色。块状者体轻，质地似蜡，断面稍有孔隙；新鲜切面颜色较浅，放置后色渐深。脂膏状者黏稠，灰白色。具强烈而持久的蒜样特异臭气，味辛辣，嚼之有灼烧感。见图 2-6-12。

【功效】　消积，化癥，散痞，杀虫。

血　竭

【来源】　为棕榈科植物麒麟竭 *Daemonorops draco* Blume. 果实渗出的树脂。

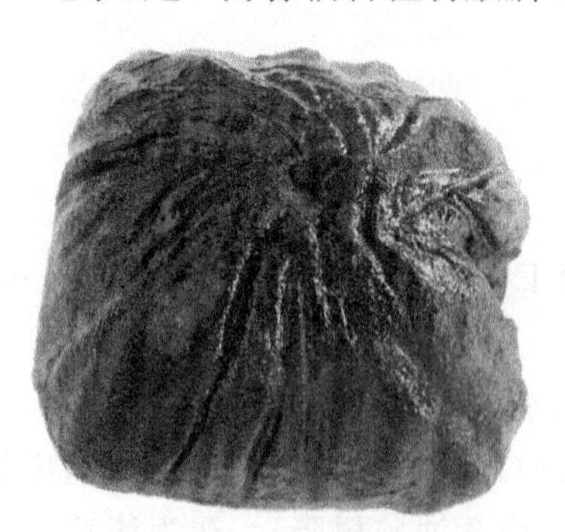

图 2-6-13　血竭

【产地】　分布于印度尼西亚、马来西亚、伊朗。我国台湾、广东有栽培。

【采收加工】　采取果实，充分晒干，加贝壳置笼中强力振摇，松脆的树脂块即脱落，筛去鳞片及杂质，用布包后入热水中使软化成团，取出放冷，即为原装血竭。原装血竭经掺入辅料加工成为加工血竭。

【性状鉴定】

1. 生药　略呈类圆四方形或方砖形，表面暗红，有光泽，附有因摩擦而成的红粉。质硬而脆，破碎面红色，研粉为砖红色。气微，味淡。在水中不溶，在热水中软化。取本品粉末，置白纸上，用火隔纸烘烤即熔化，但无扩散的油迹，对光照射呈鲜艳的红色。用火燃烧产生呛鼻的烟气。见图 2-6-13。

均以外色黑似铁、研粉红似血，火燃呛鼻、有苯甲酸样香气者为佳。

2. 饮片　为不规则形的小块，表面暗红色或黑红色，微显光泽，手触之易沾染，质硬脆。气微无臭，味淡，或为细粉，呈红色。

【功效】　活血定痛，化瘀止血，敛疮生肌。

知识拓展

血竭商品及其鉴别

麒麟血竭的树脂商品称进口血竭，进口血竭分加工血竭与原装血竭两种规格，其中进口血竭又分为手牌和皇冠牌等规格，均以金印标明牌别，国内多以手牌为优。

柬埔寨龙血树的树脂商品称“国产血竭”，为百合科植物剑叶龙血树树脂提制而成，呈不规则块状，表面红紫色至黑棕色，具有光泽；质脆，断面有空隙；气特异，微有清香，味微涩，嚼之有炭粒感并微粘牙齿。成分与血竭完全不同。

海金沙

【来源】 本品为海金沙科植物海金沙 *Lygodium japonicum* (Thunb.)Sw. 的干燥成熟孢子。

【产地】 主产于广东、浙江等地。

【采收加工】 秋季孢子未脱落时采割藤叶，晒干，搓揉或打下孢子，除去藤叶。筛选干净，除去杂质。

【性状鉴定】 呈粉末状，棕黄色或浅棕黄色。体轻，手捻有光滑感，置手中易由指缝滑落；置培养皿中稍加振摇不易滑动。气微，味淡。取本品少量，撒于火上，易燃烧而发出轻微的爆鸣声及明亮的闪光，无灰渣残留。见图 2-6-14。

图 2-6-14　海金沙

【功效】 清利湿热，通淋止痛。

青黛

【来源】 为爵床科植物马蓝 *Baphicacanthus cusia* (Nees) Bremek.、蓼科植物蓼蓝 *Polygonum tinctorium*. Ait. 或十字花科植物菘蓝 *Isatis indigotica* Fort. 的叶或茎叶经加工制得的干燥粉末、团块或颗粒。

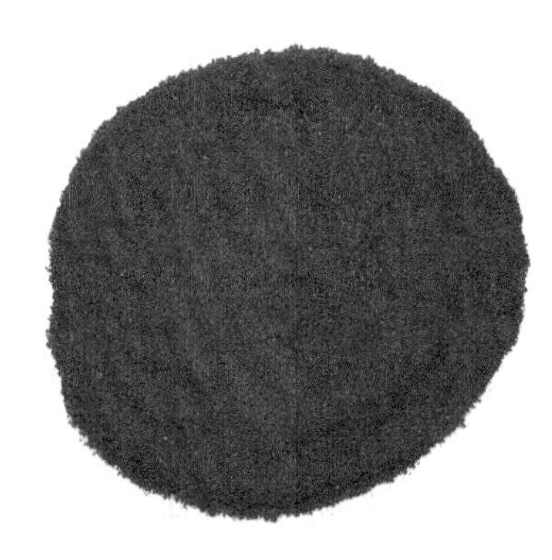

图 2-6-15　青黛

【产地】 主产于福建、云南、江苏、安徽等地。此外，江西、河南、四川等地亦产。福建所产的品质最佳，称建青黛。

【采收加工】 夏、秋采收茎叶，置缸内，用清水浸 2～3 昼夜，至叶烂脱枝时，捞去枝条，每 10 kg 叶加入石灰 1 kg，充分搅拌。至浸液成紫红色时，捞取液面泡沫，晒干，即为青黛，质量最好。当泡沫减少时，可沉淀 2～3 小时，除去上面的澄清液，将沉淀物筛去碎渣，再行搅拌，又可产生泡沫。将泡沫捞出晒干，仍为青黛，但质量较次。

【性状鉴定】 为深蓝色的粉末，体轻，易飞扬；或呈不规则的多孔性团块，用手搓捻即成细末。微有草腥气，味淡。取本品少量，用火灼烧，有紫红色的烟雾产生。取本品少量，置水中振摇，不溶于水，水层不得显深蓝色。见图 2-6-15。

以蓝色均匀、体轻能浮于水面、嚼之无砂石感、火烧时产生紫色烟雾时间较长者为佳。

【功效】 清热解毒，凉血消斑，泻火定惊。

五倍子

【来源】 为漆树科植物盐肤木 *Rhus chinensis* Mill.、青麸杨 *Rhus potaninii* Maxim. 或红麸杨 *Rhus pun-jabensis* Stew. var. sinica (Diels) Rehd. et Wils. 叶上的虫瘿，主要由五倍子蚜 *Melaphis chinensis* (Bell) Baker 寄生而形成。按外形不同，分为"肚倍"和"角倍"。

【产地】 主产于贵州、重庆、四川、湖北、湖南、陕西等地。

【采收加工】 秋季采摘，置沸水中略煮或蒸至外表面呈灰色，杀死蚜虫，取出，晒干。

【性状鉴定】

角倍　呈长圆形或纺锤形囊状，长 2.5～9 cm，直径 1.5～4 cm。表面灰褐色或淡棕色，微有柔毛。质硬而脆，易破碎，断面角质样，有光泽，壁厚 0.2～0.3 cm，内壁平滑，内有黑褐色死蚜虫及灰色粉末状排泄物。气特异，味涩。见图 2-6-16 左。

肚倍　呈菱角形，具不规则的钝角状分枝，柔毛较明显，壁较薄。见图 2-6-16 右。

以个大、完整、壁厚、色灰褐为佳。

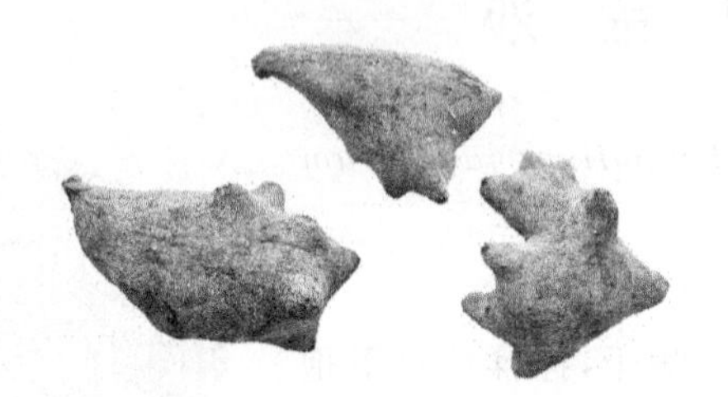
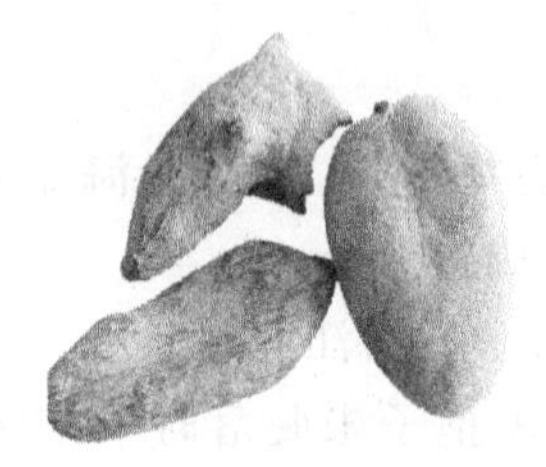

图 2-6-16　五倍子

【功效】 敛肺降火，涩肠止泻，敛汗，止血，收湿敛疮。

芦　荟

【来源】 为百合科植物库拉索芦荟 *Aloe barbadensis* Miller、好望角芦荟 *Aloe ferox* Miller 或其他同属近缘植物叶的汁液浓缩干燥物。库拉索芦荟习称"老芦荟"，好望角芦荟习称"新芦荟"。

【产地】 库拉索芦荟主要产于南美非洲的库拉索、阿律巴、博内耳等小岛，我国南部部分省区有引种。

【采收加工】 种植 2～3 年后即可收获，将中下部生长良好的叶片分批采收。将采收的鲜叶片切口向下直放于盛器中，取其流出的液汁干燥即成。也可将叶片洗净，横切成片，加入与叶片同等量的水，煎煮 2～3 小时，过滤，将过滤浓缩成黏稠状，倒入模型内烘干或曝晒干，即得芦荟膏。

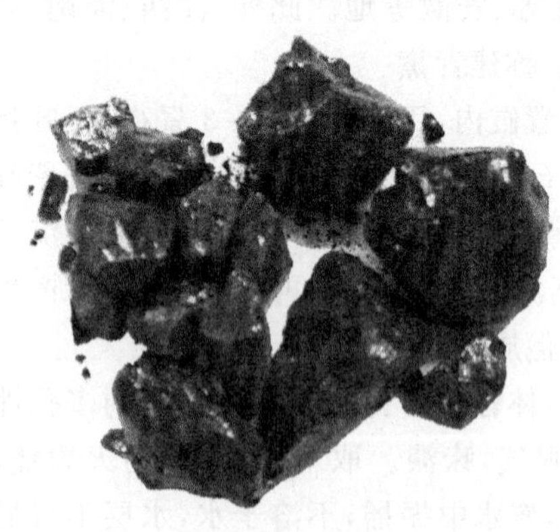

图 2-6-17　芦荟

【性状鉴定】

1. 生药

库拉索芦荟　呈不规则块状，常破裂为多角形，大小不一，表面暗红褐色或深褐色，无光泽。体轻，质硬，不易破碎，断面粗糙或显麻纹。富吸湿性。有特殊臭气，味极苦。

好望角芦荟　表面呈暗褐色，略显绿色，有光泽。体轻，质松，易碎，断面玻璃样而有层纹。见图 2-6-17。

以气浓、味苦、有光泽、溶于水后无杂质及泥沙者为佳。

2. 饮片　为不规则小块，余同生药。

【功效】 泻下通便，清肝泻火，杀虫疗疳。

（王梦禅　翟苑萍）

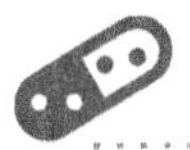

任务 2-7 常用动物类生药的性状鉴定

【任务介绍】 有若干批若干数量的动物类生药入库，你作为质检人员将利用性状鉴定方法对这些生药进行入库前质量检查验收，出具质量检验报告。对符合质量要求的下达质量检验合格通知书，同意入库。对存在质量问题者应根据具体情况分别提出加工、挑选、退货等处理意见。

【任务解析】 该项任务应在正确完成取样工作基础上，利用性状鉴定方法准确鉴别动物类生药的真伪优劣，把好该类生药入库质量验收关。要求学生能正确取样，能准确把握该类常用生药的来源、药用部位和性状鉴别要点，并能在质量验收中熟练运用。同时，要求学生具备从事相关职业活动所需要的工作方法、自主学习能力和团队协作精神，具有科学的思维习惯和信息判断与选择能力，能有逻辑性地解决问题。在整个任务完成过程中，既要注意充分发挥学生主体作用，又要注重教师的引导作用。

【任务准备】

1. 课前准备 课前教师将具体生药品种入库前质量检查验收任务下达给学生，要求学生以小组为单位，利用本书及有关标准、工具书拟定该批生药质量验收实施方案，包括取样、性状鉴定等具体实施办法。学生根据课前教师布置作业要求，以小组为单位，共同完成该批生药质量验收实施方案的拟定。

2. 现场准备 ①常用动物类生药与饮片；②放大镜、刀片；③现行版《中国药典》；④有条件的还可模拟来货现场。

【任务实施】 学生扮演生药质检人员完成取样、性状鉴定、出具质检报告。

一、动物类生药概念

动物类生药是指用动物的整体或动物体的某一部分、动物体的生理或病理产物、动物体的加工品等供药用的一类生药。常用动物类生药按药用部位入药的情况分为如下几种。

1. 动物的干燥整体 如水蛭、蜈蚣、全蝎、土鳖虫、斑蝥、九香虫、虻虫等。

2. 除去内脏的动物体 如蛤蚧、地龙、金钱白花蛇、乌梢蛇、蕲蛇等。

3. 动物的某一部分 ①角类：如鹿角、鹿茸、羚羊角、水牛角等。②鳞、甲类：如龟甲、穿山甲、鳖甲等。③骨类：如豹骨、狗骨、猴骨等。④贝壳类：如石决明、牡蛎、珍珠母、海螵蛸、瓦楞子、蛤壳等。⑤脏器类：如蛤蟆油、紫河车、鹿鞭、鸡内金、海狗肾、刺猬皮、水獭肝等。

4. 动物的生理产物 ①分泌物：如麝香、蟾酥、熊胆粉、虫白蜡、蜂蜡等。②排泄物：如五灵脂、蚕砂、夜明砂等。③其他生理产物：如蝉蜕、蛇蜕、蜂蜜、蜂房等。

5. 动物的病理产物 如珍珠、牛黄、僵蚕、马宝、猴枣、狗宝等。

6. 动物体某一部分的加工品 如阿胶、鹿角胶、鹿角霜、龟甲胶、血余炭、水牛角浓缩粉等。

二、动物类生药的鉴定

动物类生药的鉴别方法与植物药相同，根据具体情况选择一种或多种方法配合进行，方可得到准确结果。而动物类生药的鉴别目前使用最多的方法是性状鉴定，由于动物类生药具有不同于其他类别生药的特殊性，除一般的性状外，特别要注意某些生药专属性的特征，如形状（海马的马头蛇尾）、颜色、表面特征（纹理、突起、附属物等）、质地（如地龙体轻，略成革质，不易折断）以及特殊的气（如麝香有特殊香气，斑蝥有特殊臭气，蟾酥粉末嗅之作嚏）、味（如牛黄先苦而后甜、有清凉感，蜂蜜味极甜）等。

动物类生药的鉴别中一些传统经验鉴别方法仍是鉴定此类生药有效而重要的手段。

(1) 水试法 如牛黄水溶液易将指甲染黄且不易褪色，习称"挂甲"；将熊胆粉末投在水杯中，粉末在水面上旋转并呈现黄线下降而不扩散。

(2) 火试法 如麝香仁撒于炽热的坩埚中灼烧，初则迸裂，随即熔化膨胀起泡，浓香四溢，灰化后呈白色灰烬，无毛、无肉焦臭，无火焰或火星。

（3）手试法　如毛壳麝香手捏有弹性；麝香粉末以水润湿，手握能成团，轻揉即散，不应染手、黏手、结块或顶指。

地　龙

【来源】 为钜蚓科动物参环毛蚓 *Pheretima aspergillum* (E. Perrier)、通俗环毛蚓 *Pheretima vulgaris* Chen、威廉环毛蚓 *Pheretima guillelmi* (Michaelsen)或栉盲环毛蚓 *Pheretima pectinifera* Michaelsen 的干燥体。前一种习称“广地龙”，后三种习称“沪地龙”。

【产地】 广地龙主产于广东、海南、广西、福建。沪地龙主产于上海、浙江、江苏、安徽等地。

【采收加工】 野生或人工养殖。广地龙春季至秋季捕捉，沪地龙夏季捕捉，及时剖开腹部，除去内脏及泥沙，洗净，晒干或低温干燥。

【性状鉴定】

1. 生药

广地龙　呈长条状薄片，弯曲，边缘略卷，长 15～20 cm，宽 1～2 cm。全体具环节，背部棕褐色至紫灰色，腹部浅黄棕色；第 14～16 环节为生殖带，习称“白颈”，较光亮。体前端稍尖，尾端钝圆，刚毛圈粗糙而硬，色稍浅。雄生殖孔在第 18 环节腹侧刚毛圈一小孔突起，外缘有数个环绕的浅皮褶，内侧刚毛圈隆起，前面两边有横排(一排或两排)小乳突，每边 10～20 个。受精囊孔 2 对，位于 7/8 至 8/9 环节间一椭圆形突起上，约占节周 5/11。体轻，略成革质，不易折断。气腥，味微咸。见图 2-7-1 左。

沪地龙　长 8～15 cm，宽 0.5～1.5 cm。全体具环节，背部棕褐色至黄褐色，腹部浅黄棕色；第 14～16 环节为生殖带，较光亮。在第 18 环节有一对雄生殖孔。通俗环毛蚓的雄交配腔能全部翻出，呈花菜状或阴茎状；威廉环毛蚓的雄交配腔孔呈纵向裂缝状；栉盲环毛蚓的雄生殖孔内侧有 1 个或多个小乳突。受精囊孔 3 对，在 6/7 至 8/9 节间。

均以条大、肉厚者为佳。

2. 饮片　呈段状，薄片形或圆柱形，具环节，背部棕褐色、紫灰色或灰褐色，腹部浅黄棕色。体轻，易折或不易折断，气腥，味微咸。见图 2-7-1 右。

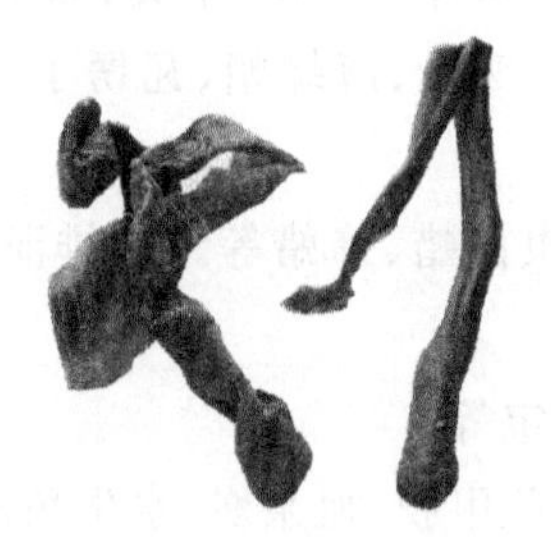
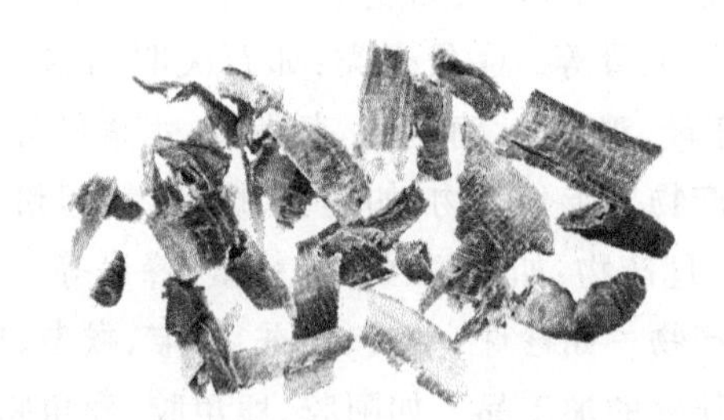

图 2-7-1　地龙

【功效】 清热定惊，通络，平喘，利尿。

知识拓展

土　地　龙

土地龙为正蚓科动物缟蚯蚓 *Allolobophora caliginosa trapezoides* (Duges)的干燥体。主产山东、河南等地。干燥全体呈弯曲的圆柱形，体完整，不去内脏，腹部未剖开。长 5～10 cm，直径 0.3～0.7 cm。全体土黄色或灰棕色。口位于较尖的一端，肛门开口于钝圆的一端，环带多不明显，为马鞍形，不闭合。质轻脆，易折断，折断后中间充满泥土。

水　蛭

【来源】 为水蛭科动物蚂蟥 *Whitmania pigra* Whitman、水蛭 *Hirudo nipponica* Whitman 或柳叶蚂蟥 *Whitmania acranulata* Whitman 的干燥全体。

【产地】 蚂蟥产于河北、山东、安徽、江苏等省。水蛭产于全国各地，主产于山东、江苏、湖北、四川等省。柳叶蚂蟥产于河北、安徽、江苏、福建等省。

【采收加工】 夏、秋二季捕捉，洗净，用沸水烫死，晒干或低温干燥。

【性状鉴定】

1. 生药

蚂蟥　为扁平纺锤形，有多数环节，体长 4～10 cm，宽 0.5～2 cm。背部黑褐色或黑棕色，稍隆起，用水浸后，可见黑色斑点排成 5 条纵线；腹部平坦，棕黄色；两侧棕黄色。前端略尖，后端钝圆。两端各具一吸盘，前吸盘不明显，后吸盘较大。质脆，易折断，断面角质状。气微腥。见图 2-7-2。

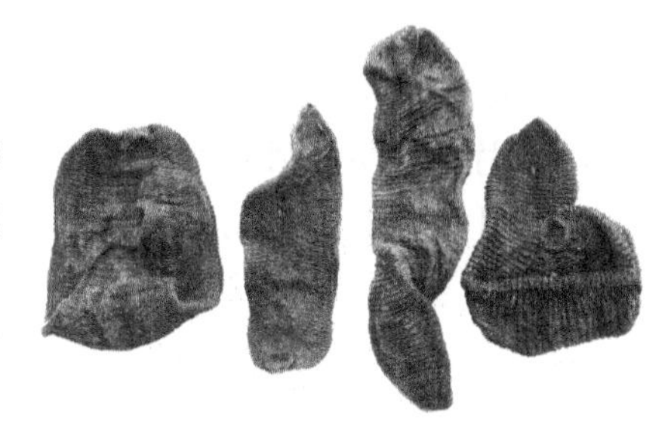

图 2-7-2　水蛭

水蛭　呈扁圆长圆柱形，体多弯曲扭转，长 2～5 cm，宽 0.2～0.3 cm。

柳叶蚂蟥：狭长而扁，长 5～12 cm，宽 0.1～0.5 cm，背腹两面均呈黑棕色。

以条粗、黑棕色、断面有光泽、无杂质者为佳。

2. 饮片(烫水蛭)　呈不规则扁块状或扁圆柱形，略鼓起，表面棕黄色至黑褐色，附有少量白色滑石粉。断面松泡，灰白色至焦黄色。气微腥。

【功效】 破血通经，逐瘀消癥。

石 决 明

【来源】 为鲍科动物杂色鲍 *Haliotis diversicolor* Reeve、皱纹盘鲍 *Haliotis discushannai* Ino、羊鲍 *Haliotis ovina* Gmelin、澳洲鲍 *Haliotis ruber* (Leach)、耳鲍 *Haliotis asinina* Linnaeus 或白鲍 *Haliotis laevigata* (Donavan)的贝壳。

【产地】 杂色鲍产于我国福建以南沿海，越南、印度尼西亚、菲律宾等国也有分布。皱纹盘鲍产于我国辽宁、山东、江苏等沿海地区，朝鲜、日本也有分布。羊鲍、耳鲍产于我国台湾、海南，澳大利亚、印度尼西亚、菲律宾等国均有分布。澳洲鲍主产于澳洲、新西兰。白鲍多混在澳洲鲍中，具体产地不详。

【采收加工】 夏、秋二季捕捞，去肉，洗净，干燥。

【性状鉴定】

1. 生药

杂色鲍　呈长卵圆形，内面观略呈耳形，长 7～9 cm，宽 5～6 cm，高约 2 cm。表面暗红色，有多数不规则的螺肋和细密生长线，螺旋部小，体螺部大，从螺旋部顶处开始向右排列有 20 余个疣状突起，末端有 6～9 个开孔，孔口与壳面平齐。内面光滑，具珍珠样彩色光泽。壳较厚，质坚硬，不易破碎。气微，味微咸。

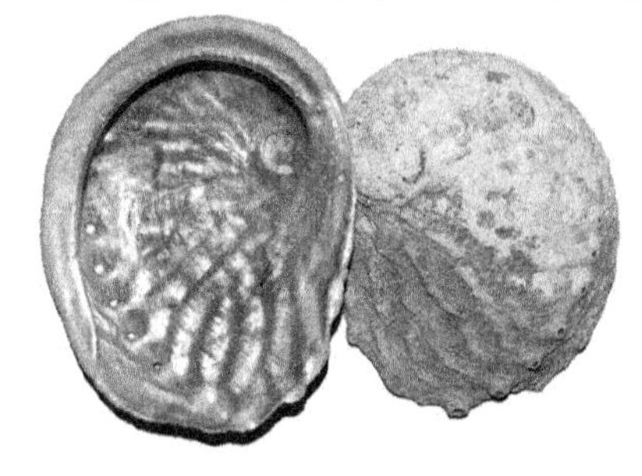

图 2-7-3　石决明

皱纹盘鲍　呈长椭圆形，长 8～12 cm，宽 6～8 cm，高 2～3 cm。表面灰棕色，有多数粗糙而不规则的皱纹，生长线明显，常有苔藓类或石灰虫等附着物，末端 4～5 个开孔，孔口突出壳面。壳较薄。见图 2-7-3。

羊鲍　近圆形,长 4～8 cm,宽 2.5～6 cm,高 0.8～2 cm。壳顶位于近中部而高于壳面,螺旋部与体螺部各占 1/2,在螺旋部边缘有 2 行整齐的突起,尤以上部较为明显,末端 4～5 个开孔,呈管状。

澳洲鲍　呈扁平卵圆形,长 13～17 cm,宽 11～14 cm,高 3.5～6 cm,表面砖红色,螺旋部约为壳面的 1/2,螺肋和生长线呈波状隆起,疣状突起 30 余个,末端 7～9 个开孔,孔口突出壳面。

耳鲍　狭长,略扭曲,呈耳状,长 5～8 cm,宽 2.5～3.5 cm,高约 1 cm。表面光滑,具翠绿色、紫色及褐色等多种颜色形成的斑纹,螺旋部小,体螺部大,疣状突起的末端 5～7 个开孔,孔口与壳平齐,多为椭圆形。壳薄,质较脆。

白鲍　呈卵圆形,长 11～14 cm,宽 8.5～11 cm,高 3～6.5 cm。表面砖红色,光滑,壳顶高于壳面,生长线较为明显,螺旋部约为壳面的 1/3,疣状突起 30 余个,末端 9 个开孔,孔口与壳面平齐。

均以壳厚、内面光彩鲜艳者为佳。

2. 饮片　呈不规则的碎块。灰白色,有珍珠样彩色光泽。质坚硬。气微,味微咸。

【功效】　平肝潜阳,清肝明目。

珍　珠

【来源】　为珍珠贝科动物马氏珍珠贝 *Pteria martensii* (Dunker)、蚌科动物三角帆蚌 *Hyriopsis cumingii* (Lea)或褶纹冠蚌 *Cristaria plicata* (Leach)等双壳类动物受刺激而形成的珍珠。

【产地】　马氏珍珠贝所产的珍珠称海珠,天然和人工养殖均有;海珠主产于广东廉江,广西合浦、北海,海南及台湾等;销全国并出口,其产量居世界第二位。三角帆蚌和褶纹冠蚌所产的珍珠称淡水珍珠,多为人工养殖,主产于浙江、江苏、江西、湖南等地;销全国并出口,产量居世界首位。

【采收加工】　天然珍珠全年可采收,以 12 月份为多。淡水珍珠养殖 2～3 年,秋末后采收。自动物体内取出,洗净,干燥。

【性状鉴定】

1. 生药

呈类球形、卵圆形、长圆形或棒形,直径 1.5～8 mm。表面类白色、浅粉红色、浅黄色或浅蓝色,半透明,光滑或微有凹凸,具特有的彩色光泽。质地坚硬,破碎面显层纹。气微,味淡。见图 2-7-4。

以粒大、形圆、纯净、质坚、有彩光者为佳。

2. 饮片　白色的粉末;无臭,味淡。

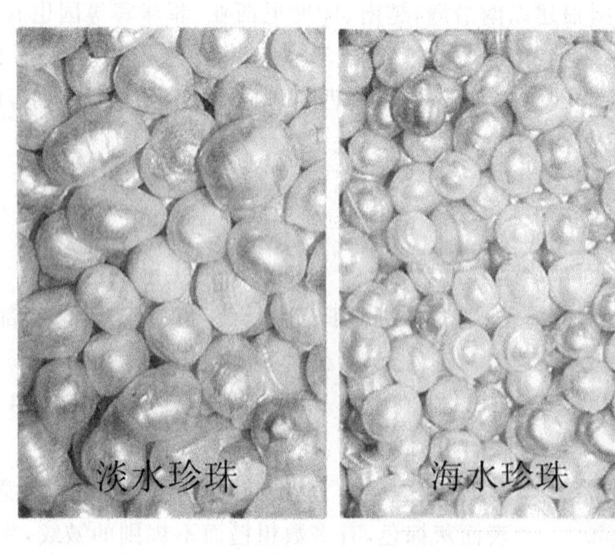

图 2-7-4　珍珠

【功效】　安神定惊,明目消翳,解毒生肌,润肤祛斑。

知识拓展

珍珠常见伪品的鉴别

（1）塑料珠：由塑料制成，其特点是手感很轻。

（2）空心玻璃珠：用空心的玻璃珠子浸入酸性气体中，将玻璃的光泽除去，然后将珠颜料涂在珠子内部，再放入蜡或胶使珠子重量增加，这类仿制品常出现在古老的首饰品中。

（3）实心玻璃珠：先用乳白色的玻璃制成核，然后在表面涂数层用鱼鳞制成的闪光薄膜，再使用一种特殊的化学浸液（醋酸纤维素和硝酸纤维素聚合的有机物质），使表面硬化。

（4）贝壳（或矿石）珠：用珍珠母等动物贝壳或寒水石等矿石打磨成珠子，然后在珠子表面涂上珍珠颜料，制成贝壳（或矿石）珠。其特点是：断面无层纹，或层纹近平行，而不呈同心环状；珠光层可被丙酮洗脱。

牡　蛎

【来源】 为牡蛎科动物长牡蛎 *Ostrea gigas* Thunberg、大连湾牡蛎 *Ostrea talienwhanensis* Crosse 或近江牡蛎 *Ostrea rivularis* Gould 的贝壳。

【产地】 长牡蛎主产于山东以北至东北沿海。大连湾牡蛎主产于辽宁、河北、山东等省沿海。近江牡蛎分布较广，东北、广东、海南沿海均产。以野生品为主。

【采收加工】 全年均可捕捞，去肉，洗净，晒干。

【性状鉴定】

1. 生药

长牡蛎　呈长片状，背腹缝几乎平行，长 10～50 cm，高 4～15 cm。右壳较小，鳞片坚厚，层状或层纹状排列。壳外面平坦或具数个凹陷，淡紫色、灰白色或黄褐色；内面瓷白色，壳顶二侧无小齿。左壳凹陷深，鳞片较右壳粗大，壳顶附着面小。质硬，断面层状，洁白。气微，味微咸。见图 2-7-5 左。

大连湾牡蛎　呈类三角形，背腹缝呈八字形。右壳外面淡黄色，具疏松的同心鳞片，鳞片起伏成波浪状，内面白色。左壳同心鳞片坚厚，自壳顶部放射肋数个，明显。内面凹下呈盒状，铰合面小。

近江牡蛎　呈圆形、卵圆形或三角形等。右壳外面稍不平，有灰、紫、棕、黄等色，环生同心鳞片，幼体者鳞片薄而脆，多年生长后鳞片层层相叠，内面白色，边缘有的淡紫色。

均以质坚、内面光洁、色白者为佳。

2. 饮片　为不规则的碎块。白色。质硬，断面层状。气微，味微咸。见图 2-7-5 右。

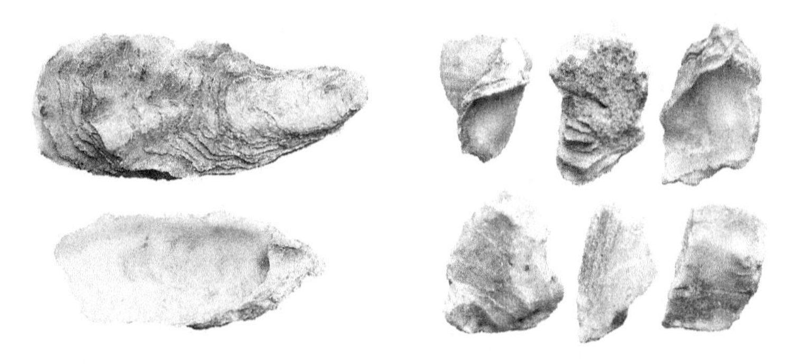

图 2-7-5　牡蛎

【功效】 重镇安神，潜阳补阴，软坚散结。

全　蝎

【来源】 为钳蝎科动物东亚钳蝎 *Buthus martensii* Karsch 的干燥体。

【产地】 主产于河南禹县、南阳、鹿邑，山东益都等地。河北、辽宁、安徽、湖北等省亦产。以河南禹县、鹿邑，山东益都产品质佳，以山东产量最大。野生或饲养。

【采收加工】 春末至秋初捕捉，除去泥沙，置沸水或沸盐水中，煮至全身僵硬，捞出，置通风处，阴干。

【性状鉴定】 头胸部与前腹部呈扁平长椭圆形，后腹部呈尾状，皱缩弯曲，完整者体长约 6 cm。头胸部呈绿褐色，前面有 1 对短小的螯肢及 1 对较长大的钳状脚须，形似蟹螯，背面附有梯形背甲，腹面有足 4 对，均为 7 节，末端各具 2 爪钩；前腹部由 7 节组成，第 7 节色深，背甲上有 5 条隆脊线。背面绿褐色，后腹部棕黄色，6 节，节上均有纵沟，末节有锐钩状毒刺，毒刺下方无距。气微腥，味咸。见图 2-7-6。

以身干、色黄、完整、绿褐色、盐霜少、腹中无杂质者为佳。

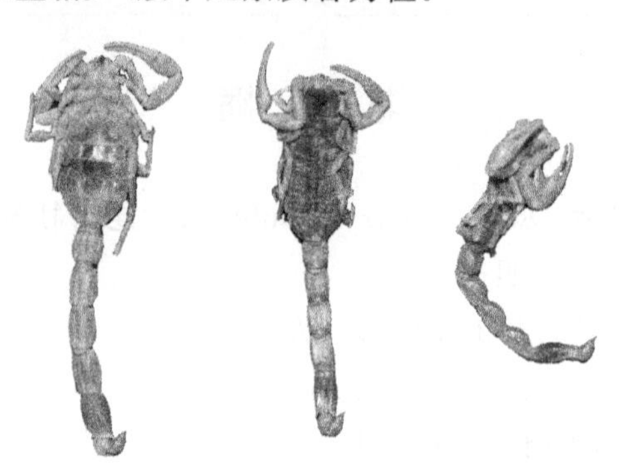

图 2-7-6　全蝎

【功效】 息风镇痉、通络止痛，攻毒散结。

知识拓展

全蝎常见伪品的鉴别

全蝎常见掺伪品：加工前使用泥土、盐水、水泥等。①外表挂多量盐霜，前腹隆起。②体重：折断后可见褐色泥土及盐的结晶，重量可超过全蝎体重的三分之一。

斑　蝥

【来源】 为芫青科昆虫南方大斑蝥 *Mylabris phalerata* Pallas 或黄黑小斑蝥 *Mylabris cichorii* Linnaeus 的干燥体。

【产地】 全国大部分地区均产，主产于河南、广西、安徽、云南、四川等省区。

【采收加工】 夏、秋季清晨露水未干时捕捉，闷死或烫死，晒干。

【性状鉴定】

1. 生药

南方大斑蝥　呈长圆形，长 1.5～2.5 cm，宽 0.5～1 cm。头及口器向下垂，有较大的复眼及触角各 1 对，触角多已脱落。背部具革质鞘翅 1 对，黑色，有 3 条黄色或棕黄色的横纹；鞘翅下面有棕褐色薄膜状透明的内翅 2 片。熊腹部乌黑色，胸部有足 3 对。有特殊的臭气。

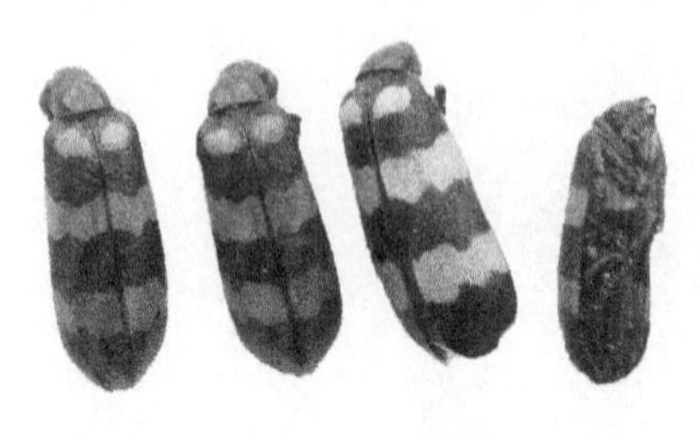

图 2-7-7　斑蝥

黄黑小斑蝥　体型较小，长 1～1.5 cm。见图 2-7-7。

均以个大、完整、色鲜明、无油气者为佳。

2. 饮片(米斑蝥) 南方大斑蝥体型较大,头足翅偶有残留。色乌黑发亮,头部去除后的断面不整齐,边缘黑色,中心灰黄色。质脆易碎。有焦香气。黄黑小斑蝥体型较小。

【功效】 破血逐瘀,散结消癥,攻毒蚀疮。

知识拓展

斑蝥常见伪品的鉴别

1. 青娘子(芫青) 为芫青科昆虫绿芫青的干燥虫体。呈长圆形,头略呈三角形,蓝紫色,光亮,膜翅淡棕色,有 4 条较明显的脉纹;胸部突起,腹部具 5 体节,足 3 对,多已脱落;气微臭。含斑蝥素 1%~2%。

2. 红娘子 为蝉科昆虫黑翅红娘子或褐翅红娘子的干燥虫体。生药呈长圆形,尾部较狭,似蝉而形较小,长 1.5~2.5 cm,宽 5~7 mm;头黑,嘴红,复眼大而突出;颈部棕黑色,两肩红色;背部有 2 对黑棕色的膜质翅,内翅较薄而透明,均有明显的细纹,质脆易破碎;胸部棕黑色,有足 3 对,商品多已脱落;腹部红色,具 8 个环节,尾部尖;质松而脆,剖开可见体内呈淡黄色;气微臭。含斑蝥素、蜡、脂肪油及色素。

蜂　蜜

【来源】 为蜜蜂科昆虫中华蜜蜂 *Apis cerana* Fabricius 或意大利蜂 *Apis mellifera* Linnaeus 所酿的蜜。

【产地】 全国大部分地区均产,以广东、云南、福建、江苏等省产量较大。均为人工养殖。

【采收加工】 春至秋季采收。将蜂巢割下,用割蜜刀把蜂房的房盖割去后,置离心机内将蜜分离出来;或将割下的蜂巢置于布袋中,将蜜挤出;滤过,除去杂质。

【性状鉴定】 为半透明、带光泽、浓稠的液体,白色至淡黄色(白蜜),或橘黄色至黄褐色(黄蜜),放久或遇冷渐有白色颗粒状结晶(葡萄糖)析出。气芳香,味极甜。见图 2-7-8。

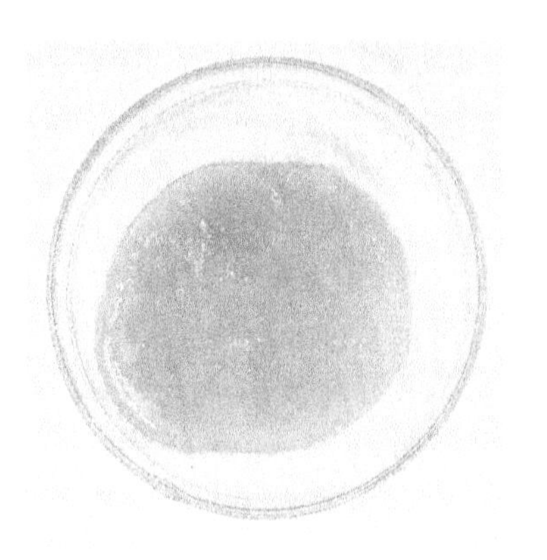

图 2-7-8 蜂蜜

以稠如凝脂、味甜纯正、无异臭味者为佳。

【功效】 补中,润燥,止痛,解毒;外用生肌敛疮。

知识拓展

蜂蜜质量及相对密度

因产地、气候、潮湿度及蜜源植物的不同,蜂蜜的黏稠度(油性)、色泽和气味也随之而有差异。一般以春蜜中的洋槐花蜜、紫云英蜜、枣花蜜、油菜花蜜等色浅、黏度大,气芳香、味甜,质量较佳。伏蜜如葵花蜜、芝麻花蜜,呈淡黄色,气清香,味甜微酸,质稍次。秋密如荞麦花蜜、棉花蜜等色深,气微臭,味稍酸,质量较次。

本品参照相对密度测定法项下的韦氏比重秤法测定,相对密度应在 1.349 以上。如有结晶析出,可置于不超过 60 ℃的水浴中,待结晶全部溶解后,搅匀,冷却至 25 ℃测定。

蛤　蚧

【来源】 为壁虎科动物蛤蚧 *Gekko gecko* Linnaeus 除去内脏的干燥体。

【产地】 主产于广西龙津、大新、百色、容县等地。云南、广东、福建等省亦产。广西、江苏等省区已人工养殖。进口蛤蚧产于越南、泰国、柬埔寨、印度尼西亚。

【采收加工】 全年均可捕捉，5—8月为主要捕捉季节，剖开腹部，取出内脏，拭净血液(不可水洗)，再以竹片撑开，使全体扁平顺直，低温干燥。将大小相近的两只合成1对，扎好。

【性状鉴定】

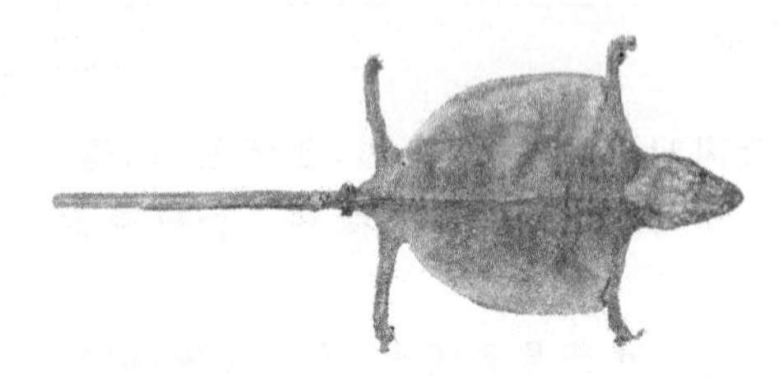
图 2-7-9 蛤蚧

1. 生药 呈扁片状，头颈部及躯干部长9～18 cm，头颈部约占1/3，腹背部宽6～11 cm，尾长6～12 cm。头略呈扁三角形，两眼多凹陷成窟窿，无眼睑，口内细齿，密生于颚的边缘，无异型大齿。吻部半圆形，吻鳞不切鼻孔，与鼻鳞相连，上鼻鳞左右各1片，上唇鳞12～14对，下唇鳞(包括颏鳞)21片。腹背部呈椭圆形，腹薄。背部灰黑色或银灰色，有黄白色或灰绿色斑点或橙红色斑点散在或密集呈不显著斑纹，脊椎骨和两侧肋骨突起。四足均有5趾，除第1指趾外，均具爪；趾间仅具蹼迹，足趾底面具吸盘。尾细而坚实，几与体长相等，微现骨节，与背部颜色相同，有明显的6～7个银灰色环带，有的再生尾较原生尾短，且银灰色环带不明显。全身密被圆形或多角形微有光泽的细鳞。气腥，味微咸。见图2-7-9。

2. 饮片

蛤蚧 为不规则的片状小块，表面灰黑色或银灰色，有棕黄色斑点及鳞甲脱落后的痕迹。切面黄白色或灰白色。脊椎骨和肋骨突起清晰。气腥，味微咸。

酒蛤蚧 本品形如蛤蚧块，微有酒香气，味微咸。

【功效】 补肺益肾，纳气定喘，助阳益精。

知识拓展

蛤蚧常见伪品的鉴别

1. 壁虎类 为壁虎科动物壁虎 *Gekko chinensis* Gray、无蹼壁虎 *Gekko swinboana* Gunther 或多疣壁虎 *Gekko japonicus* (Dumeril et Bibron)等除去内脏的干燥体，俗称“小蛤蚧”，入药称“守宫”“天龙”，具有补肺肾、养精血、止咳平喘、祛风定惊、解毒通络、散结等功效，近年用于治疗多种恶性肿瘤、结核病、骨髓炎、瘘管等症。

2. 鬣蜥科动物蜡皮蜥 *Leiolepis belliana rubritaeniata* Mertens 除去内脏的干燥体，俗称“红点蛤蚧”，主产广西、广东等省区。

3. 鬣蜥科动物喜山鬣蜥 *Agama himalayana* (Steindachner) 除去内脏的干燥体，俗称“西藏蛤蚧”，为西藏和新疆习用生药。

4. 蝾螈科动物红瘰疣螈 *Tylototriton verrucosus* Anderson 除去内脏的干燥体。

蟾 酥

【来源】 为蟾蜍科动物中华大蟾蜍 *Bufo bufogargarizans* Cantor 或黑眶蟾蜍 *Bufo melanostictus* Schneider 的干燥分泌物。

【产地】 主产于辽宁、山东、江苏、河北、安徽等省。

【采收加工】 多于夏、秋两季捕捉蟾蜍，洗净，挤出耳后腺及皮肤腺的白色浆液，加工，干燥。采收加工过程中忌用铁器，以免变黑。将浆液放入圆模型中晒干或低温干燥，即为团蟾酥；如涂于玻璃板或竹箬叶上晒干或低温干燥，即为片蟾酥。见图2-7-10。

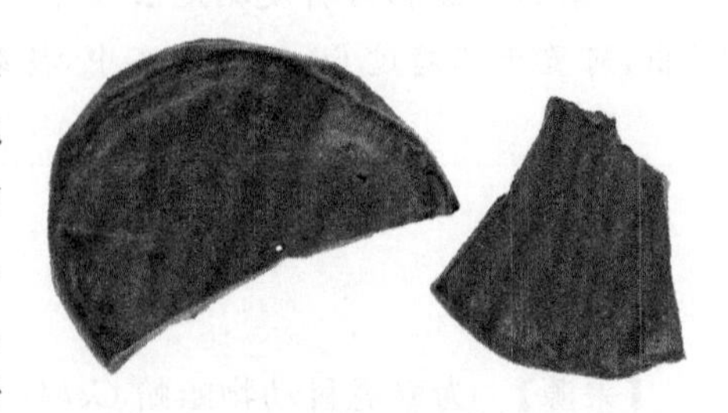
图 2-7-10 蟾酥

【性状鉴定】 呈扁圆形团块状或片状。棕褐色或红棕色。团块状者质坚，不易折断，断面棕褐色，角质状，微有光泽；片状者质脆，易碎，断面红棕色，半透明。气微腥，味初甜而后有持久的麻辣感，粉末嗅之作嚏。断面沾水，即呈乳白色隆起。

以色红棕、断面角质状、半透明、有光泽者为佳。

【功效】 解毒，止痛，开窍醒神。

麝　香

【来源】 为鹿科动物林麝 *Moschus berezovskii* Flerov、马麝 *Moschus sifanicus* Przewalski 或原麝 *Moschus moschiferus* Linnaeus 成熟雄体香囊中的干燥分泌物。

【产地】 野生品：主产于西藏、四川、陕西、甘肃、贵州。此外，云南、青海、宁夏、山西、内蒙古、东北等地亦产，以西藏、四川产量大，质量优。家养品：目前四川省都江堰、马尔康、米亚罗养麝场活麝取香已获成功，已经能够提供商品生药。

【采收加工】 野麝多在冬季至次春猎取，捕获后，割取香囊，阴干，习称"毛壳麝香"；剖开香囊，除去囊壳，取囊中分泌物，习称"麝香仁"。家麝直接从香囊中取出麝香仁，阴干或用干燥器密闭干燥。

【性状鉴定】

毛壳麝香　为扁圆形或类椭圆形的囊状体，直径 3～7 cm，厚 2～4 cm。开口面的皮革质，棕褐色，略平，密生灰白色或灰棕色短毛，从两侧围绕中心排列，中央有一小囊孔。另一面为棕褐色略带紫色的皮膜，微皱缩，偶显肌肉纤维，略有弹性，剖开后可见中层皮膜呈棕褐色或灰褐色，半透明状；内层皮膜呈棕色，内含颗粒状及粉末状的麝香仁和少量细毛及脱落的内层皮膜（习称"银皮"）。以饱满、皮薄、杂质少、捏之有弹性、香气浓烈者为佳。见图 2-7-11 左。

麝香仁　野生者质软，油润，疏松；其中呈不规则圆球形或颗粒状者习称"当门子"，表面多呈紫黑色，微有麻纹，油润光亮，断面黄棕色或深棕色；粉末状者多呈棕褐色或黄棕色，并有少量脱落的内层皮膜和细毛。饲养者呈颗粒状、短条形或不规则团块；紫黑色或深棕色，表面不平，显油性，微有光泽，并有少量毛和脱落的内层皮膜。气香浓烈而特异，味微辣，微苦带咸。见图 2-7-11 右。

以质柔软、有油性、当门子多、香气浓烈者为佳。

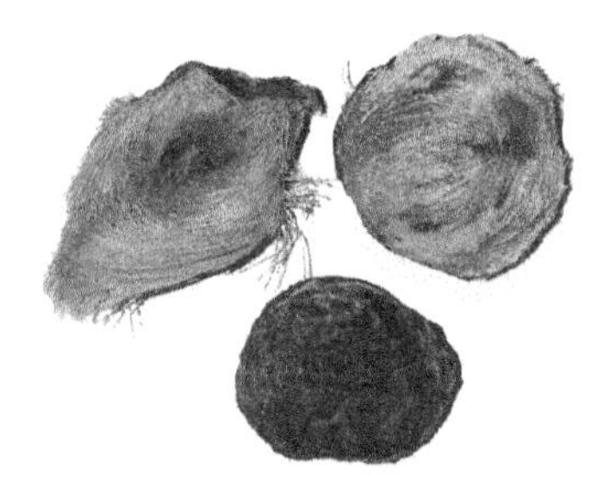
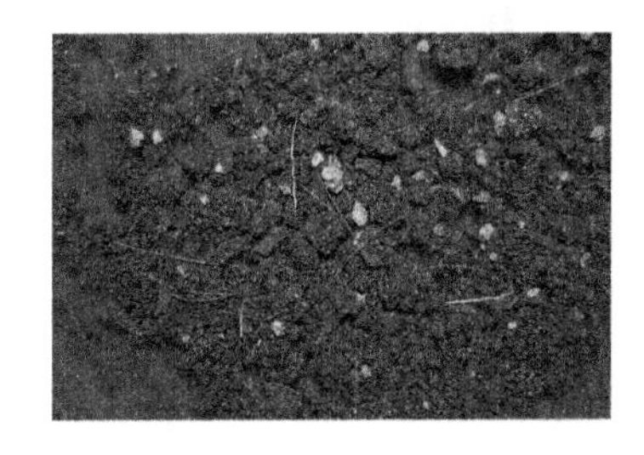

图 2-7-11　麝香

【功效】 开窍醒神，活血通经，消肿止痛。

知识链接

麝香掺伪品及代用品

1. 掺伪品　商品麝香中掺伪品涵盖植物、动物、矿物三类。若冒烟，出现火星，灰烬为黑色者，即掺有植物性杂质；灰烬较多、呈黑灰色并有毛、肉焦臭味的即掺有动物性杂质；灰烬呈赭红色者，即为掺入矿物性杂质；用滤纸包裹，轻压，撒手后若滤纸上有油迹，则表明有油脂掺入。

2. 代用品　麝香代用品主要有灵猫香和麝鼠香两种。①灵猫香：灵猫科动物大灵猫 *Viverra zibetha* Linnaeus、小灵猫 *Viverra indica* Desmarest 香囊中的分泌物。鲜品为蜂蜜样的稠厚液，白色或黄白色，经久则色泽渐变，由黄色变成褐色，质稠呈软膏状。气香似麝香而浊，味苦。取灵猫香置于手掌中，搓之成团，染手；取灵猫香少量，用火点，燃烧而发明焰；将灵猫香投入水中，不溶。②麝鼠香：田鼠科动物麝鼠 *Ondatra zibethica* L. 雄性香囊中的分泌物。新鲜的麝鼠香为淡黄色黏稠物，久置则颜色变深，具有麝香样香气。

鹿 茸

【来源】 鹿茸为鹿科动物梅花鹿 *Cervus nippon* Temminck 或马鹿 *Cervus elaphus* Linnaeus 的雄鹿未骨化密生茸毛的幼角。前者习称“花鹿茸”，后者习称“马鹿茸”。

【产地】 花鹿茸主产于吉林，辽宁、黑龙江、河北、四川等省亦产，品质优。马鹿茸主产于黑龙江、吉林、内蒙古、新疆、青海、四川等省区，东北产者习称“东马鹿茸”，品质较优，西北产者习称“西马鹿茸”，品质较次。

【采收加工】 梅花鹿为国家一级野生保护动物，马鹿为国家二级野生保护动物，现药用鹿茸主要从人工饲养中获取，分锯茸和砍茸两种方法。锯茸为夏秋二季锯取鹿茸，经加工后，阴干，烘干或真空冷冻干燥等。砍茸一般用于老鹿、病鹿、伤残鹿。将鹿头砍下，再将茸连脑盖骨锯下，刮净残肉，绷紧脑皮，进行煎烫、阴干等加工。

【性状鉴定】

1. 生药

(1) 花鹿茸 呈圆柱状分枝，具一个分枝者习称“二杠”(图 2-7-12)，主枝习称“大挺”，长 17～20 cm，锯口直径 4～5 cm，离锯口约 1 cm 处分出侧枝，习称“门庄”，长 9～15 cm，枝顶钝圆，较主枝(大挺)略细。外皮红棕色或棕黄色，多光润，表面密生红黄色或棕黄色细茸毛，上端毛密，下端较疏，分岔间具一条灰黑色筋脉，皮茸紧贴。锯口面黄白色，中部密布细孔，外围无骨质。具两个分枝者习称“三岔”，大挺长 23～33 cm，直径较二杠细，略呈弓形而微扁，枝端略尖，下部有纵棱筋及突起小疙瘩。皮红黄色，茸毛较稀且粗。体轻。气微腥，味微咸。

二茬茸(再生茸)和头茬茸近似，但主枝长而不圆或下粗上细，下部有纵棱筋，皮灰黄色，茸毛较粗糙，锯口外围多已骨化。体较重，无腥气。

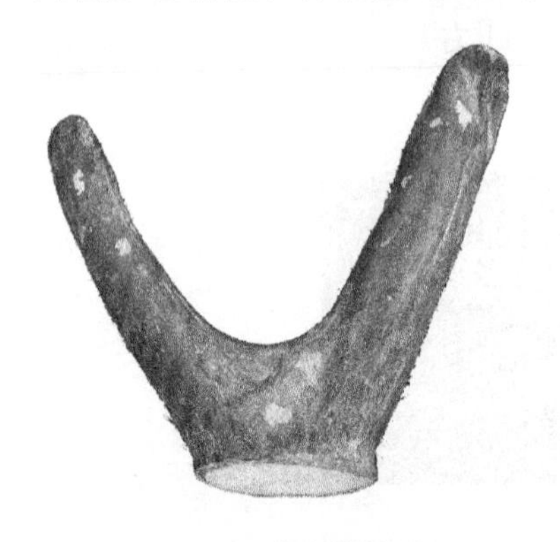

图 2-7-12 花鹿茸(二杠)

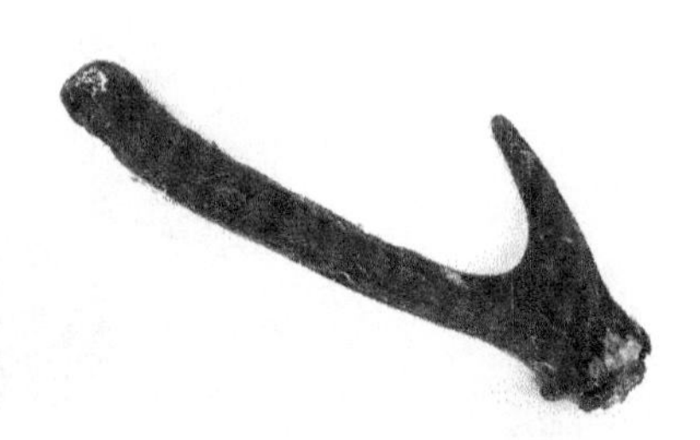

图 2-7-13 马鹿茸(单门)

(2) 马鹿茸 较花鹿茸粗大，分枝较多，侧枝 1 个者习称“单门”(图 2-7-13)，2 个者习称“莲花”，3 个者习称“三岔”，4 个者习称“四岔”或更多。

东马鹿茸 “单门”大挺长 25～27 cm，直径约 3 cm。外皮灰黑色，茸毛灰褐色或灰黄色，锯口面外皮较厚，灰黑色，中部密布细孔，质嫩；莲花大挺长达 33 cm，下部有棱筋，锯口面蜂窝状小孔稍大；三岔皮色深，质较老；四岔茸毛粗而稀，大挺下部具棱筋及疙瘩，分枝顶端多无毛，习称“捻头”。

西马鹿茸 大挺长 30～100 cm，多不圆，顶端圆扁不一，表面有棱，多抽缩干瘪，分枝较长而弯曲，茸毛粗长，灰色或黑灰色。锯口色较深，常见骨质。气腥臭，味咸。

均以粗壮、饱满、皮毛完整、质嫩、油润、无骨棱、无钉者为佳。

2. 饮片

花鹿茸片 ①花鹿茸尖部切片习称“血片”、“蜡片”，为圆形薄片，表面浅棕色或浅黄白色，半透明，微显光泽。外皮无骨质，周边粗糙，红棕色或棕色。质坚韧。气微腥，味微咸。②中上部的切片习称“蛋黄片”，切面黄白色或粉白色，中间有极小的蜂窝状细孔。③下部习称“老角片”，为圆形或类圆形厚片，表面粉白色或浅白色，中间有蜂窝状细孔，外皮无骨质或略具骨质，周边粗糙，红棕色或棕色，质坚脆。见图2-7-14左。

马鹿茸片　“血片”“蜡片”为圆形薄片，表面灰黑色，中央米黄色，半透明，微显光泽，外皮较厚，无骨质，周边灰黑色，质坚韧，气微腥，味微咸。“老角片”“粉片”为圆形或类圆形厚片，表面灰黑色，中央米黄色，有细蜂窝状小孔，外皮较厚，周边灰黑色，无骨质或略具骨质，质坚脆，气微腥，味微咸。见图2-7-14右。

鹿茸粉　若用带血片加工成的鹿茸粉为红棕色，若用去血片则加工成的粉末为淡黄色。气微腥，味微咸。

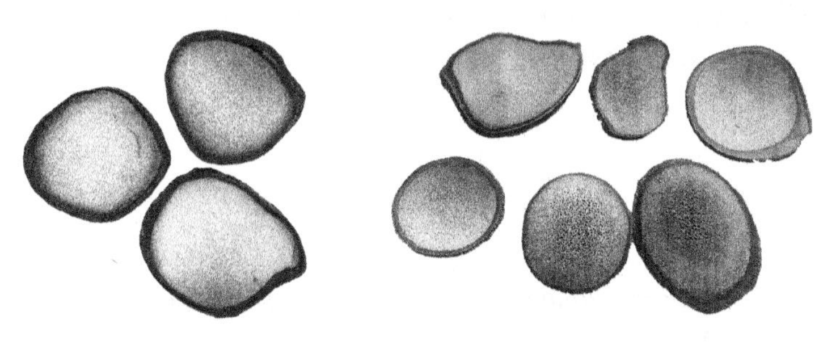

图 2-7-14　鹿茸

【功效】　壮肾阳，益精血，强筋骨，调冲任，托疮毒。

知识拓展

鹿茸的混用品

同属动物白鹿 *Cervus macneilli* Lydekker、白唇鹿 *Cervus albirostris* Przewalski 和水鹿 *Cervus unicolor* Kerr 雄鹿未骨化密生茸毛的幼角，分别依次习称“草鹿茸”“岩鹿茸”和“春鹿茸”，分布在四川、青海、西藏、云南等省区，在西南地区亦作鹿茸药用，近年还大量出口，其中水鹿在台湾省有大量养殖，供生产鹿茸。另外鹿科动物驼鹿 *Alces alces* Linnaeus、驯鹿 *Rangifer tarandus* Linnaeus 或狍 *Capreolus capreolus* L. 的幼角在有的地区也做鹿茸用。

阿　胶

【来源】　为马科动物驴 *Equus asinus* Linnaeus 的干燥皮或鲜皮经煎煮、浓缩制成的固体胶。

【产地】　主产于山东、河南、江苏、浙江等省。

【采收加工】　将驴皮浸泡去毛，切块洗净，分次水煎，滤过，合并滤液，浓缩(可分别加入适量的黄酒、冰糖及豆油)至适量，冷凝，切块，晾干，即得。

【性状鉴定】

1. 生药　呈长方形快、方形块或丁状。棕色至黑褐色，有光泽。质硬而脆，断面光亮，碎片对光照射呈棕色半透明状。气微，味微甘。见图 2-7-15 左。

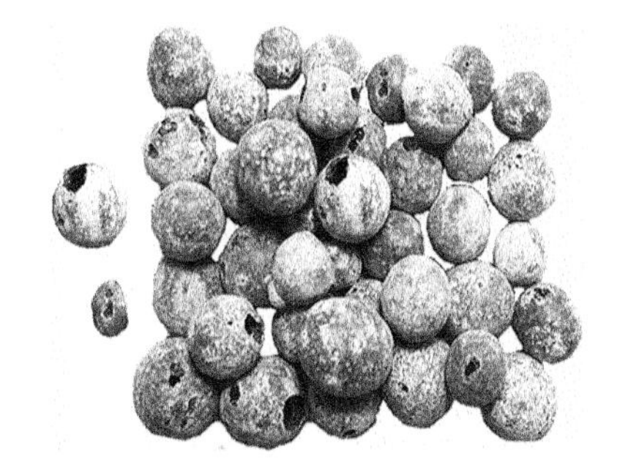

图 2-7-15　阿胶

以色乌黑、质脆、味甘、半透明、断面光亮、无腥气、经夏不软化者为佳。

2. 饮片(阿胶珠) 本品呈类球形。表面棕黄色或灰白色,附有白色粉末。体轻,质酥,易碎。断面中空或多孔状,淡黄色至棕色。气微,味微甜。见图 2-7-15 右。

【功效】 补血滋阴,润燥,止血。

知识拓展

阿胶常见伪品的鉴别

阿胶的常见伪品为用马、猪、牛等多种动物的皮熬成的固体胶。表面黑褐色,光泽差;质硬,不易破碎,易发软黏合;加水加热融化,溶液呈暗红棕色,混浊不透明。

牛 黄

【来源】 为牛科动物牛 *Bostaurus domesticus* Gmelin 的干燥胆结石,习称"天然牛黄"。在胆囊中产生的称"胆黄"或"蛋黄",在胆管中产生的称为"管黄",在肝管中产生的称为"肝黄"。

【产地】 主产于西北、华北、东北、西南等地区。河南、湖北、江苏、浙江、广西、广东等省区亦产。产于西北及河南的称为"西牛黄",产于北京、天津、内蒙古及河北的称为"京牛黄",产于川渝东北的称为"东牛黄",产于江苏、浙江的称为"苏牛黄",产于广西、广东的称为"广牛黄"。

【采收加工】 宰牛时检查胆囊、胆管及肝管,如有结石,即滤去胆汁,立即取出,除净附着的薄膜,阴干。

【性状鉴定】

胆黄 多呈卵形、类球形、四方形或三角形,大小不一,直径 0.6～3(4.5)cm,表面黄红色至棕黄色,有的表面挂有一层黑色光亮的薄膜,习称"乌金衣",有的粗糙,具疣状突起,有的具龟裂纹。体轻,质酥脆,易分层剥落,断面金黄色,可见细密的同心层纹,有的夹有白心。取本品少量,加清水调和,涂于指甲上,能将指甲染成黄色,且不易褪色,习称"挂甲"。气清香,味先苦而后微甘,有清凉感,嚼之易碎,不粘牙。见图 2-7-16 左。

管黄 呈管状,长约 3 cm,直径 1～1.5 cm,或为破碎的小片。表面不平或有横曲纹,有裂纹及小突起,红棕色或棕黄色。质酥脆,断面有较小的层纹,有的中空,色较深。见图 2-7-16 右。

以完整、色棕黄、质松脆、断面层纹清晰细腻者为佳。

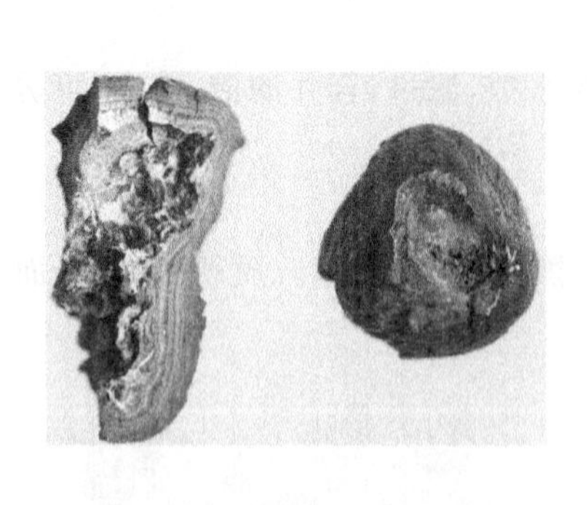

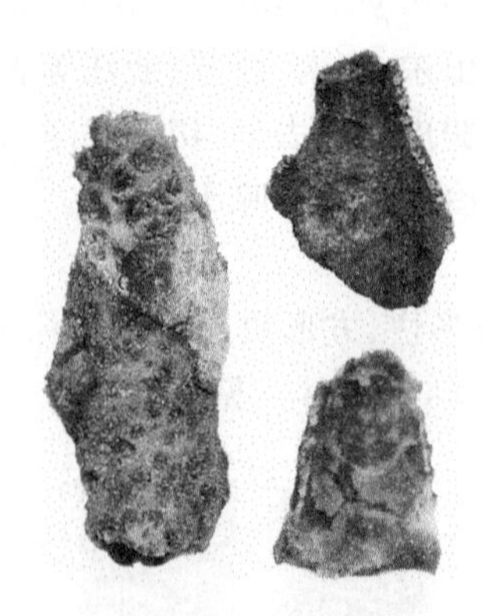

图 2-7-16 牛黄

【功效】 清心,豁痰,开窍,凉肝,息风,解毒。

知识拓展

人工牛黄及体外培育牛黄

人工牛黄:由牛胆粉、胆酸、猪去氧胆酸、牛磺酸、胆红素、胆固醇、微量元素等加工而成。为黄色疏松粉末,味苦,微甘。

体外培育牛黄:以牛科动物牛 *Bostaurus domesticus* Gmelin 的新鲜胆汁作母液,加入去氧胆酸、胆酸、复合胆红素钙等制成。呈球形或类球形,直径 0.5～3 cm。表面光滑,呈黄红色至棕黄色。体轻,质松脆,断面有同心层纹。气香,味苦而后甘,有清凉感,嚼之易碎,不粘牙。

羚 羊 角

【来源】 为牛科动物赛加羚羊 *Saiga tatarica* Linnaeus 的角。

【产地】 主产于俄罗斯,新疆北部边境地区亦产。野生赛加羚羊是国家一级保护动物。生药主要从俄罗斯进口。

【采收加工】 全年均可捕捉,猎取后将角从基部锯下,洗净,晒干。以 8—10 月捕捉锯下的角色泽最好,角色莹白;春季猎得者青色微黄,冬季猎得者因受霜雪侵袭,角质变粗糙,表面有裂纹,质较次。

【性状鉴定】 呈长圆锥形,略成弓形弯曲,长 15～33 cm。类白色或黄白色,基部稍呈青灰色。嫩枝对光透视有“血丝”或紫黑色斑纹,光润如玉,无裂纹,老枝有细纵裂纹。除顶端部分外,有 10～16 个隆起的环脊,间距约为 2 cm,用手握之,四指正好嵌入凹处。角基部横截面类圆形,直径 3～4 cm,内有坚硬质重的角柱,习称“骨塞”,骨塞长占全角的 1/3～1/2,表面有突起的纵棱与其外面角鞘的内凹沟紧密嵌合,从横断面观,其结合部呈锯齿状。除去“骨塞”后,角的下半部呈空洞,全角呈半透明,对光透视,上半段中央有一条隐约可辨的细孔道直通角头,习称“通天眼”。质坚硬,气微,味淡。见图 2-7-17。

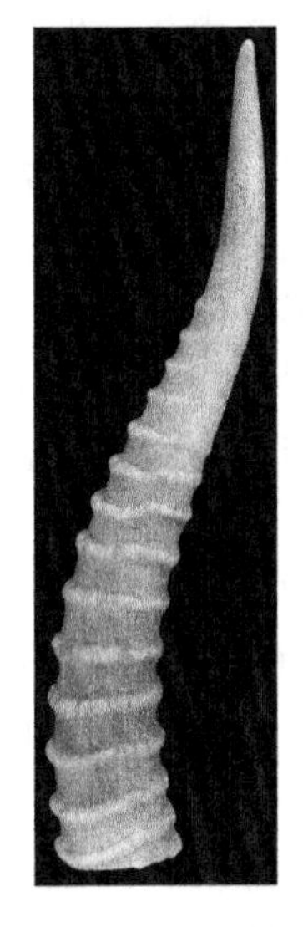

图 2-7-17 羚羊角

以质嫩、色白、光润、有血丝、无裂纹者为佳。

【功效】 平肝息风,清肝明目,散血解毒。

(邓益媛)

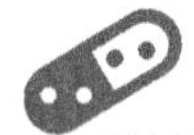

任务 2-8 常用矿物类生药的性状鉴定

【任务介绍】 某生药公司搬迁,由于工作人员疏忽,将标本陈列室的矿物药弄混了,有些药的标签脱落混淆,里面可能还有毒性药。你作为专业人员,请利用你所学鉴定方法帮助他们将生药分类、鉴定、注明标签并重新陈列。注意哪些生药需要双人双锁,规范管理。

【任务解析】 矿物类药以不规则的团块状、粉末状居多,不易鉴别,要求学生准确掌握各药的性状鉴别要点,必要时应用理化鉴定进行鉴别。对于矿物药要注意条痕色、吸湿性等问题。

要求学生具备从事相关职业活动所需要的工作方法、自主学习能力和团队协作精神,具有科学的思维习惯和信息判断与选择能力,能有逻辑性地解决问题。在整个任务完成过程中,既要注意充分发挥学生主体作用,又要注重教师的引导作用。

【任务准备】

1. 课前准备 教师在前次课的时候将“辨药任务”下达给学生,并将矿物药除去标签,或混淆标签摆放在开放实训室里供学生自助学习。学生以小组为单位,利用本书、工具书及相关标准进行学习,填写或修改标签,完成任务报告。

2. 现场准备 常用矿物类生药及饮片、放大镜、白瓷板、《中国药典》2015 年版。

【任务实施】 学生将填好的标签对号入座,教师讲评,分组讨论。

一、矿物类生药概念

天然矿物、矿物加工品及动物的化石类生药常统称为矿物类生药。矿物类生药分为三类。①天然矿物药，是从自然界采集后，基本保持原有性状作为药用的药物，如朱砂、炉甘石等。②矿物的加工品包括以单一或多种矿物为原料的加工制成品，如芒硝。③动物或动物骨骼的化石，如龙骨。

二、矿物类生药的性质

矿物是地壳中天然生成的化合物和自然元素，大部分是固态，也有液态（水银 Hg）和气态（硫化氢 H_2S）。每一种固态矿物都具有一定的物理和化学性质。这些性质取决于它们内部结构尤其是结晶物质和化学成分。我们常常利用这些性质的不同来鉴别不同种类的矿物。

1. 结晶形状 组成矿物的质点呈规律排列者为晶体（结晶质），反之为非晶体（非晶质）。而自然界的大部分矿物是由结晶质组成的。根据晶体常数的特点，可将晶体归为七大晶系：等轴晶系、四方晶系、三方晶系、六方晶系、斜方晶系、单斜晶系、三斜晶系。不同晶系的晶体内部质点排列不同，它所展现的几何外形特征也各异。除等轴晶体呈立方体或近于圆形外，其他六种晶体都是伸长成柱状、针状或压扁成板状、片状的。而矿物除了单体的形态外，常常以集合体存在，集合体由单体聚集而成，形态多样，如粒状、晶簇状、放射状、结核体状等。

2. 结晶习性 多数固体矿物为结晶体，其中有些为含水矿物。水在矿物中存在的形态，直接影响到矿物的性质。水可分为两大类：一是不加入晶格的吸附水或自由水；二是加入晶格组成的，以水分子（H_2O）形式存在的结晶水。

3. 透明度 矿物透光能力的大小称为透明度。将矿物磨至 0.03 mm 标准厚度时比较其透明度。分为三类：①透明矿物，能容许绝大部分光线通过，隔着它可以清晰地透视另一物体，如无色水晶、云母等；②半透明矿物，能通过一部分光线，隔着它不能看清另一物体，如朱砂、雄黄；③不透明矿物，光线几乎完全不能通过，即使是边缘部分或薄片，也不透光，如代赭石、滑石等。

4. 颜色 矿物的颜色是指矿物对光线中不同波长的光波均匀吸收或选择吸收所表现的性质，一般分为本色、外色、假色。①本色，是矿物的成分和内部构造所决定的颜色。②外色，有混入的有色物质污染等原因形成的颜色，与矿物本身的成分和构造无关。外色的深浅，除与带色杂质的量有关外，还与分散的程度有关。③假色，某些矿物中，有时可见变彩现象，这是由于投射光受晶体内部裂缝、解理面及表面的氧化膜的反射所引起的光波的干涉作用而产生的颜色。

具有鉴定意义的是条痕色，矿物在白色毛瓷板上划过后所留下的粉末痕迹称条痕，粉末的颜色称为条痕色。条痕色比矿物表面的颜色更为固定。有的条痕色与矿物本身的颜色相同，也有的不同。如朱砂本身为红色，条痕色也为红色；赭石表面为灰黑色，而条痕色为樱桃红。

5. 光泽 矿物表面对于投射光线的反射能力称为光泽。反射能力的强弱，也就是光泽的强度。如朱砂有金刚光泽，石膏有绢丝样光泽，硫黄有油脂光泽。

6. 硬度与比重 硬度是指矿物抵抗外力作用（如刻划、压入、研磨）的机械强度。最常用的是莫氏硬度，它是通过与具有标准硬度的矿物相互刻划比较而得出的。10 种标准硬度的矿物组成了莫氏硬度计，从 1 度到 10 度分别为滑石、石膏、方解石、萤石、磷灰石、正长石、石英、黄玉、刚玉、金刚石。十个等级只表示相对硬度的大小，为了简便还可以用指甲（约 2.5 级）、铜钥匙（约 3 级）、小钢刀（约 5.5 级）、石英或钢锉（约 7 级）作为辅助标准，粗略地定出矿物的莫氏硬度。

比重是指纯净、均匀的单矿物在空气中的重量与同体积水在 4 ℃时重量之比。矿物的比重取决于组成元素的相对原子质量和晶体结构的紧密程度。各种矿物的比重在一定条件下为一常数。如石膏为 2.3，朱砂为 8.09～8.20。

7. 解理、断口 矿物在外力作用如敲打下，沿一定结晶方向裂开成光滑平面的性能称为解理。所裂成的平面称为解理面。解理是结晶物质特有的性质，其形成和晶体构造的类型有关，是矿物的主要鉴定特征。矿物受力后不是沿一定的结晶方向断裂，断裂面是不规则的和不平整的，这种断裂面称为断口。断口依其形状主要有贝壳状、锯齿状、参差状、平坦状等。

8. 力学性质 矿物受压轧、锤击、弯曲或拉引等力作用时所呈现的力学性质。①脆性:矿物容易被击破或压碎的性质。②延展性:矿物能被压成薄片或抽成细丝的性质。③挠性:矿物在外力作用下趋于弯曲而不发生折断,除去外力后不能恢复原状的性质,如滑石。④弹性:矿物在外力作用下而变形,外力取消后,在弹性限度内,能恢复原状的性质。⑤柔性:矿物易受外力切割并不发生碎裂的性质,如石膏。

9. 磁性 矿物可以被磁铁或电磁吸引或其本身能够吸引物体的性质。有极少数矿物具有显著的磁性。

10. 气味 有些矿物具有特殊的气味,尤其是矿物受锤击、加热或湿润时较为明显。如雄黄灼烧有砷的蒜臭味。

11. 发光性 有些矿物受外界能量的激发,呈现发光现象,称发光性。

12. 吸湿性 少数矿物药有吸水分的能力,如龙骨、滑石。

三、矿物类生药的分类

依据矿物中所含主要成分的阴离子或阳离子进行分类。在矿物学上的矿物分类通常是以阴离子为依据而进行的。《中国药典》2015 年版也采用了阴离子分类法。如朱砂、雄黄为硫化物类,赭石、信石为氧化物类,炉甘石为碳酸盐类,滑石为硅酸盐类,石膏、芒硝为硫酸盐类。本书以阴离子进行分类。

四、矿物类生药的鉴别

矿物类生药一般按照以下顺序进行观察或记述:①全体形态;②表面特征(包括颜色、光泽、透明度等);③质地;④气味。

1. 外形明显的矿物药 应注意观察其外形、颜色、质地、气味等性状特征,还应注意检查其硬度、相对密度、光泽、解理、断口、条痕及有无磁性等。

2. 粉末状的矿物药 应仔细观察其颜色、质地、气味等。

朱　砂

【来源】 为硫化物类矿物辰砂族辰砂,主含硫化汞(HgS)。

【产地】 主产于湖南、贵州、四川等省区,以湖南辰州(今沅陵)产的为好,故有辰砂之称。

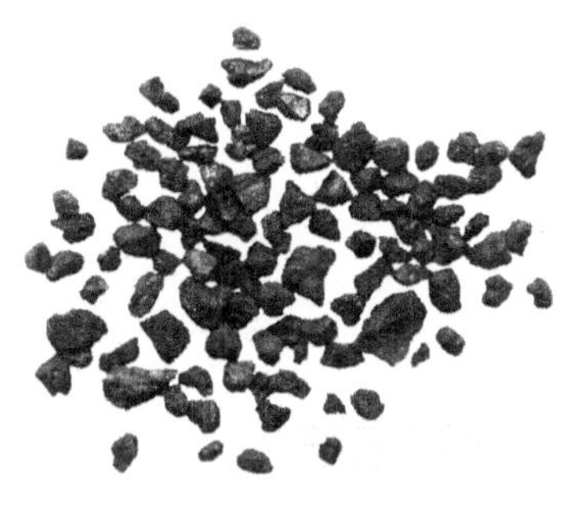

图 2-8-1 朱砂(豆瓣砂)

【采收加工】 采挖后,选取纯净者,用磁铁吸净含铁的杂质,再用水淘去杂石和泥沙。

【性状鉴定】

1. 生药 本品为粒状或块状集合体,呈颗粒状或块片。鲜红色或暗红色,条痕红色至褐红色,具光泽。体重,质脆,片状者易破碎,粉末状者有闪烁的光泽。气微,味淡。见图 2-8-1。

以色鲜红、有光泽、体重、质脆者为佳。

2. 饮片(朱砂粉) 为朱红色极细粉末,体轻,以手指撮之无粒状物,以磁铁吸之,无铁末。气微,味淡。

【功效】 清心镇惊,安神,明目,解毒。

知识拓展

朱砂商品规格

1. 朱砂传统商品规格 分为“朱宝砂”“镜面砂”“豆瓣砂”。①“朱宝砂”:加工除去砂石后的朱砂,成小块片或颗粒状,色红明亮,触之不染手。②“镜面砂”:呈不规则板片状、斜方形或长条形,大小厚薄不一,边缘不整齐,色红而鲜艳,光亮如镜面,微透明,质较脆者。③“豆瓣砂”:呈粒状,方圆形或多角形,色暗红或灰褐,质坚,不易碎者。

2. 人工朱砂　又名灵砂，以水银、硫黄为原料，经加热升炼而成，含硫化汞在99%以上。完整者呈盆状，全体暗红色，条痕朱红色，断面纤维性柱状，习称“马牙柱”，具宝石样或金属样光泽。

3. 银朱　由水银、硫黄升炼而成。与人工朱砂同原料、同方法，但结晶部位不同。为深红色粉末，体重，具光泽，捻之极细而染指。

雄　黄

【来源】 为硫化物类矿物雄黄族雄黄，主含二硫化二砷（As_2S_2）。

【产地】 主产于湖南、湖北、贵州、云南等地。

【采收加工】 全年可采挖，除去杂质石块、泥土。

【性状鉴定】

1. 生药　本品为块状或粒状集合体，呈不规则块状。深红色或橙红色，条痕淡橘红色，晶面有金刚石样光泽。质脆，易碎，断面有树脂样光泽。微有特异臭气，味淡。精矿粉为粉末状或粉末集合体，质松脆，手捏即成粉，橙黄色，无光泽。见图 2-8-2。

以色红、块大、质松脆、有光泽者为佳。商品常分为雄黄、明雄黄等。明雄黄又名“腰黄”“雄黄精”，为熟透的雄黄，多为块状，色鲜红、光亮如透明琥珀、松脆者，质最佳。

2. 饮片（雄黄粉）　取雄黄水飞，晾干，即得。

【功效】 解毒杀虫，燥湿祛痰，截疟。

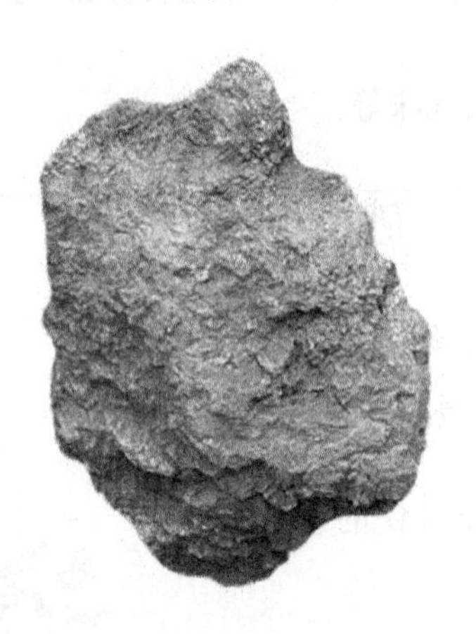

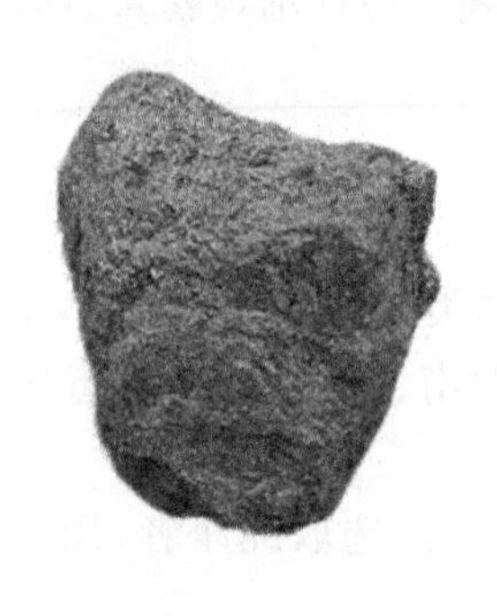

图 2-8-2　雄黄

知识拓展

雌黄

本品为硫化物类矿物雌黄族雌黄，主含三硫化二砷（As_2S_3）。为粒块状、鳞片状集合体。呈柠檬黄色，其条痕与矿物本色相同。微有光泽，质脆易碎。断面具树脂光泽，具特异臭气。雌黄与雄黄共生，性状也比较相似，但雌黄全体色黄，条痕色为柠檬黄色，而雄黄全体则呈红色或橙红色，可以区别。

案例分析

李某，感觉身体不适入院，经查其尿中砷含量超标，随即测定其家里浸泡过雄黄的水缸中的饮用水的砷含量亦高。根据实验室诊断、临床症状和流行病学调查，证实这是一起因饮用雄黄浸泡饮用水引起的急性砷中毒事件。

雄黄中有时含砷的氧化物，服用后易引起中毒，故须先经检验，然后应用。且雄黄遇热易分解产生剧毒的三氧化二砷，所以忌用火煅。故有“雄黄不见火，见火则成砒”之说。

$$2As_2S_2 + 7O_2 \longrightarrow 2As_2O_3 + 4SO_2$$

代赭石

【来源】 为氧化物类矿物刚玉族赤铁矿，主含三氧化二铁(Fe_2O_3)。

【产地】 主产于河北、山东、山西、广东等省。

【采收加工】 全年可采，采后，选取表面有钉头状突起部分的称“钉头代赭石”，除去泥土、杂石。

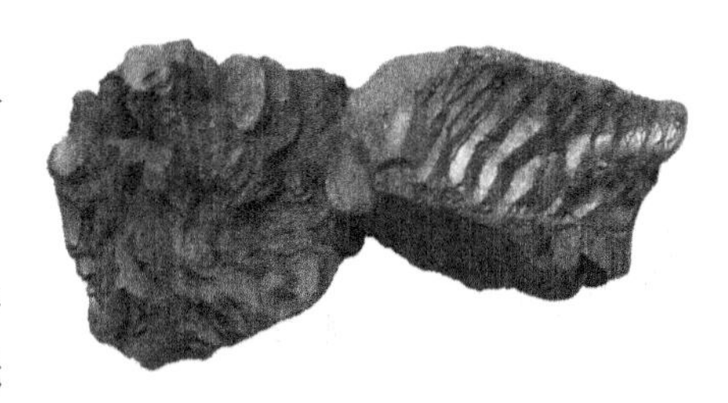

图 2-8-3 代赭石

【性状鉴定】

1. 生药 本品为鲕状、豆状、肾状集合体，多呈不规则的扁平块状。暗棕红色或灰黑色，条痕樱红色或红棕色，有的有金属光泽。一面多有圆形的突起，习称“钉头”；另一面与突起相对应处有同样大小的凹窝。体重，质硬，砸碎后断面显层叠状。气微，味淡。见图 2-8-3。

代赭石由于原矿物不同，分为有钉头代赭石和无钉头代赭石，前者为赤铁矿的集合体，后者为赤铁矿-水针铁矿的集合体。无钉头代赭石表面不具钉头状突起，断面层纹平直，以有“钉头”、无杂石者为佳。

2. 饮片(煅赭石) 取净赭石，砸成碎块，煅至红透，醋淬，碾成粗粉。

【功效】 平肝潜阳，重镇降逆，凉血止血。

信石

【来源】 信石为天然的砷华矿石，或由毒砂(硫砷铁矿，FeAsS)、雄黄加工制造而成。

【产地】 主产于河北、山东、山西、广东等省。

【采收加工】 多为加工品，加工方法是，取纯净雄黄，砸成 10 cm 左右的块，使雄黄燃烧，生成气态的三氧化二砷及二氧化硫，通过冷凝管道，使三氧化二砷充分冷凝，即为信石。

【性状鉴定】 分为红信石和白信石两种，药用主要以红信石为主。

1. 红信石(红砒) 呈不规则的块状，大小不一；粉红色，有黄色与红色彩晕，略透明或不透明，具玻璃样或绢丝样光泽或无光泽。质脆，易砸碎，断面凹凸不平或呈层状纤维样。气微。本品极毒，不能口尝。

2. 白信石(白砒) 无色或白色，透明或不透明，具玻璃样或绢丝样光泽或无光泽。质脆，易砸碎。气无。

【功效】 有大毒。蚀疮去腐，平喘化痰，截疟。

知识拓展

砒　霜

砒霜是信石升华精制而成的三氧化二砷(As_2O_3)，是最古老的毒物之一，无臭无味，外观为白色霜状粉末。砒霜的毒性很强，能使组织细胞不能获得氧气而死亡，还能使黏膜溃烂、出血，亦可破坏血管，发生出血，破坏肝脏，严重的会引起呼吸和循环衰竭。现代研究证明，砒霜对急性早幼粒细胞白血病患者有较好的治疗效果，成为全球治疗早幼粒细胞白血病的标准药物之一，哈尔滨医科大学附属第一医院的张亭栋教授因此被授予“2015 年度求是奖”。香港大学研制的处方药物“口服砒霜”，用于治疗血癌、淋巴癌等癌症。

炉甘石

【来源】 为碳酸盐类矿物方解石族菱锌矿，主含碳酸锌($ZnCO_3$)。

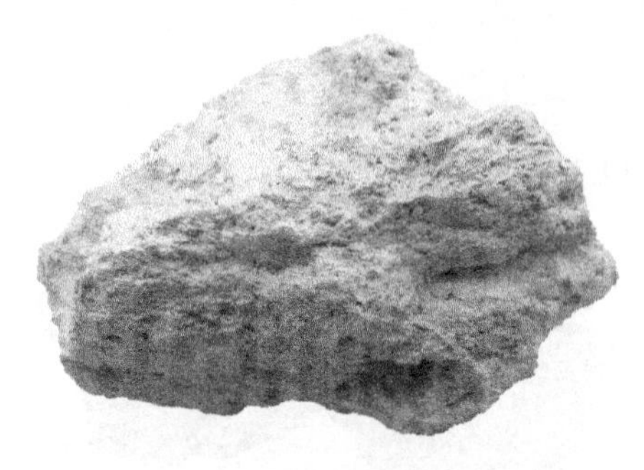

图 2-8-4 炉甘石

【产地】 主产于湖南、广西、四川等省区。

【采收加工】 全年可采。采挖后，洗净，晒干，除去杂石。

【性状鉴定】

1. 生药 本品为块状集合体，呈不规则的块状。灰白色或淡红色，表面粉性，无光泽，凹凸不平，多孔，似蜂窝状。体轻，易碎。气微，味微涩。见图 2-8-4。

以块大、色白、质松、体轻浮者为佳。

2. 饮片(煅炉甘石) 呈白色，淡黄色或粉红色的粉末，体轻，质松软而细腻光滑，气微，味微涩。

【功效】 解毒明目退翳，收湿止痒敛疮。

滑石

【来源】 为硅酸盐类矿物滑石族滑石，主含水合硅酸镁[$Mg_3(Si_4O_{10})(OH)_2$]，称硬滑石。

【产地】 主产于山东、江苏等地。

【采收加工】 全年可采。采挖后，去净泥沙和杂石。

【性状鉴定】

1. 生药 多为块状集合体，呈不规则块状。白色、黄白色或淡蓝灰色，具蜡样光泽。质软，细腻，手摸有润滑感，无吸湿性，置水中不崩散。气微，味淡。见图 2-8-5 左。

以色白、滑润、无杂石者为佳。

2. 饮片(滑石粉) 滑石经精选净制，粉碎而成的细粉，或用水飞法水飞、晾干而成的细粉。呈白色或类白色、微细、无砂性的粉末，手摸有滑腻感。气微，味淡。见图 2-8-5 右。

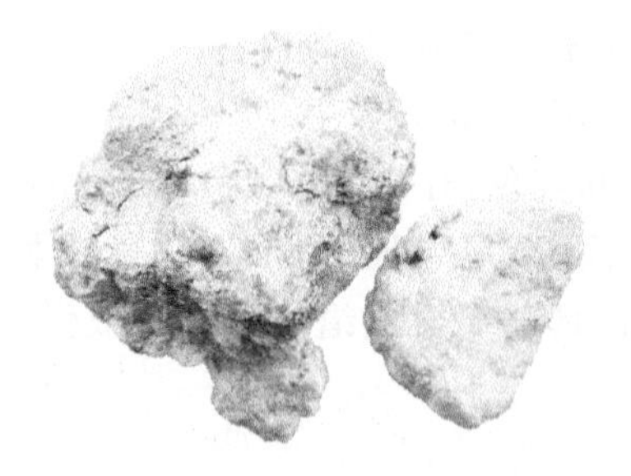

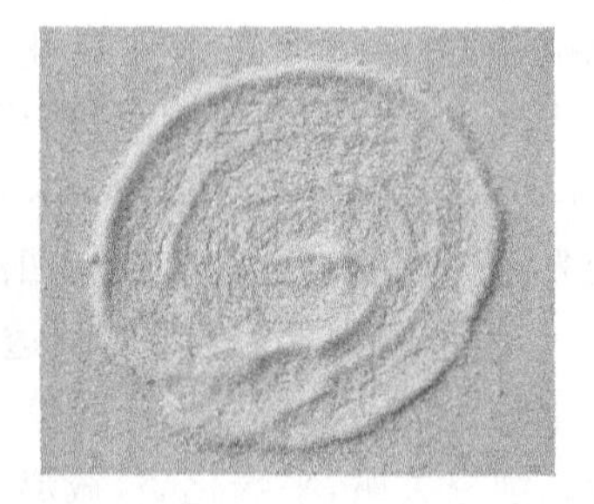

图 2-8-5 滑石

【功效】 利尿通淋，清热解暑；外用祛湿敛疮。

知识拓展

软滑石

软滑石为天然高岭石。主含水合硅酸铝 $Al_4(Si_4O_{10})(OH)_8$。主产于江西、四川。呈不规则块状，大小不一。白色或杂有浅红色、浅棕色、灰色，无光泽或稍有光泽。质较松软，手捻即可粉碎成白色粉末。摸之有滑腻感。微有泥土气，无味或有黏舌感。

石　膏

【来源】 为硫酸盐类矿物硬石膏族石膏，主含含水硫酸钙（$CaSO_4 \cdot 2H_2O$）。

【产地】 主产于湖北省应城，山东、山西、河南等省亦产。

【采收加工】 全年可采。采挖后，去净泥沙和杂石。

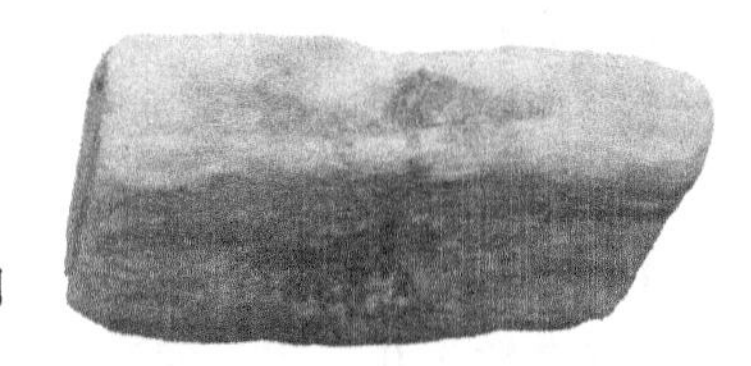
图 2-8-6　石膏

【性状鉴定】

1. 生药　为纤维状的集合体，呈长块状、板块状或不规则块状，白色、灰白色或淡黄色，有的半透明。体重，质软，纵断面具绢丝样光泽。气微，味淡。见图 2-8-6。

以块大、色白、半透明、纤维状者为佳。

2. 饮片

生石膏　为白色或类白色粉末，半透明状，具有光泽。气微，味淡。

煅石膏　呈白色的粉末或酥松块状物，表面透出微红色的光泽，不透明。体较轻，质软，易碎，捏之成粉。气微，味淡。

【功效】 生石膏，清热泻火，除烦止渴；煅石膏，收湿，生肌，敛疮，止血。

芒　硝

【来源】 芒硝为硫酸盐类矿物芒硝族芒硝，经加工精制而成的结晶体。主含含水硫酸钠（$Na_2SO_4 \cdot 10H_2O$）。

【产地】 主产于我国沿海各产盐区及四川、内蒙古、新疆等省或自治区。

【采收加工】 取天然产的芒硝（俗称“土硝”），加水溶解，放置，沉淀，滤过，滤液加热浓缩，放冷后析出结晶，习称“朴硝”或“皮硝”。再将朴硝重新结晶即为芒硝。

【性状鉴定】

1. 生药　本品为棱柱状、长方形或不规则块状及粒状。无色透明或类白色半透明。在空气中易风化，表面会覆盖一层白色粉末。质脆，易碎，断面呈玻璃样光泽。气微，味咸。见图 2-8-7 左。

以无色透明、呈结晶块者为佳。

2. 饮片　为白色或类白色粉末，半透明状，具有光泽。气微，味淡。见图 2-8-7 右。

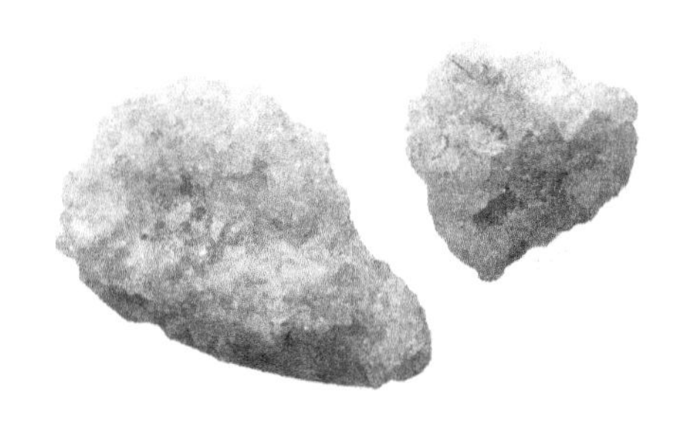
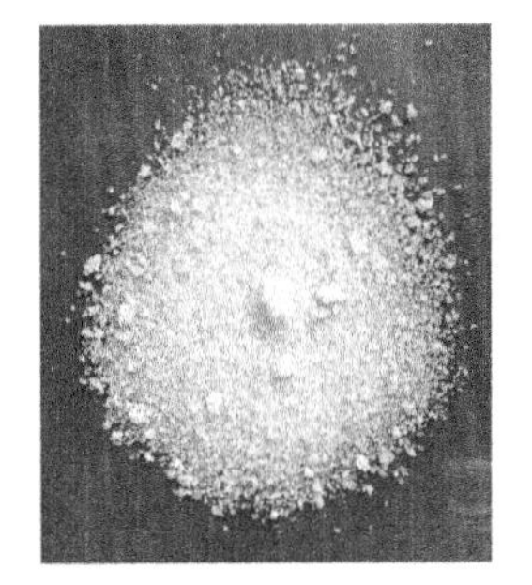
图 2-8-7　芒硝

【功效】 清热泻火，除烦止渴。

知识拓展

玄　明　粉

玄明粉为芒硝经风化干燥制得的无水硫酸钠（Na_2SO_4）。呈白色粉末，无光泽，不透明。质疏松。无臭，味咸。有引湿性。本品按干燥品计算，含硫酸钠（Na_2SO_4）不得少于 99.0%。

硫　黄

【来源】 为自然元素类硫族自然硫或含硫矿物经加工制得，主含硫(S)。

【产地】 主产于山西、河南、山东等省。

【采收加工】 全年可采，采挖后，放入罐内，加热熔化，除去杂质，倒入模型内，冷却后，打成碎块。

【性状鉴定】

1. 生药 呈不规则块状。黄色或略呈绿黄色。条痕白色或淡黄色。表面不平坦或粗糙，呈脂肪光泽，常有多数小孔。用手握紧置于耳旁，可闻轻微的爆裂声。体轻，质松脆，易碎，断面常呈针状晶形。具特异的臭气，味淡。见图 2-8-8。

以块整齐、色黄、有光泽、质松脆、无杂质者为佳。

2. 饮片 黄色粉末。具特异臭气，味淡。

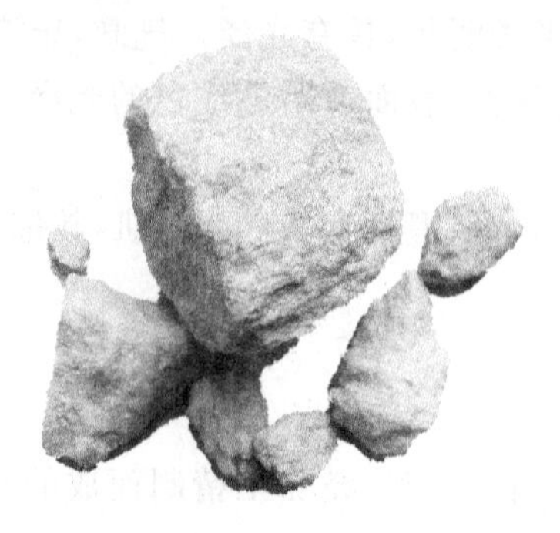

图 2-8-8 硫黄

【功效】 外用解毒杀虫疗疮；内服补火助阳通便。

知识拓展

天 生 黄

天生黄为天然的升华硫黄。主产于云南省。呈大小不等的片状或砂状结晶性颗粒。黄绿色，微有光泽。质轻，松脆。具硫黄特异臭气。

（马　羚）

项目 3 生药的显微鉴定

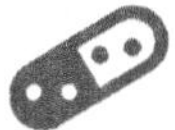 任务 3-1 生药粉末临时显微标本片制作与观察

【任务下达】 教师在课前将生药粉末临时显微标本片制作与观察任务提前下达给学生。

【课前准备】 以小组为单位，利用课余时间参阅现行版《中国药典》通则之显微鉴别法及中药鉴定相关工具书籍编制生药粉末临时显微标本片制作方案。

【现场准备】 《中国药典》2015 年版四部、山药粉末、载玻片、盖玻片、解剖针、酒精灯、显微镜、蒸馏水、稀甘油、水合氯醛溶液等。

【角色扮演】 扮演中药质检人员完成粉末取样、标本片制作、显微观察，出具质检报告。

一、蒸馏水临时显微标本片

取山药粉末少许，置于洁净的载玻片上，滴加 1～2 滴蒸馏水，将盖玻片沿水滴一侧慢慢盖下，防止产生气泡，用吸水纸沿盖玻片一侧吸掉多余的蒸馏水，置显微镜下，观察不溶性物质如淀粉粒等。

二、水合氯醛溶液透化临时显微标本片

取山药粉末少许，置载玻片上，滴加水合氯醛试液 1～2 滴，在酒精灯上慢慢加热进行透化，注意不要蒸干，可添加新的试剂，并用滤纸吸去已带色的多余试剂，至材料颜色变浅而透明时，停止处理，加稀甘油 1 滴，慢慢盖上盖玻片，防止产生气泡，用吸水纸拭净盖玻片周围的试剂，置显微镜下，观察草酸钙针晶、导管等。

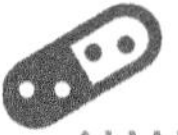 任务 3-2 细胞壁及细胞内含物性质鉴别

【任务下达】 教师在课前将细胞壁及细胞内含物性质鉴别任务提前下达给学生。

【课前准备】 以小组为单位，利用课余时间参阅现行版《中国药典》通则之显微鉴别法及中药鉴定相关工具书籍编制细胞壁及细胞内含物性质鉴别方案。

【现场准备】 《中国药典》2015 年版四部、取夹竹桃或柿树嫩枝及叶、马铃薯块茎、蓖麻种子、大黄粉末、半夏粉末、黄柏粉末、穿心莲叶粉末、载玻片、盖玻片、解剖针、酒精灯、显微镜、蒸馏水、稀甘油、水合氯醛溶液、间苯三酚、浓盐酸、苏丹Ⅲ、稀碘溶液等。

【角色扮演】 扮演中药质检人员完成粉末取样、标本片制作、显微观察、性质鉴别，出具质检报告。

一、特化细胞壁性质鉴别

1. 木质化细胞壁 取夹竹桃或柿树嫩枝，徒手切成横切片，选一薄片置载玻片上，加间苯三酚试液 1～2 滴，稍放置，加浓盐酸 1 滴，加盖玻片，吸去盖玻片上多余的酸液，在低倍或中倍镜下观察，木质化细胞壁呈红色或紫红色。

2. 木栓化细胞壁 取马铃薯块茎一小块，垂直于外皮做徒手切片，置载玻片上，加苏丹Ⅲ试液1～2滴，放置2分钟或微微加热，加盖玻片后镜检，可见木栓化细胞壁被染成橙红色。

3. 角质化细胞壁 取夹竹桃叶或柿树叶，选择叶片主脉近中部，在主脉两侧保留各约3 mm的叶片，然后将材料夹在马铃薯或其他合适夹持物中，徒手切成横切片，并置盛水的培养皿中，除去夹持物，将切片置载玻片上，用吸水纸吸去水分，加苏丹Ⅲ试液1～2滴，放置2分钟或微微加热，加盖玻片后镜检，可见叶片表皮细胞外的角质层被染成橙红色。

二、细胞内含物性质鉴别

1. 淀粉粒 取马铃薯块茎一小块，用刀片刮取少许组织，置载玻片上，加蒸馏水制成临时装片，先在低倍镜下观察淀粉粒，注意其形状。再转换为高倍镜观察，注意其脐点和层纹，分辨出单粒、复粒和半复粒。然后再由盖玻片一侧加1滴稀碘液，可见淀粉粒显蓝色或紫色。

2. 糊粉粒 取蓖麻种子剥去种皮，并经脱脂的胚乳徒手切片，在高倍镜下观察，然后再由盖玻片一侧加1滴稀碘液，可见糊粉粒显棕色或黄棕色。

3. 草酸钙簇晶 取大黄粉末少许，置载玻片上，滴加水合氯醛试液1～2滴，经透化后，注意观察多数大型、星状的草酸钙簇晶。

4. 草酸钙针晶 取半夏粉末少许，置载玻片上，滴加水合氯醛试液1～2滴，经透化后，注意观察散在或成束的针状草酸钙针晶。

5. 草酸钙方晶 取黄柏粉末少许，置载玻片上，滴加水合氯醛试液1～2滴，经透化后，注意观察在细长的成束的纤维周围的薄壁细胞内含方形或长方形的草酸钙晶体。

6. 碳酸钙结晶 取穿心莲叶粉末，置载玻片上，滴加水合氯醛试液1～2滴，经透化后，注意观察大型细胞中一端与细胞壁连接，形如一串悬挂的葡萄。

任务 3-3 大黄、甘草粉末的显微鉴定

【任务下达】 教师在课前将大黄、甘草粉末的显微鉴定任务提前下达给学生。

【课前准备】 以小组为单位，利用课余时间参阅现行版《中国药典》及中药鉴定相关工具书籍编制大黄、甘草粉末的显微鉴定方案。

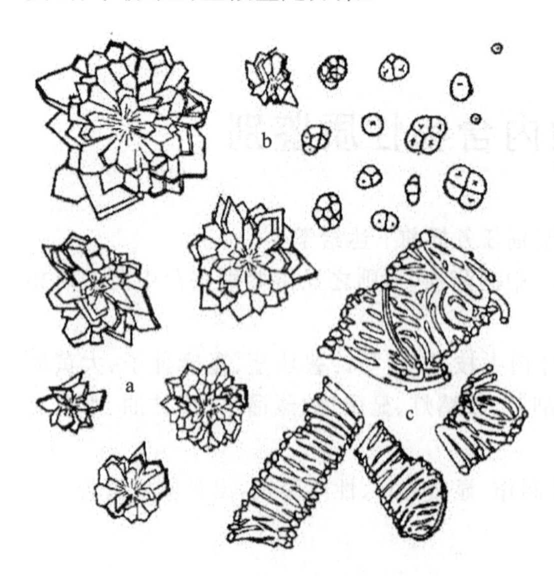

图 3-3-1 大黄粉末显微特征

a. 草酸钙簇晶 b. 淀粉粒 c. 导管

【现场准备】 《中国药典》2015年版一部、大黄粉末、甘草粉末、载玻片、盖玻片、解剖针、酒精灯、显微镜、蒸馏水、稀甘油、水合氯醛溶液等。

【角色扮演】 扮演中药质检人员完成粉末取样、标本片制作、显微鉴定，出具质检报告。

一、大黄

注意观察粉末颜色，气味。蒸馏水或稀甘油制片注意观察淀粉粒（单粒类圆形或长圆形，脐点星状；复粒由2～8个单粒组成）。水合氯醛透化制片注意观察草酸钙簇晶（银灰色、多、大、棱角短钝）、网纹导管。见图3-3-1。

二、甘草

注意观察粉末颜色、气味。注意观察晶纤维、具缘纹孔导管、草酸钙方晶等。见图3-3-2。

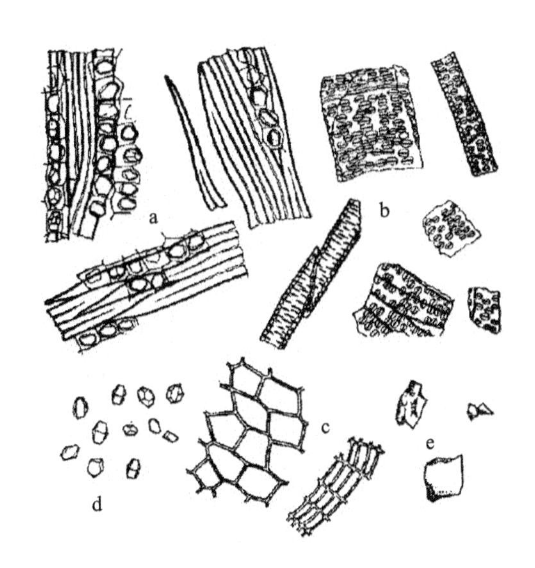

图 3-3-2　甘草粉末显微特征

a. 晶鞘纤维　b. 导管　c. 木栓细胞　d. 草酸钙方晶　e. 棕色块

任务 3-4　半夏、黄连粉末的显微鉴定

【任务下达】 教师在课前将半夏、黄连粉末的显微鉴定任务提前下达给学生。

【课前准备】 以小组为单位，利用课余时间参阅现行版《中国药典》及中药鉴定相关工具书籍编制半夏、黄连粉末的显微鉴定方案。

【现场准备】 《中国药典》2015 年版一部、半夏粉末、黄连粉末、载玻片、盖玻片、解剖针、酒精灯、显微镜、蒸馏水、稀甘油、水合氯醛溶液等。

【角色扮演】 扮演中药质检人员完成粉末取样、标本片制作、显微鉴定，出具质检报告。

一、半夏

注意观察粉末颜色、气味。水或稀甘油制片注意观察淀粉粒（单粒类球形、半圆形或圆多角形，脐点裂缝状、人字状、三叉状或星状，大粒层纹隐约可见；复粒多、大，由 2～6 个分粒组成）。水合氯醛透化制片注意观察草酸钙针晶（多，成束存在于椭圆形黏液细胞中，或散在）、导管（螺纹导管、环纹导管）。见图 3-4-1。

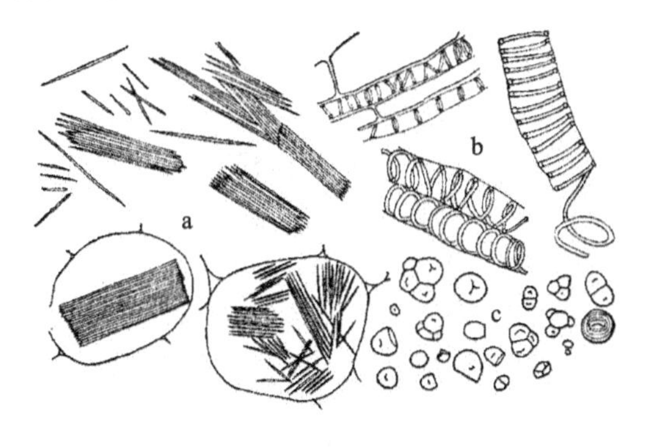

图 3-4-1　半夏粉末显微特征

a. 草酸钙针晶　b. 导管　c. 淀粉粒

二、黄连

注意观察粉末颜色、气味。水合氯醛透化制片注意观察石细胞（类方形、类圆形、类长方形或近多角形，壁厚，壁孔明显）、韧皮纤维（纺锤形或梭形，壁厚）、鳞叶表皮细胞（细胞长方形或长多角形，壁微波状

弯曲或作连珠状增厚)、木纤维(细长,壁较薄,有纹孔)、木薄壁细胞等。见图 3-4-2。

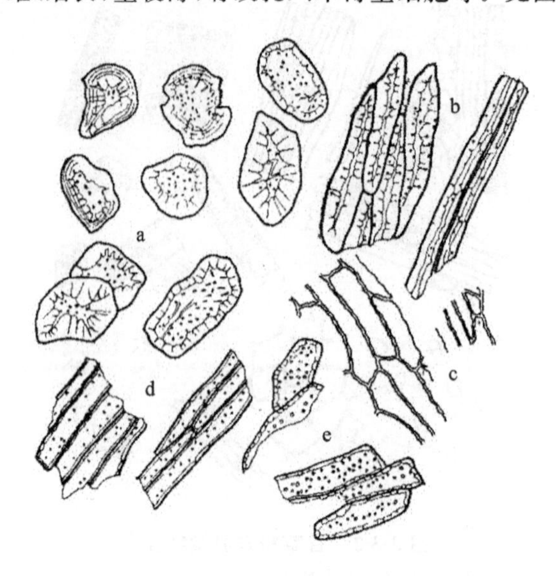

图 3-4-2 黄连粉末显微特征

a. 石细胞 b. 韧皮纤维 c. 鳞叶表皮细胞 d. 木纤维 e. 木薄壁细胞

任务 3-5 黄柏、厚朴粉末的显微鉴定

【任务下达】 教师在课前将黄柏、厚朴粉末的显微鉴定任务提前下达给学生。

【课前准备】 以小组为单位,利用课余时间参阅现行版《中国药典》及生药鉴定相关工具书籍编制黄柏、厚朴粉末的显微鉴定方案。

【现场准备】 《中国药典》2015 年版一部、黄柏粉末、厚朴粉末、载玻片、盖玻片、解剖针、酒精灯、显微镜、稀甘油、水合氯醛溶液等。

【角色扮演】 扮演中药质检人员完成粉末取样、标本片制作、显微鉴定,出具质检报告。

一、黄柏

注意观察粉末颜色、气味。水合氯醛透化制片注意观察晶纤维、分枝状石细胞(大、壁厚、层纹明显)、黏液细胞。见图 3-5-1。

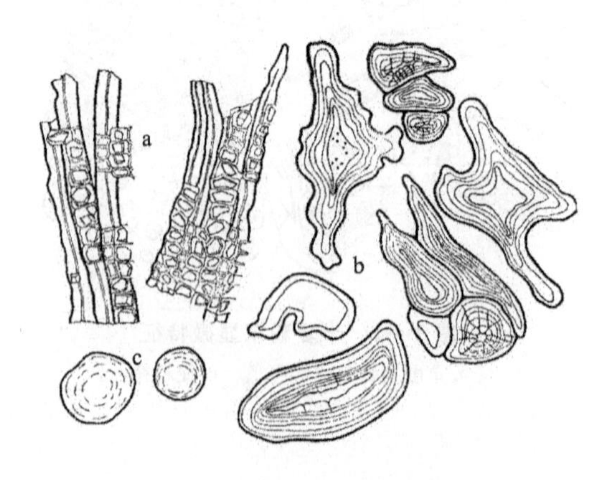

图 3-5-1 黄柏粉末显微特征

a. 晶纤维 b. 分枝状石细胞 c. 黏液细胞

二、厚朴

注意观察粉末颜色、气味。水合氯醛透化制片注意观察分枝状石细胞、纤维（成束、壁厚、木化）、油细胞（呈圆形或椭圆形，含黄棕色油状物，细胞壁木化）等。见图 3-5-2。

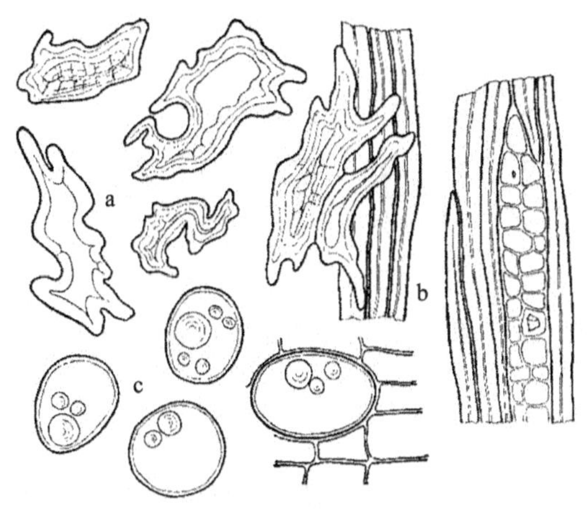

图 3-5-2　厚朴粉末显微特征

a. 分枝状石细胞　b. 纤维　c. 油细胞

任务 3-6　番泻叶、大青叶粉末的显微鉴定

【任务下达】 教师在课前将番泻叶、大青叶粉末的显微鉴定任务提前下达给学生。

【课前准备】 以小组为单位，利用课余时间参阅现行版《中国药典》及中药鉴定相关工具书籍编制番泻叶、大青叶粉末的显微鉴定方案。

【现场准备】 《中国药典》2015 年版一部、番泻叶粉末、大青叶粉末、载玻片、盖玻片、解剖针、酒精灯、显微镜、稀甘油、水合氯醛溶液等。

【角色扮演】 扮演中药质检人员完成粉末取样、标本片制作、显微鉴定，出具质检报告。

一、番泻叶

注意观察粉末颜色、气味。水合氯醛透化制片注意观察晶纤维、单细胞非腺毛（壁厚，有疣状突起）、气孔（平轴式，副卫细胞大多为 2 个，也有 3 个）、表皮细胞（表面观呈多角形，垂周壁平直）、草酸钙簇晶。见图 3-6-1。

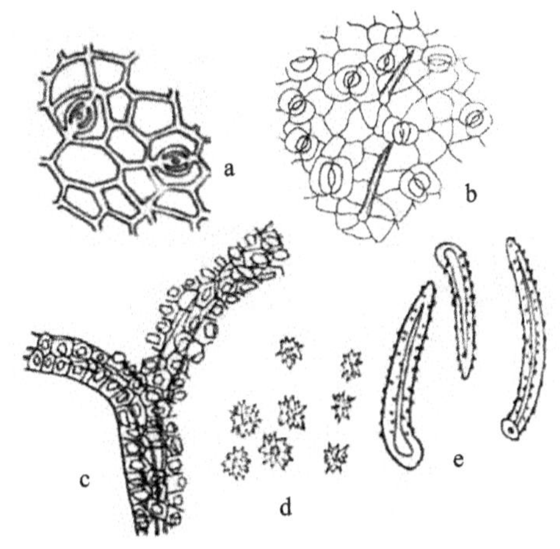

图 3-6-1　番泻叶粉末显微特征

a. 气孔　b. 表皮细胞　c. 晶纤维　d. 草酸钙簇晶　e. 非腺毛

二、大青叶

注意观察粉末颜色、气味。水合氯醛透化制片注意观察下表皮细胞(垂周壁稍弯曲,略成连珠状增厚)、气孔(不等式,副卫细胞 3～4 个)、靛蓝结晶(蓝色细小颗粒状)、橙皮苷样结晶等。见图 3-6-2。

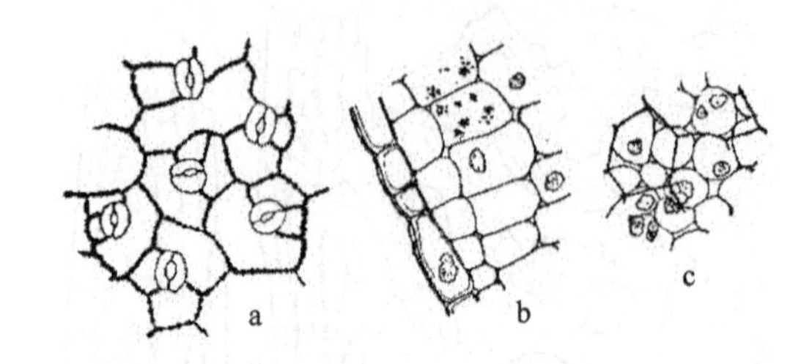

图 3-6-2 大青叶粉末显微特征

a. 下表皮细胞及气孔 b. 靛蓝结晶 c. 橙皮苷样结晶

任务 3-7 红花、蒲黄粉末的显微鉴定

【任务下达】 教师在课前将红花、蒲黄粉末的显微鉴定任务提前下达给学生。

【课前准备】 以小组为单位,利用课余时间参阅现行版《中国药典》及中药鉴定相关工具书籍编制红花、蒲黄粉末的显微鉴定方案。

【现场准备】 《中国药典》2015 年版一部、红花粉末、蒲黄粉末、载玻片、盖玻片、解剖针、酒精灯、显微镜、稀甘油、水合氯醛溶液等。

【角色扮演】 扮演中药质检人员完成粉末取样、标本片制作、显微鉴定,出具质检报告。

一、红花

注意观察粉末颜色、气味。水合氯醛透化制片注意观察分泌细胞(长管状,含黄棕色至红棕色分泌物)、花粉粒(类圆形、椭圆形或橄榄形,具 3 个凸起萌发孔,外壁有齿状突起)、花冠裂片(顶端表皮细胞外壁突起呈短茸毛状)、柱头和花柱上部表皮细胞(圆锥形单细胞毛,先端尖或稍钝)、草酸钙方晶。见图3-7-1。

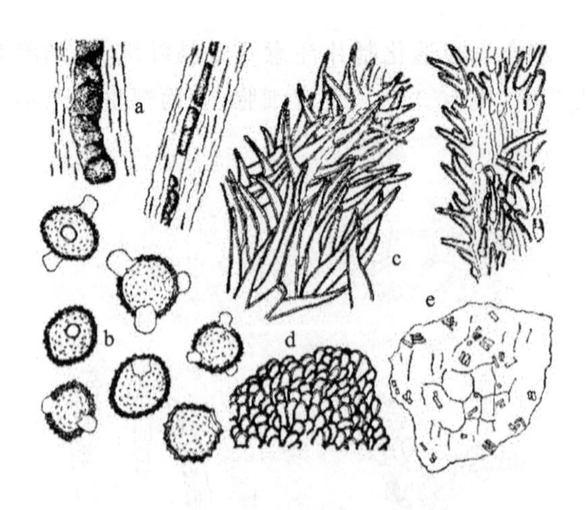

图 3-7-1 红花粉末显微特征

a. 分泌细胞 b. 花粉粒 c. 花柱碎片 d. 花冠裂片 e. 草酸钙方晶

二、蒲黄

注意观察粉末颜色、气味。水合氯醛透化制片注意观察花粉粒(类圆形或椭圆形,表面有网状雕纹,

周边轮廓线光滑，呈凸波状或齿轮状，单孔不明显）。见图 3-7-2。

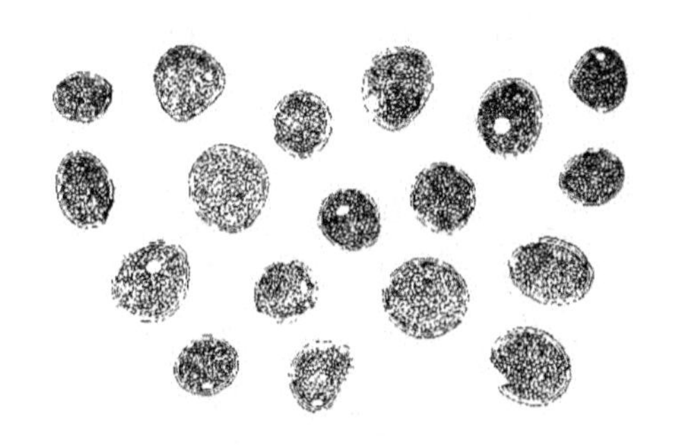

图 3-7-2 蒲黄粉末显微特征(花粉粒)

任务 3-8 五味子粉末、小茴香横切面的显微鉴定

【任务下达】 教师在课前将五味子粉末、小茴香分果横切面的显微鉴定任务提前下达给学生。

【课前准备】 以小组为单位，利用课余时间参阅现行版《中国药典》及中药鉴定相关工具书籍编制五味子粉末、小茴香分果横切面的显微鉴定方案。

【现场准备】 《中国药典》2015 年版一部、五味子粉末、小茴香分果横切面石蜡切片、载玻片、盖玻片、解剖针、酒精灯、显微镜、稀甘油、水合氯醛溶液等。

【角色扮演】 扮演中药质检人员完成粉末取样、标本片制作、显微鉴定，出具质检报告。

一、五味子

注意观察粉末颜色，气味。水合氯醛透化制片注意观察种皮表皮石细胞（多角形或长多角形，壁厚，孔沟极细密）、种皮内层石细胞（多角形、类圆形或不规则形，壁稍厚，纹孔较大）、果皮表皮细胞（表面观类多角形，垂周壁略呈连珠状增厚，表面有角质线纹；表皮中散有油细胞）。见图 3-8-1。

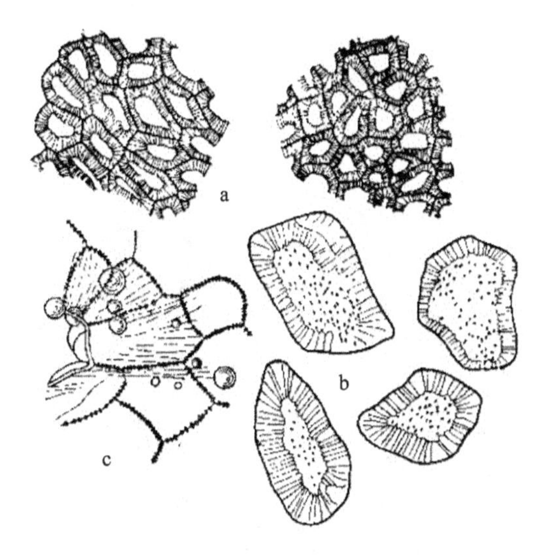

图 3-8-1 五味子粉末显微特征

a. 种皮表皮石细胞 b. 种皮内层石细胞 c. 果皮表皮细胞

二、小茴香

观察小茴香分果横切面特征。注意观察外果皮为 1 列扁平细胞，外被角质层；中果皮纵棱处有维管

束，纵棱间各有大的椭圆形棕色油管 1 个，接合面有油管 2 个，共 6 个；内果皮为 1 列扁平薄壁细胞，细胞长短不一；种皮细胞扁长，含棕色物；胚乳细胞多角形，含多数糊粉粒，每个糊粉粒中含有细小草酸钙簇晶。见图 3-8-2。

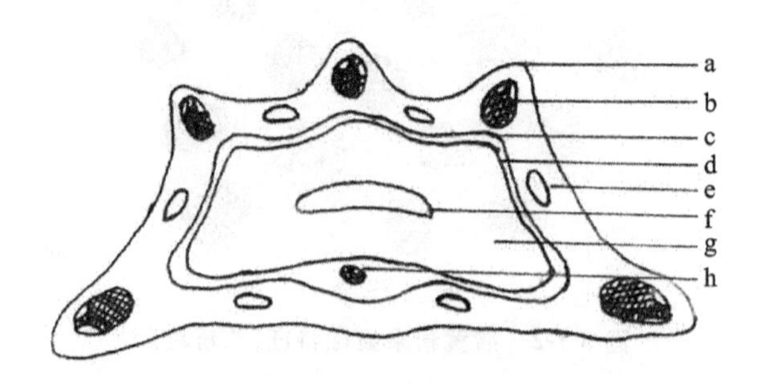

图 3-8-2　小茴香分果横切面简图

a. 外果皮　b. 导管　c. 内果皮　d. 种皮　e. 油管　f. 胚　g. 内胚乳　h. 种脊维管束

任务 3-9　麻黄草质茎横切面、薄荷粉末的显微鉴定

【任务下达】　教师在课前将麻黄横切面、薄荷粉末的显微鉴定任务提前下达给学生。

【课前准备】　以小组为单位，利用课余时间参阅现行版《中国药典》及中药鉴定相关工具书籍编制麻黄草质茎横切面、薄荷粉末的显微鉴定方案。

【现场准备】　《中国药典》2015 年版一部、麻黄草质茎横切面石蜡切片、薄荷粉末、载玻片、盖玻片、解剖针、酒精灯、显微镜、稀甘油、水合氯醛溶液等。

【角色扮演】　扮演中药质检人员完成粉末取样、标本片制作、显微鉴定，出具质检报告。

一、麻黄

观察麻黄草质茎分果横切面特征。注意观察表皮细胞外被厚的角质层，脊线较密，两脊线间有下陷气孔；脊线内侧有下皮纤维束；皮层较宽，纤维成束散在；中柱鞘纤维束新月形；维管束外韧型，8～10 个；形成层环类圆形；木质部呈三角状；髓部薄壁细胞含棕色块，偶有环髓纤维。表皮细胞外壁、皮层薄壁细胞及纤维均有多数微小草酸钙砂晶或方晶。见图 3-9-1。

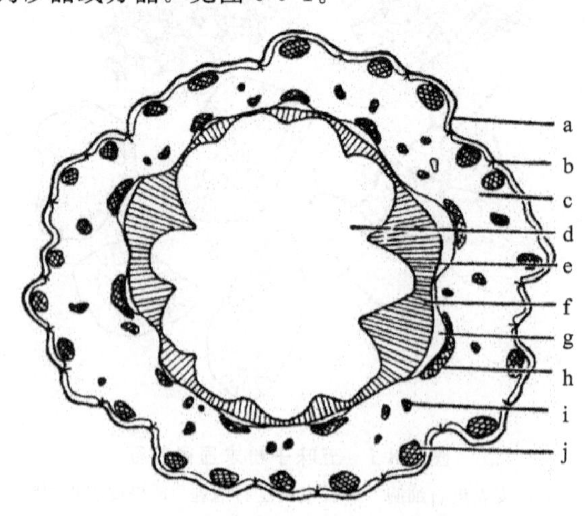

图 3-9-1　麻黄草质茎横切面简图

a. 表皮　b. 气孔　c. 皮层　d. 髓　e. 形成层　f. 木质部
g. 韧皮部　h. 中柱鞘纤维束　i. 皮层纤维束　j. 下皮纤维束

二、薄荷

注意观察粉末颜色、气味。水合氯醛透化制片注意观察腺鳞(头部 8 细胞,柄单细胞)、小腺毛(头部、柄部均为单细胞)、非腺毛(壁厚,具疣突)、气孔(直轴式)等。见图 3-9-2。

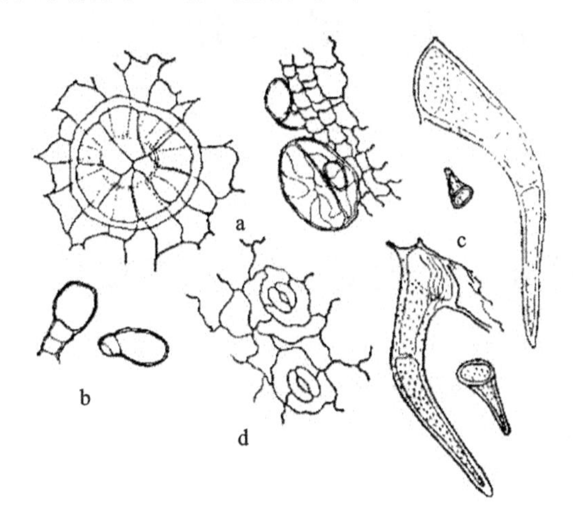

图 3-9-2 薄荷粉末显微特征

a. 腺鳞 b. 小腺毛 c. 非腺毛 d. 气孔

(刘 芳)

项目 4　生药的理化鉴定

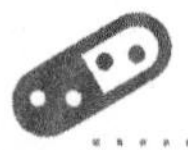任务 4-1　大黄、黄连的理化鉴定

【任务下达】 教师在课前将大黄、黄连的理化鉴定任务提前下达给学生，要求按照《中国药典》2015年版一部大黄、黄连"鉴别"项下进行鉴定。

【课前准备】 以小组为单位利用课余时间参阅现行版《中国药典》及中药鉴定相关工具书籍编制大黄、黄连的理化鉴定方案。

【现场准备】 《中国药典》2015 年版一部、大黄粉末、黄连粉末、芦荟大黄素对照品溶液 80 μg/mL、大黄酸对照品溶液 80 μg/mL、大黄素对照品溶液 80 μg/mL、大黄酚对照品溶液 80 μg/mL、大黄素甲醚对照品溶液 40 μg/mL，定性滤纸、荧光灯、三脚架、酒精灯、显微镜、微量升华仪、高效液相色谱仪、ODS 色谱柱、微量天平(精度 0.0001 g)、微量进样器(25 μL)，容量瓶(10 mL)、具塞锥形瓶(50 mL)3 个、冷凝管 3 支、样品瓶 4 个、移液管(25 mL、2 mL)各 5 个、滴管、注射器(5 mL)4 个、0.45 μm 微孔滤膜 4 个，甲醇(色谱纯)、磷酸、重蒸馏水等。

【角色扮演】 扮演中药质检人员完成生药取样、理化鉴定，出具质检报告。

一、大黄

1. 微量升华鉴别　取本品粉末少量，进行微量升华，可见菱状针晶或羽状结晶(图 4-1-1)，结晶加碱试液显红色。

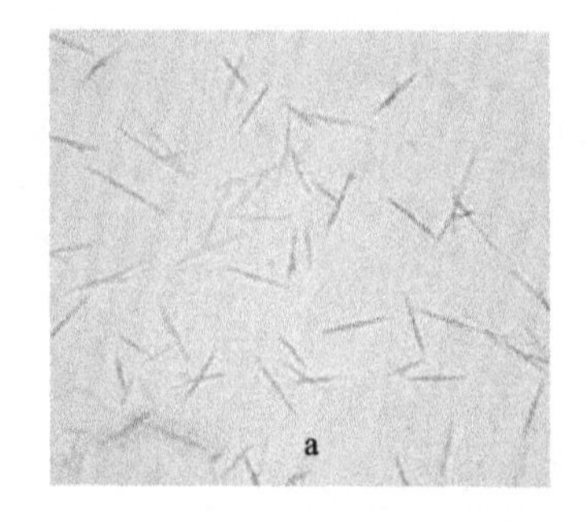

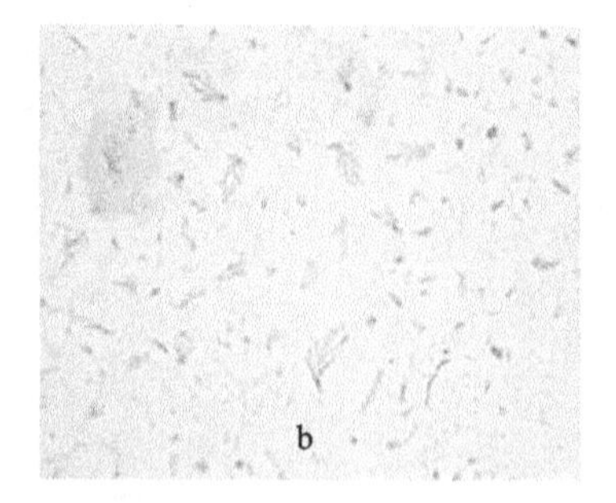

图 4-1-1　大黄粉末微量升华现象

a. 菱状针晶　b. 羽状结晶

2. 荧光鉴别

(1) 饮片置紫外光灯(365 nm)下检视，显棕色至棕红色荧光，不得显持久的亮紫色荧光(检查土大黄苷)。

(2) 取生药粉末 0.2 g，加甲醇 2 mL，温浸 10 分钟，放冷，取上清液 10 μL，点于滤纸上，以 45 % 乙醇展开，取出，晾干，放置 10 分钟，置紫外光灯(365 nm)下检视，不得显持久的亮紫色荧光。

3. 大黄中游离蒽醌的含量测定

(1) 按照《中国药典》2015 年版相关规定完成对照品溶液的制备、供试品溶液的制备、色谱条件与系

统适用性试验。见图 4-1-2。

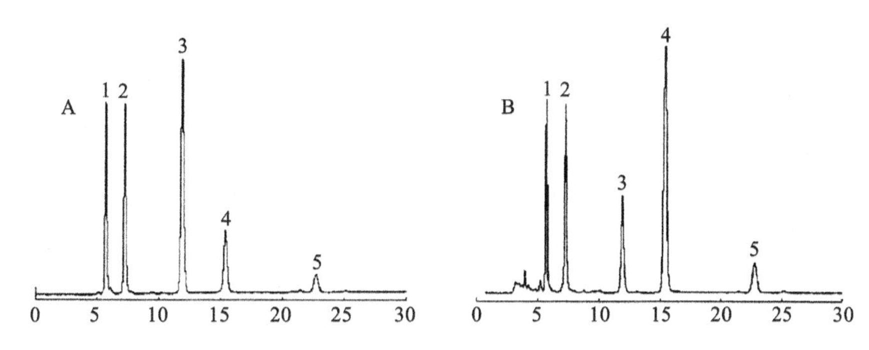

图 4-1-2 混合对照品溶液(A)及大黄供试品溶液(B)高效液相层析色谱

1. 芦荟大黄素 2. 大黄酸 3. 大黄素 4. 大黄酚 5. 大黄素甲醚

(2) 样品测定 分别精密吸取各对照品溶液与供试品溶液各 10 μL,注入高效液相色谱仪。按色谱条件测定对照品和生药供试品溶液的五种游离蒽醌峰面积,以外标法计算大黄样品中芦荟大黄素、大黄酸、大黄素、大黄酚和大黄素甲醚的含量及五种游离蒽醌的总量(表 4-1-1)。

表 4-1-1 大黄中五种游离蒽醌含量测定结果(n=3)

样品	芦荟大黄素含量/(%)	大黄酸含量/(%)	大黄素含量/(%)	大黄酚含量/(%)	大黄素甲醚含量/(%)	总量/(%)	总量平均值/(%)
1							
2							
3							

《中国药典》2015 年版一部"大黄含量测定"项下规定:按干燥品计算,含游离蒽醌包括芦荟大黄素($C_{15}H_{10}O_5$)、大黄酸($C_{15}H_8O_6$)、大黄素($C_{15}H_{10}O_5$)、大黄酚($C_{15}H_{10}O_4$)和大黄素甲醚($C_{16}H_{12}O_5$)的总量不得少于 0.2%。

二、黄连

1. 荧光鉴别 取生药折断面或饮片置紫外光灯(365 nm)下检视,显金黄色荧光,木质部尤为明显。

2. 显微化学鉴别 取粉末或薄切片置载玻片上,加 95%乙醇 1~2 滴及 30%硝酸 1 滴,镜检,有黄色针状或针簇状结晶析出。

3. 化学定性鉴别 取生药粉末约 1 g,加乙醇 10 mL,加热至沸腾,放冷,过滤。取滤液 5~10 滴,加 5%没食子酸乙醇溶液 3~4 滴,蒸干,趁热滴加硫酸适量,应显深绿色(检查小檗碱)。

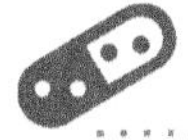

任务 4-2 朱砂、石膏的理化鉴定

【任务下达】 教师在课前将朱砂、石膏的理化鉴定任务提前下达给学生,要求按照《中国药典》2015 年版一部朱砂、石膏"鉴别"项下进行鉴定。

【课前准备】 以小组为单位利用课余时间参阅现行版《中国药典》及中药鉴定相关工具书籍编制朱砂、石膏的理化鉴定方案。

【现场准备】 《中国药典》2015 年版一部、朱砂、石膏、铜片、盐酸、硫酸、硝酸钾、1%高锰酸钾溶液、2%硫酸亚铁溶液、硫酸铁铵指示液、硫氰酸铵滴定液(0.1 mol/L)、甲基红指示液、氢氧化钾试液、钙黄绿素指示剂、乙二胺四醋酸二钠滴定液(0.05 mol/L)、蒸馏水、滴定管(6 支)、锥形瓶(50 mL)3 个、锥形瓶(250 mL)3 个、酒精灯、试管等。

【角色扮演】 扮演中药质检人员完成生药取样、理化鉴定,出具质检报告。

一、朱砂

1. 化学定性鉴别 取粉末，用盐酸湿润后，在光洁的铜片上摩擦，铜片表面显银白色光泽，加热烘烤后，银白色即消失。

2. 含量测定 采用滴定法测定。取粉末约 0.3 g，精密称定，置锥形瓶中，加硫酸 10 mL 与硝酸钾 1.5 g，加热使溶解，放冷，加水 50 mL，并加 1%高锰酸钾溶液至显粉红色，再滴加 2%硫酸亚铁溶液至红色消失后，加硫酸铁铵指示液 2 mL，用硫氰酸铵滴定液(0.1 mol/L)滴定。每 1 mL 硫氰酸铵滴定液(0.1 mol/L)相当于 11.63 mg 的硫化汞(HgS)。

含硫化汞，生药不得少于 96.0%，饮片不得少于 98.0%(表 4-2-1)。

表 4-2-1 朱砂中硫化汞(HgS)含量测定结果($n=3$)

样品	1	2	3	平均值	结果
含量/(%)					

二、石膏

1. 灼烧试验 取生药一小块(约 2 g)，置具有小孔软木塞的试管内，灼烧，管壁有水生成，小块变为不透明体。

2. 化学定性鉴别 取生药粉末约 0.2 g，于 140 ℃烘 20 分钟，加水 1.5 mL，搅拌，放置 5 分钟，呈黏结固体。(石膏加热失去 1 分子结晶水而成熟石膏，遇水变为具有黏性的固体。别的矿石无此特征。)

3. 含量测定 采用滴定法测定。取细粉约 0.2 g，精密称定，置锥形瓶中，加稀盐酸 10 mL，加热使溶解，加水 100 mL 与甲基红指示液 1 滴，滴加氢氧化钾试液至溶液显浅黄色，再继续多加 5 mL，加钙黄绿素指示剂少量，用乙二胺四醋酸二钠滴定液(0.05 mol/L)滴定，至溶液的黄绿色荧光消失，并显橙色。每 1 mL 乙二胺四醋酸二钠滴定液(0.05 mol/L)相当于 8.608 mg 的含水硫酸钙($CaSO_4 \cdot 2H_2O$)。

生药含含水硫酸钙($CaSO_4 \cdot 2H_2O$)不得少于 95.0%(表 4-2-2)。

表 4-2-2 石膏中含水硫酸钙($CaSO_4 \cdot 2H_2O$)测定结果($n=3$)

样品	1	2	3	平均值	结果
含量/(%)					

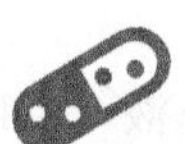

任务 4-3 儿茶、青黛的理化鉴定

【任务下达】 教师在课前将儿茶、青黛的理化鉴定任务提前下达给学生，要求按照《中国药典》2015 年版一部儿茶、青黛"鉴别"项下进行鉴定。

【课前准备】 以小组为单位利用课余时间参阅现行版《中国药典》及中药鉴定相关工具书籍编制儿茶、青黛的理化鉴定方案。

【现场准备】 《中国药典》2015 年版一部、儿茶、青黛、火柴杆、酒精灯、硅胶 G 薄层板、锥形瓶(50 mL)1 个、量筒(10 mL)1 个、层析缸、点样毛细管、靛蓝对照品溶液(1 mg/mL)、靛玉红对照品溶液(0.5 mg/mL)、盐酸、甲苯、三氯甲烷、丙酮等。

【角色扮演】 扮演中药质检人员完成生药取样、理化鉴定，出具质检报告。

一、儿茶

化学定性鉴别 取火柴杆浸于本品水浸液中，使其轻微着色，待干燥后，再浸入盐酸中立即取出，置火焰附近烘烤，杆上即显深红色。

二、青黛

1. 灼烧试验 取生药少量，用微火灼烧，有紫红色的烟雾产生。

2. 化学定性鉴别 取生药少量，滴加硝酸，产生气泡并显棕红色或黄棕色。

3. 薄层鉴别

(1) 制备 按照《中国药典》2015 年版相关规定完成对照品溶液的制备、供试品溶液的制备。

(2) 测定 吸取供试品溶液、靛蓝对照品溶液、靛玉红对照品溶液各 5 μL，分别点于同一硅胶 G 薄层板上，以甲苯-三氯甲烷-丙酮(5∶4∶1)为展开剂，展开，取出，晾干。供试品色谱中，在与对照品色谱相应的位置上，显相同的蓝色和浅紫红色的斑点。

任务 4-4 苏木、降香的理化鉴定

【任务下达】 教师在课前将苏木、降香的理化鉴定任务提前下达给学生，要求按照现行版《中国药典》2015 年版一部苏木、降香"鉴别"项下进行鉴定。

【课前准备】 以小组为单位利用课余时间和中国药典及中药鉴定相关工具书籍编制苏木、降香的理化鉴定方案。

【现场准备】《中国药典》2015 年版一部、苏木、苏木对照生药、降香、降香对照生药、超声波清洗器、紫外灯、硅胶 GF254 薄层板、硅胶 G 薄层板、锥形瓶(50 mL)2 个、量筒(10 mL)1 个、层析缸 2 个、点样毛细管、甲醇、三氯甲烷、丙酮、甲酸、甲苯、乙醚、1%香草醛硫酸溶液与无水乙醇(1∶9)混合溶液等。

【角色扮演】 扮演中药质检人员完成生药取样、理化鉴定，出具质检报告。

一、苏木(薄层鉴别)

1. 制备 按照《中国药典》2015 年版相关规定完成对照生药溶液的制备、供试品溶液的制备。

2. 测定 吸取对照生药溶液、供试品溶液各 2 μL，分别点于同一硅胶 GF254 薄层板上，以三氯甲烷-丙酮-甲酸(8∶4∶1)为展开剂，展开，取出，晾干，立即置干燥器内放置 12 小时后置紫外光灯(254 nm)下检视。供试品色谱中，在与对照生药色谱相应的位置上，显相同颜色的斑点。

二、降香(薄层鉴别)

1. 制备 按照《中国药典》2015 年版相关规定完成对照生药溶液的制备、供试品溶液的制备。

2. 测定 吸取对照生药溶液、供试品溶液各 2 μL，分别点于同一硅胶 G 薄层板上，以甲苯-乙醚-三氯甲烷(7∶2∶1)为展开剂，展开，取出，晾干，喷以 1%香草醛硫酸溶液与无水乙醇(1：9)的混合溶液，在 105 ℃加热至斑点显色清晰。供试品色谱中，在与对照生药色谱相应的位置上，显相同颜色的斑点。

(刘 芳)

项目5 易混生药综合鉴定

任务5-1 海金砂、松花粉、蒲黄的综合鉴定

【任务下达】 某药厂由于工作人员失误，将采购的药材标签弄混了，这些药材未经粉碎，但都为粉末状。据了解疑似海金沙、松花粉、蒲黄这三个药材。请你以现在所学的知识，对送来的样品进行鉴定。要求同学们依据本书及《中国药典》2015年版编制海金沙、松花粉、蒲黄的鉴定方案。

【课前准备】《中国药典》2015年版一部，以小组为单位编制综合鉴定方案。

【现场准备】 样品(未贴标签)、放大镜、显微镜、酒精灯、载玻片、盖玻片、水合氯醛、稀甘油、海金沙对照药材、异鼠李素-3-O-新橙皮苷对照品、香蒲新苷对照品等。

【角色扮演】 扮演中药质检人员完成药材取样及性状鉴定、显微鉴定、理化鉴定，并出具质检报告。

一、海金沙

1. 性状鉴定 注意观察颜色、质地、火试经验鉴别等。呈棕黄色或浅棕黄色。体轻，易飞扬，手捻有滑润感，置手中易从指缝滑落。撒于火上，即发出轻微爆鸣声及明亮的火焰。

2. 显微鉴定 注意观察孢子的性状，外壁雕纹。孢子为四面体、三角状圆锥形，顶面观三面锥形，可见三叉状裂隙，侧面观类三角形，底面观类圆形，直径6～85 μm，外壁有颗粒状雕纹。见图5-1-1。

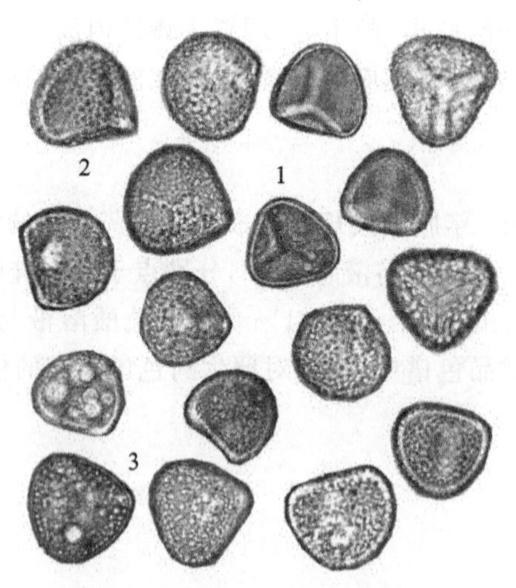

图5-1-1 海金沙显微特征(孢子)

3. 理化鉴定

薄层鉴别 取本品1 g，加甲醇25 mL，超声处理30分钟，滤过，滤液蒸干，残渣加甲醇0.5 mL使溶解，作为供试品溶液。另取海金沙对照药材1 g，同法制成对照药材溶液。照薄层色谱法(通则0502)试验，吸取上述两种溶液各5 μL，分别点于同一聚酰胺薄膜上，以甲醇-冰醋酸-水(4∶1∶5)为展开剂，展开，取出，晾干，喷以三氯化铝试液，晾干，置紫外光灯(365 nm)下检视。供试品色谱中，在与对照药材色谱相

应的位置上，显相同颜色的荧光斑点。

二、松花粉

1. 性状鉴定 注意观察颜色、质地，火试等鉴别。呈鲜黄色或淡黄色，体轻，易飞扬，手捻有滑润感，置火中燃烧，不发生爆鸣声和闪光，燃烧后有烟雾和焦臭味，残留黑色灰烬。

2. 显微鉴定 注意观察花粉粒的气囊。花粉粒椭圆形，两侧各有一膨大的气囊，气囊壁有明显的网状纹理，网眼多角形。见图 5-1-2。

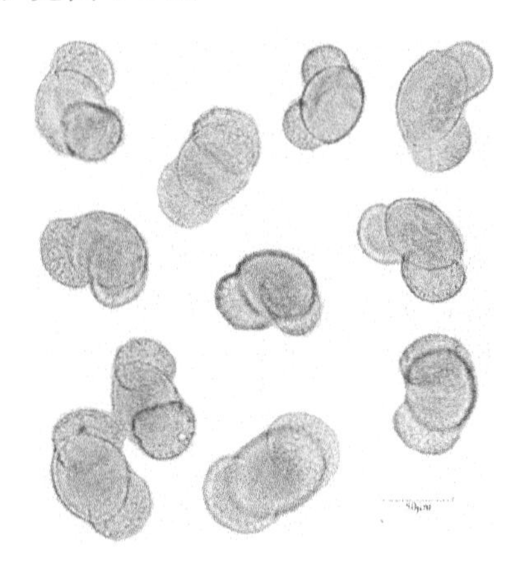
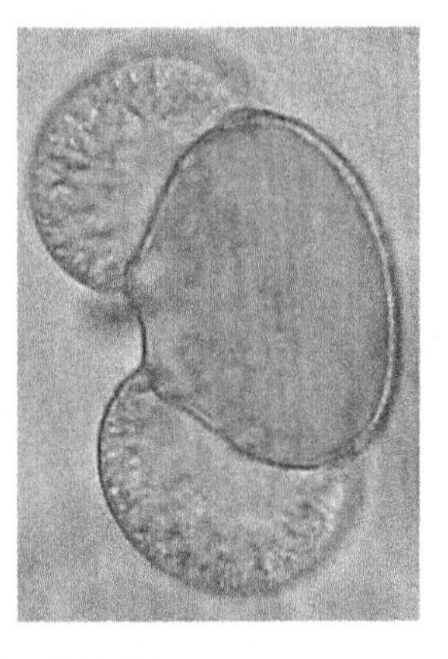

图 5-1-2 松花粉显微特征(花粉粒)

3. 理化鉴定 取本品 3 g，加甲醇 30 mL，浸泡过夜，滤过，滤液供下述试验：

(1) 取滤液 1 mL，置蒸发皿中，水浴蒸干，残渣加冰醋酸 0.5 mL 溶解后，加醋酐-浓硫酸(19：1)试剂 1 mL，溶液立即由黄色变为红色—紫色—污绿色(检查甾醇)。

(2) 取滤液 3 mL，同上蒸干后，加饱和硼酸丙酮溶液 1 mL 和 10%柠檬酸丙酮溶液 1 mL，水浴蒸干，置紫外光灯(254 nm)下观察，有明显的黄色荧光(检查黄酮)。

三、蒲黄

1. 性状鉴定 注意观察颜色、质地等鉴别特征。呈黄色，体轻，手捻有滑腻感，易附着手指上。火试不发生爆鸣声。

2. 显微鉴定 注意观察花粉粒的萌发孔，雕纹。花粉粒类圆形或椭圆形，直径 17～29 μm，表面有网状雕纹，周边轮廓线光滑，呈凸波状或齿轮状，具单孔，不甚明显。见图 5-1-3。

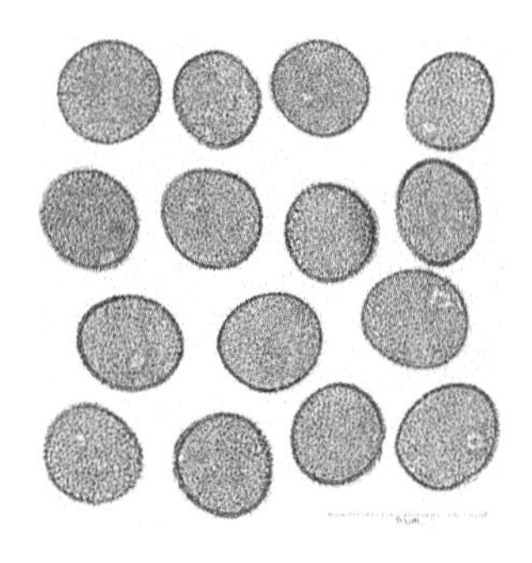
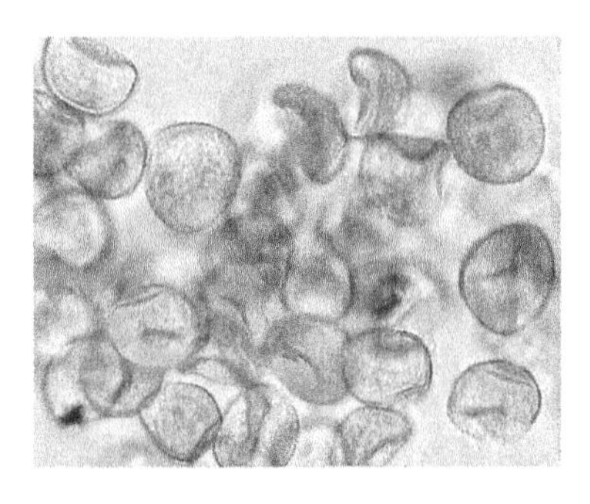

图 5-1-3 蒲黄显微特征(花粉粒)

3. 理化鉴定

化学定性鉴别 取药材 0.1 g，加乙醇 5 mL，温浸，滤过，取滤液 1 mL，加盐酸 2～3 滴和镁粉少量，溶液渐显樱红色(检查黄酮)。

薄层鉴别 取本品 2 g，加 80%乙醇 50 mL，冷浸 24 小时，滤过，滤液蒸干，残渣加水 5 mL 使溶解，滤过，滤液加水饱和的正丁醇振摇提取 2 次，每次 5 mL，合并正丁醇液，蒸干，残渣加乙醇 2 mL 使溶解，作为供试品溶液。另取异鼠李素-3-O-新橙皮苷对照品、香蒲新苷对照品，加乙醇分别制成每 1 mL 各含 1

mg 的溶液，作为对照品溶液。照薄层色谱法(《中国药典》2015 年版通则 502)试验，吸取上述三种溶液各 2 μL，分别点于同一聚酰胺薄膜上，以丙酮-水(1∶2)为展开剂，展开，取出，晾干，喷以三氯化铝试液，置紫外光灯(365 nm)下检视。供试品色谱中，在与对照品色谱相应的位置上，显相同颜色的荧光斑点。

任务 5-2 茯苓与猪苓的综合鉴定

【任务下达】 教师在课前将茯苓、猪苓的综合鉴定任务提前下达给学生，要求按照《中国药典》2015 年版一部茯苓、猪苓项下进行性状、显微、理化鉴定。

【课前准备】 以小组为单位利用课余时间参阅现行版《中国药典》及中药鉴定相关工具书籍编制茯苓、猪苓的综合鉴定方案(包括性状、显微、理化鉴定)。

【现场准备】 《中国药典》2015 年版一部、茯苓、猪苓、显微镜、水合氯醛、稀甘油、酒精灯、荧光灯、蒸馏水、碘化钾碘试液、稀盐酸、氢氧化钠溶液、相关对照品、高效液相色谱仪等。

【角色扮演】 扮演质检人员完成药材取样及性状鉴定、显微鉴定、理化鉴定，并出具质检报告。

一、茯苓

1. 性状鉴定 注意观察形状、大小、颜色、质地、断面等，并注意与猪苓进行比较。

2. 显微鉴定 ①不规则颗粒状团块和分枝状团块无色，遇水合氯醛溶液渐溶解。②菌丝无色或淡棕色，细长，稍弯曲，有分枝，直径 3～8 μm，少数至 16 μm。见图 5-2-1。

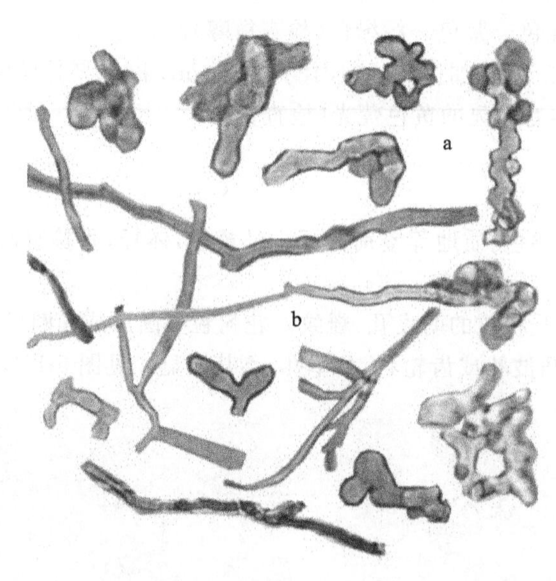

图 5-2-1 茯苓粉末显微特征

a. 不规则颗粒状团块和分枝状团块 b. 菌丝

3. 理化鉴定 ①取药材粉末少量，加碘化钾碘试液 1 滴，显深红色。②药材粉末加 α-萘酚及浓硫酸，镜检，团块物即溶解，可显橙红色至深红色。

二、猪苓

1. 性状鉴定 注意观察大小、颜色、质地、断面等，并注意与茯苓进行比较。

2. 显微鉴定 ①外层菌丝棕色；内部菌丝无色，弯曲，直径 2～10 μm，有的可见横隔，有分枝或呈结节状膨大。②草酸钙方晶，大多呈正方八面体形、规则的双锥八面体形或不规则多面体，直径 3～60 μm，长至 68 μm，有时数个晶体集合。见图 5-2-2。

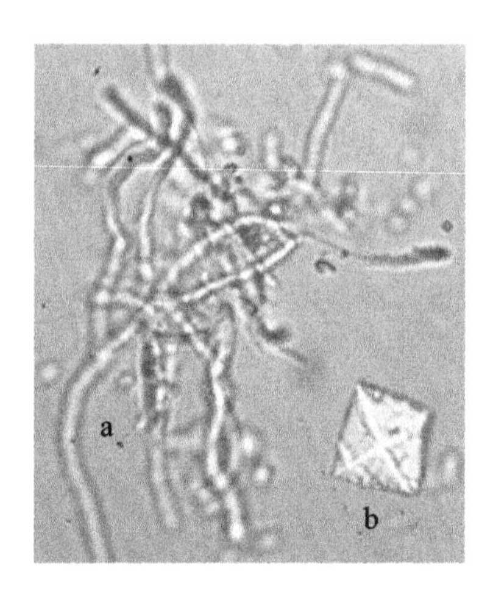

图 5-2-2 猪苓粉末显微特征

a. 菌丝 b. 草酸钙晶体

3. 理化鉴定 ①取本品粉末 1 g,加稀盐酸 10 mL,置水浴锅上煮沸 15 分钟,搅拌,呈黏胶状。另取粉末少量,加氢氧化钠溶液(1→5)适量,搅拌,呈悬浮状,不溶成黏胶状(与茯苓区别)。②用高效液相色谱法测定,按干燥品计算,药材含麦角甾醇($C_{28}H_{44}O$)不得少于 0.070%,饮片不得少于 0.050%。

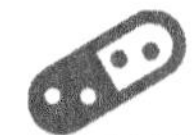

任务 5-3 乳香与没药的综合鉴定

【任务下达】 教师在课前将乳香、没药的综合鉴定任务提前下达给学生,要求按照现行版《中国药典》一部乳香、没药项下进行性状、显微、理化鉴定。

【课前准备】 以小组为单位利用课余时间参阅现行版《中国药典》及中药鉴定相关工具书籍编制茯苓、猪苓的综合鉴定方案(包括性状、显微、理化鉴定)。

【现场准备】 《中国药典》2015 年版一部、乳香、没药、乙醚、硝酸、香草醛试液、研钵、酒精灯、蒸发皿、相关对照品等。

【角色扮演】 扮演质检人员完成药材取样及性状鉴定、显微鉴定、理化鉴定,并出具质检报告。

一、乳香

1. 性状鉴定 注意观察形状、颜色、质地、气味、火试经验鉴别等,成长卵形滴乳状、类圆形颗粒或黏合成大小不等的不规则块状物,表面黄白色、半透明,被黄白色粉末,质脆,破碎面有玻璃样或蜡样光泽。具特异香气。嚼时开始碎成小块,随即软化成胶块样,黏牙,唾液呈乳白色。

2. 理化鉴定

①遇热变软,烧之微有香气(不应有松香气),冒黑烟,并遗留黑色残渣。与少量水共研,能形成白色乳状液。②气相色谱鉴别:检查索马里乳香中的 α-蒎烯,埃塞俄比亚乳香中乙酸辛酯。③杂质检查,乳香珠杂质不得过 2%,原乳香杂质不得过 10%。

二、没药

1. 性状鉴定 注意观察形状、颜色、质地、气味、火试经验鉴别等,成不规则颗粒性团块,表面黄棕色或红棕色,近半透明部分呈棕黑色,被有黄色粉尘。破碎面不整齐,无光泽。

2. 理化鉴定

(1) 取本品粉末 0.1 g,加乙醚 3 mL,振摇,滤过,滤液置蒸发皿中,挥尽乙醚,残留的黄色液体滴加硝酸,显褐紫色。

(2) 取本品粉末少量,加香草醛试液数滴,天然没药立即显红色,继而变为红紫色,胶质没药立即显紫红色，继而变为蓝紫色。

(3) 取挥发油适量，加环己烷制成每 1 mL 含天然没药 10 mg 或胶质没药 50 mg 的溶液，作为供试品溶液。另取天然没药对照药材或胶质没药对照药材各 2 g，照挥发油测定法(通则 2204 乙法)加环己烷 2 mL，缓缓加热至沸，并保持微沸约 2.5 小时，放置后，取环己烷溶液作为对照药材溶液。照薄层色谱法(通则 0502)试验，吸取上述两种溶液各 4 μL，分别点于同一硅胶 G 薄层板上，以环己烷-乙醚(4∶1)为展开剂，展开，取出，晾干，立即喷以 10%硫酸乙醇溶液，在 105 ℃加热至斑点显色清晰。供试品色谱中，在与对照药材色谱相应的位置上，显相同颜色的斑点。④杂质检查：天然没药不得过 10%，胶质没药不得过 15%。

(马 羚)

参考文献

CANKAOWENXIAN

[1] 国家药典委员会. 中华人民共和国药典(2015 年版)[M]. 北京:中国医药科技出版社,2015.

[2] 中国药品生物制品检定所. 中国药品检验标准操作规范(2010 年版)[M]. 北京:中国医药科技出版社,2010.

[3] 国家中医药管理局中华本草编委会. 中华本草[M]. 上海:上海科学技术出版社,1998.

[4] 李萍. 生药学[M]. 北京:中国医药科技出版社,2005.

[5] 李敏. 中药学专业知识(二)[M]. 北京:中国中医药出版社,2011.

[6] 张钦德. 中药鉴定技术[M]. 北京:人民卫生出版社,2014.

[7] 沈力. 中药鉴定技术[M]. 北京:中国中医药出版社,2015.